DDJ

家族相互作用
ドン・D・ジャクソン臨床選集

ドン・D・ジャクソン――［著］
ウェンデル・A・レイ――［編］
小森康永／山田　勝――［訳］

金剛出版

ドン・D・ジャクソンの光と影——序に代えて

石川　元
［財団法人大西精神衛生研究所附属大西病院／日本家族研究・家族療法学会名誉会員］

1　ジャクソン伝説とその真相

ジャクソンの数奇な人生について、筆者がその断片情報を初めて得たのは、統合失調症の家族研究で有名なテオドール・リッツ（1910-2001）からだ。日本家族研究・家族療法学会が設立される前年、筆者は、当時、新しい家族病理を打ち出し脚光を浴びていた多くの高名な家族研究者や、マスターセラピストと呼ばれている全米・カナダの勢いづいた家族療法家と邂逅した。新しい学会誕生の祝辞をいただくのを兼ね、精神分析と家族療法との違い、家族療法での非言語の利用など数項目についてのビデオインタビューを試みた（「家族療法研究」第一巻第一号、一九八四に所収）

鈴木浩二氏とふたりで学会設立の基礎づくりを進めていた。当時、鈴木氏は国立精研部長で、海外の家族研究者や家族療法家の多くと知己だったので、紹介状をつくってくれた。上司の大原健士郎教授からは浜松医大附属病院精神科に在籍のまま、短期留学の機会を与えてもらえた。大陸は雄大だ。ロングアイランドに拠点を置き、疲れ知らずの態で、北米中を縦横無尽に飛び回る。今や、もう古い話。そう、一九八三（昭和五八）年の秋から冬にかけてのまるまる三カ月間。講師（医長）にはなっていたが医籍を得て七年目という、まだ若く、怖いもの知らず、血気盛んな時期ではあった。

その頃、取り憑かれたように海外文献を渉猟しては乱読していた筆者は、既に亡くなっていたジャクソンにおおいに興味を掻き立てられていた。精神科医として多方面に研究や臨床の豊富な実績があるだけでなく、自らの準拠枠を精神分析から家族療法に変えてゆく、そのキャリアーの過程が、著作のあちこちで披瀝されていた。当時、おのが将来の方向を決めようとしていた筆者の大きな拠り所となった。内容がじゅうぶんに理解でき、ころから共感し得たからである。それだけではない。漏れ聞いたジャクソンの人物像は、どちらかというと常識に囚われ周囲を慮る慎重なタイプではなく、豪快かつ奔放で、小説家でいうと無頼派のように思え、筆者の血が騒いだ。詳細も知らぬまま、密かに憧れを抱いていた。

鈴木浩二氏は実際に、ジャクソンに会っている。それも日本でだ（ジャクソンが米軍関連に勤務していた頃だろうか）。岩崎学術出版社から、「精神分析学双書〈14〉」として、ヴァージニア・サティア著の『合同家族療法』が鈴木浩二氏訳（一九七〇年刊）で上梓されているが、サティアはパロアルト時代、ジャクソンと懇意でＭＲＩ（Mental Research Institute, Palo Alto, California）設立にも協力したソーシャルワーカーだ。ジャクソンは、一九六四年出版の原著を持参し、浩二氏に「とても良い本だから、日本であなたが訳しなさい」と勧めたのだという。浩二氏は、慶応大学の小此木啓吾氏に話を持ち込み快諾を得て、当時、我が国では、家族療法は精神分析のひとつの派だという認識のもと、精神分析のシリーズものに組み込まれた（それでも、時宜を得ず日本家族研究・家族療法学会設立までは全く売れなかったらしい）。

アメリカ大陸横断はリッツと会うことから始まった。最初にイェール大学構内でインタビューし（サイコロジストのフレッツも一緒に会食）、ほどなくして再び会い、ジャクソンの話を訊いた場所は、Ｈ・Ｓ・サリヴァンが居たということで日本でも有名なチェスナットロッジ。我が国民間精神病院よりもさらに患者さんたちが狭い空間に詰め込まれていた喧噪な州立病院を見たあとだけに、裕福な層が利用するとはいえ、患者一人ひとりが斜面のあちこちの家に暮らしている精神医療の形態には仰天した。リッツとジャクソンは、かつてチェスナットロッジでは精神科医同士の同僚。ともに統合失調症の家族研究に従事した間柄。ジャクソンがカリフォルニアに移ってからもふたりは緊密な友人関係にあったようだ。リッツからは、ジャクソンが重いクッシング症候群を抱えていたこと、住居近くの公園で変死を遂げたことを伝えられた。自殺か、事故死かという断定はなかったように思うが、そのときのノートに「ワン・ショット」というメモが残っている。その言葉が脳裡を去らず、死因は短銃自殺なのだと、しかもいかにも大器らしい豪快な死に様だと、勝手な想像までお仕着せたうえで、ついこの前まで真実だと思い込んでいた。いつもの悪い癖である。

＊＊＊

本書筆頭訳者小森康永君とは、彼が沖縄で小児科医をしていたとき講演に招聘してもらい、それからの付き合いである。ＭＲＩへの留学を勧めたり、ホワイトとエプストンの著作翻訳の際、書肆を紹介したり、ゲラ刷りの訳文に助言したり、彼の精進により今では夥しい数に達した著書、その三冊目までは帯（推薦の言葉）を認《したた》めたりした。今回、昔からのジャクソン贔屓だということで、光栄にも本書に序文を添えさせていただくことになり、小森君と連絡を取り合ううち、ＭＲＩと繋がりがあり小森君の知己である原編者レイが、以前からジャクソンの信奉者で、来歴や家族など、人物周辺からの取材も含め相当詳しく調べており、「自殺ではない」との感触を抱いているとの話を聞いた。確かに唐突な夭折は奇妙で死因は不詳とされていたからか、自殺説は逝去当時から噂に上っていたわけである。しかし、理路による類推からも感性での直感からも、そうではなさそうだと判断したレイは、ジャクソンの検視結果まで調査したというのだ。その結果、アルコールと鎮静薬については死因との関係は否定されていて、高濃度のバルビツール酸系薬物は血中から検出されたようだ。「短銃による自殺」と判断できる顕著な外傷も記載がなかったということだろう。クッシング症候群の既往については（もちろん検視から分かることではないが）、レイには初耳で、関係者から仄聞したこともないとのことだった。

なにぶん昔の話だ。ジャクソンの死、その子細について触れた成書、論文、ネット記事はほぼ皆無である。今回、鈴木浩二氏にあらためて確かめたい気持ちになった。だいぶんまえ、電話をいただいたこともあるが、筆者が大学病院で子どもの専門診療科を主宰し始め超多忙だったこともあり、八〜九年はご無沙汰している。思い切ってご自宅に架電してみた。もう切ろうかと思った多数回目かのコールで、脳梗塞を患われ脚が不自由になられたという和子夫人が電話口に。「あ〜ら、まあ、ゲンちゃん。ゲンちゃんなの！」。いとも懐かしい弾んだお声であった。残念なことに浩二氏はご存命だが、コミュニケーションもできない末期状態で近郊の病院に居られるとのこと。

浩二氏と常に仕事を共にして来られた和子夫人も、夫と海外の人脈を共有する、家族療法の専門家である。アメリカの知人が送ってくれたという、ジャクソン死亡時の新聞切り抜きもお宅にはあるらしい。浩二氏がどこに仕舞い込んだか分からないので探すことができないとのことだが、家族ぐるみで付き合いのあったリッツから聞いたジャクソンの人物像は明確に記憶しておられた。推測も交えた見解であろうし、いずれレイによるジャクソンの伝記が書かれることが予想されるので詳しくは書かないが、華々しく活躍した比較的短い年月と夥しい数の著作を対照すれば一目瞭然。ジャクソンはまさに今でいう「仕事中毒」であったようだ。「幸福な私生活ではなかったが、仕事だけは人一倍こなしており、どんなことでも実現させた」。「仕事上の付き合いばかりで、また偉すぎて、あまり心を割って話し合える相手がいなかったようだが、リッツは、ジャクソンに『忠告』しに幾度もカリフォルニアに出かけたほど、最後の最後までふたりの付き合いはあった」。東海岸から西海岸までわざわざ。大御所の精神科医同士。だいの大人がだいの大人に何を「忠告」に来たのか？ リッツの友情、ジャクソンに対する心配はかなり深刻。というのも、ある時期、ジャクソンは薬物依存に陥っていたらしい。

リッツ夫妻は、幾回目かの日本家族研究・家族療法学会の際、特別講演に招聘され、首都から京都までの道すがら名古屋にある筆者の実家も訪れた。まだ存命だった父が英語より得意な、しかしたどたどしいドイツ語を駆使して茶席で茶碗や掛け軸の説明をしながら精一杯もてなしたときの夫妻の写真が筆者の手元に残っている。まさに品格のある鴛鴦《おしどり》夫婦であった。それとは好対照に、ジャクソンは、熱烈な恋愛で結ばれた、以前はパロ・アルト・メディカル・クリニックの受付係をしていた女性と離婚調停中、妻と同行して去って行った子どもとも別居状態のとき亡くなっている。豪快で奔放だというのはもし本当だとしてもほんの一面かもしれない。所詮は、ボクの憧憬と同一視である。しかし、ヒトがヒトに惚れるというのはそういうことなのだ。どんな情報を得ても、筆者にとってはそれまで以上にジャクソンに魅了される素材にしかならなかった。

＊＊＊

本書は、ジャクソンの家族療法（相互作用を利用した治療技法）の著作から、いまなお新鮮で評価の高い論文を中心にレイが編纂した原著から、さらに小森君が抜粋を加え翻訳した著作集だ。筆者の意見ではジャクソンは、「科学」もしくは「観察」を最優先する一貫した姿勢を取りながら、言葉で表現されるとそれで終焉してしまうような世界をも大切にした。文章は時に韻を踏み、奇抜な比喩は見事。ロジカルかと思えば不可解な飛躍が突如、現れる。それゆえ、家族療法を精神分析がただ進化もしくはパラダイムシフトしたものと単純化はしていない。相互作用を利用した治療技法を前面に打ち出した時期にも、精神内界での想定されるメカニズムを、なお説明として、個人レベルでの動機づけの考察に使い、複数の個人間で起きる相互作用による精神病理や治療効果とは別物だとしている。こうした使い分けの能力により、家族療法の大家に奉られるに留まらず、臨床精神医学の分野で屈指の存在として認知されていた。つまり、（師匠のフロム＝ライヒマンを継承する）ネオフロイディアンでもあり、エディプス・コンプレックスや転移についての新解釈は、精神分析サイドからは異物と知ってかあまり評価されなかったが、いつか注目され米国精神分析の発展史に刻み込まれる価値がある。相互作用関与範囲以外の偉業としては、自殺の研究と統合失調症への精神(心理)療法を、まずはあげることができよう。
この序文の目的は、満遍なく大ジャクソンの業績を展望するものではない。そして、現編纂者レイの関心は、ジャクソンの精神分析医時代にはない。MRI設立以降の、家族相互作用についての著作から白眉を集めている。ジャクソンにとっての精神分析から家族療法への展開を物語る素材ではない。そこで、筆者は僭越なうえ、力量を越える作業であることは自覚した上で、そうした偏倚を補完する役割をこの序文に付与し、「展開」にひとつの焦点を絞ることにした。古くからジャクソンを高く評価してきた老書生からのささやかなプレゼントでもある。

2—ロリータの教訓

一九五一年、東海岸から、西海岸であるカリフォルニア州パロアルトに来てまもなく、ジャクソンは、年齢よりも五歳くらい下に見える、結婚したばかりの一八歳女性症例を受け持つことになった。ジャクソンにとって、この症例は、難治であるだけでなく、精神分析での最後のスーパーヴィジョンを受ける対象であり、治療の成否が、精神分析学会における自分の評価を決する正念場でもあった。その緊張ぶりは、のちに「ペニスを誇示して裸体を晒している」気持ちと述懐されている。

その後、一九五四年、ジャクソンはさまざまな点でこの症例と類似した若い女性の六例を総括し、女性のエディプス・コンプレックスについての論文としてまとめた［その内容についてはあとで述べる］。それから三〜四年後、ジャクソンは（へイリーの論考によれば）一九五七〜五八年に精神分析学会を脱退している。

一九五四年の論文では、個々の症例での経緯は明かされていない。ところが、ジャクソンは、一九六四年十一月二一日、フィラデルフィアで開かれた、当時の高名な精神科医エドワード・A・ストレッカー（1896-1959）に因んで持たれた第一回集会において、今度は精神分析とは離れた立場から、上記症例との治療を詳細に講演している。そこでは、この患者には「ロリータ」とのニックネームが付けられていた。

小説『ロリータ』は、ロシア生まれアメリカの作家、ウラジーミル・ナボコフによる、現在ではアメリカ文学の古典として評価の高い長編物語。パリで初版（一九五五年）が上梓されると内容をめぐって論争を呼んだ。ポルノまがいの作品と見なされもしたのち、三年後にアメリカで出版されるや、たちまちベストセラーに。主人公は、十三歳の少女ドロレス・ヘイズ。エリザベースをリズ、ジェネラルをジェンと愛称するように、ロリータは「ドロレス」の略語。主人公にこころひかれた義父ハンバート・ハンバートの手記の形をとっている。

　ジャクソンによる症例「ロリータ」を紹介しよう。

　治療に入る前から既に厄介であった。初回当日に母親が電話してきた。娘はひどい嘘つきだから、精神分析中に述べたことは信じてはいけませんよ、と釘をさされた。この「患者のプライバシーと自分への不当な侵入」へのジャクソンの反応は、単に「迷惑だ」であった。「母親が自らを被治療者の一部であるよう、すでに設定してしまった」という認識には至っていなかった。況や、ジャクソン自身にも、ロリータの母親や父親、夫とも面接しようなどという発想はつゆほどもなかったし、実際、治療が終結するまでそれを実行してはいない（現代であれば、患者の家族と会うことは治療者にとって何の抵抗もないのであろうが、「ソーシャルワーク」まがいのことを軽蔑し、あくまで患者の精神内界の「家族」を治療対象としていた当時の精神分析医にとっての、治療「構造」が有する呪縛の驚くべき強靭さが感じられる）。

　ロリータは、「フロイト初期一部症例のように」父親が「絡んだ《involving》」性的報告をしたりした。当然、精神分析医であるジャクソンは、それを（「事実」ではなく）「一種の願望」として訊く方向を選んだ。そして、スーパーバイザーには「嬉々として律儀に」報告し、ロリータの「動機」を弄《いじ》くりまわすのに余念がなかった。

　ある回の面接で、ロリータは、押し黙り怖がっているようにみえた。話すよう説得しても駄目だった。その日、帰宅してセコナール五〇錠を服用し、九死に一生を得ている。というのも、この面接のあとジャクソンには、何かが不適切であったという予感（presentiment 虫の知らせ）があった。ここでジャクソンは、患者と会うのにいつもの治療室の外には出てはいけないという、精神分析医にとってはあるまじきこと、大きなタブーを侵犯する。電話をしても繋がらないので、自宅を訪問。透け透けのネグリジェを着て昏睡状態のロリータを発見。当時の睡眠剤は現代のように大量に飲んでもほとんど問題ない抗不安薬系ではなく、呼吸抑制を来す恐れがあり安楽死にも援用できるバルビツール酸系。危険極まりない。ジャクソンは、応急処置をしたうえで救急車を呼んだ。胃洗浄しながら、複雑な心境。「参ったなあ、救ってやるよ！」と、こころで呟いた。

ロリータはのちのち、ジャクソンに対して述懐している。前回の自由連想中、壁にペニスの影を見ていたのだと。精神分析医が下品な振る舞いをしていると思い込み、恐怖を覚えた。告白した時点でもロリータは怯えていた。自分の潔白を証明しても徒労に終わるだろう。ちょうど、露出症な傾向（自己顕示欲）に満足感を与えることを危惧してロリータに切り出せないでいた、自殺未遂のときロリータが透け透けのネグリジェであった事実と同様、そのうち迷宮入りになるであろうとジャクソンは悟った。

精神分析のほとんどの時間は、患者の子どもの頃の話に費やされ、今まで通り進んだ。夫には何も問題はないというロリータの言葉も、ジャクソンは額面通り捉えた。

ある朝早く、自宅に居てジャクソンが夢見心地でまどろんでいたとき、無礼にも大きな石が投げ込まれてガラスが割れた。誰の仕業だ。思わず脚が動いて表に飛び出すと、車が去った後であった。ジャクソンは「ボクの『ロリータ』の仕業だ」と察知した。当然のことながら、この治療には「情がこもっていた」し、定石通りゲームをプレイしていたことで何かが間違っているとの自覚はあったが、どこが誤りかは、ジャクソンには想像もつかなかった。

じゅうぶん時間が経ってから明らかになったことは、父親とのエピソードについてのロリータの話をジャクソンは信じていないとロリータが感知していたこと。そして、同様にこの時点で分かったのは、面接では話題にしていなかった深刻な夫婦の問題をロリータが同時期に抱えていたことであった。

ジャクソンは、自由連想法を止め、対面インタビューでロリータと会い始めた。すると、予想外に事態はとんとん拍子に運びはじめ、これまで不可解だったことの帳尻が遂に合い始めた。判明したのは、ロリータには、幻想や願望としての、父親からの性的外傷体験があるだけでなく、いまなお父親による誘惑は続行し、そのため母親には嫌われ、夫には知らない素振りをされ、その結果冷たく扱われている、という事実であった。

ジャクソンは、ここでまた精神分析医の鉄則を破り、治療への夫の参加を要請。いまでいう夫婦同席（合同）面接を計画。ところが、ロリータ自身やロリータとの夫婦関係にいくぶん幻滅を覚えるようになっていた夫は、その治療に参加することを選択しなかった。それでも、ロリータが結婚生活を、そしておそらくは治療自体を救おうと努力したのか、自身の日常での振る舞いが改善されはじめた。それから約十一年経つが、夫婦の離婚はなく、クリスマスカードからは夫の態度も和らいでいることが示唆され、二人はなおも一緒に暮らしている。

そして、ロリータの家族といえば、母親は深刻な心臓の疾患を抱え、もはや存命が覚束ないとロリータが電話で報告してきた。母親は、娘の毎日の訪問を強要し、その訪問で過去の悪行について娘に許しを請うよう要求しているという。

3—科学史からみた精神分析

この業界（精神医学あるいは精神分析など）という、著しく狭い専門領域での用語や概念を絶対視する独善に陥らないようにするためか、精神分析も家族療法も、互いに別物ゆえに同等の価値を持つと評価し、両者の関係究明にさらなる客観視点を加えるためジャクソンにより頻繁に引用されているのが、自身が少なからぬ興味を寄せていた「科学史」である。講演録や読み物に数行ほど記されているだけで、頗る難解。同時代でないと縁故も希薄ゆえ、さして重要には見えず、飛ばし読みで通り過ぎてしまう向きも多かろう。そういった記述には、突然、文脈を無視して連想が飛躍するジャクソン特有のレトリックが伴うが、科学読み物を紐解いて知識で前後を補完し、行間を追加することによって、なんとか理解することができる。

ジャクソンは、精神分析を、物理学者ジェームズ・クラーク・マクスウェルの「ガバナー」（通称「マクスウェルの悪魔《デーモン》」）に譬えている。フロイトの着想にその時代の物理学が影響している可能性はないかとの疑問から出発したようだ。ガバナーとは流量・速度などを一定にする機構を有する調速機（律速機）。後に蒸気機関車のピストンを具現したり、熱力学の第二法則を完全に消退させてしまったりするのだが、そもそも、マクスウェルが発案したこの段階では、完全な「架空の産物」であった。

同一温度でガスを充填した一つの容器があるとする。このとき、ガス分子の平均速度は温度に依存しているため一定である。ところが、それは「平均すれば」ということであって、いくつかのガス分子はより速く、いくつかはより遅く動く。ここで、容器を中央で間仕切りして、二つの部分に分ける。左右には、同じ温度でガス分子が充満。さらに、仕切り中央部に分子大の穴を開け、そこに跳ね蓋を嵌める。

マクスウェルの柔軟な思考により、跳ね蓋を開け閉めできる極小な架空の「悪魔」が創りあげられる。この位置から「悪魔」は各分子の動向を虎視眈々と観察している。ガス分子が左から右に来る場合、それが平均より低速なら「悪魔」は蓋を開け、高速なら閉める。右から左なら、その逆だ。このような操作により、やがて、平均より速いガス分子はすべて左側に、遅いガス分子はすべて右側に落ち着く。その結果、「悪魔」による選択過程だけによって、容器の左側は高温に右側は低温になる。この温度差を利用し、熱を高温側から低温側に流れるようにさせることで熱機関を作動させることができるとマクスウェルは想像した。

フロイトが精神分析を草案化する際、同時期の世間を震撼させた「マクスウェルの悪魔」が影響を与えたとしたらと、ジャクソンはジェイ・ヘイリーとの連想を引き合いに出す。エゴが速い方のガス分子、イドが遅い原始的な方のガス分子、そして、いくつかの考えは通過させるがそうでないこともある、いわば検閲機構の超自我こそ「悪魔」だとすれば、個人個人のイドとエゴとの関係はここでいう平均温度に反映されている。

黎明期のジャクソンにとって、目下最大の関心は、比喩の面白さではない。精神分析と家族相互作用療法に、連続性があるのかないのかである。

後者と「悪魔」モデルはどういう関係になるのだろう。

　当時、出揃いつつあった家族研究のデータは精神分析の定式化から類推できないものが多かった。個人の跳ね蓋（「悪魔」）が、個人の過程を決定するというところから出発するとしたら、その延長に改良モデルを考え出すことには無理があった。個人がいったん内界から相互作用の場に放り込まれた途端、イドとエゴの関係を大前提とするこの「過程」は途絶えてしまう。そこで、ジャクソンの言葉を借りれば「家族研究者だったら、アインシュタイン型の着想、つまり、そうした過程自体が、個人が存在する世界での他のベクトル、すなわち向きと大きさを共に持つ量の相対的な力によって影響されている」という方向を選ぶことになる。まだ「対人相互作用やそれらの基礎となる作法または規則は言及され始めたばかり」ではあるが、個人個人の内界や文化とは関係なく、「どんな家族の中にでもある、個人の状態と深くかかわる、集団行動での定型法則」を見つける道を模索するわけだ。

　そして、今度は同じく科学史の中で、二つの理論体系が不連続であれば、どちらに軍配が上がるということもなく、この世で共存したという別の例を挙げている。かくして、精神分析にも家族相互作用療法にも同等の価値を置いたジャクソンは、次に紹介するような治療的二重拘束という共通点を持つとして、両者の統合を図ったと筆者は推測する。

4 ― 統合失調症への精神分析と治療的二重拘束

　ジャクソンに「統合失調症への精神（心理）療法Psychotherapy for Schizophrenia」（Scientific American, 188, 1953）という、ずいぶん読み応えのある科学記事がある。精神科医にとって統合失調症患者への精神（心理）療法は「シジフォスの労働」に似ていて、治療者は、最大の忍耐と配慮を伴う感度が高い身調べを何度も要し、時間のかかる、心身を疲れさせる仕事だと、ここでは吐露されている。

　重症で、数年間入院している青年男性。終始無言。疑念を抱き、食べることを拒否したので経管栄養を施された。時に破壊行為があり、他の患者からは孤立。ジャクソンは、一日に一時間、この患者の部屋を週五回訪問する治療を開始。最初は、治療者が入るといつでも、患者は部屋を出た。治療者が患者の後からホールに入ると、患者は部屋に戻った。ジャクソンは、患者のふるまいが意味すると思われる内容について時折「独り言をいう」。それだけが二人にとってことばのコミュニケーション。数週後に、患者は部屋の入口に立ち、精神科医が自分の興味を起こさせることを述べたときは部屋の方へ一フィート、スイング。セラピストの意見で落ち着かない気持ちにされたら、ホール側、外へ向くようになった。そしてついに、言葉なしでの三カ月の後、患者はほとんど聞き取れない声でようやく口を開いた。「あんたが気楽にやるというのなら、おそらく、ボクたちはうまくいくよ」と。

治療的二重拘束は、筆者の理解では、いわば油と水ともいうべき、比喩（シンボル解釈）と現実（here and now）を結びつけることにより可能な、強力なパワーを有する技法である。効力のある精神（心理）療法に共通する核だ、と筆者は確信する。九〇年代にジャクソンを精読することではじめて知ったが、この五年間、我が国ではほとんど関心の持たれていない、ハンス・アスペルガーによる逆説的精神（心理）療法にドイツ語の原著でも触れ得たことで、あらためて関心を抱くようになった。はるか戦前からその上司であるフランツ・ハンブルガー（熱烈な国家社会主義者）に倣ってアスペルガーが実践していたものである。

ハンブルガーやアスペルガーなら迷わず忌避したフロイトの精神分析。それを治療的二重拘束であると断言した鏑矢はジャクソンだ。考えてみれば、比喩と現実を結びつけることは、フロイトのいうエゴとイドとの交流をも示唆している。まだまだジャクソンは多くを教えてくれる。一九六三年の「成長体験の発現としての急性精神病 The acute psychosis as a manifestation of growth experience」(Psychiatric Research Reports, May, 16, 1963) は、精神病への精神（心理）療法技法についての論文だが、おそらくは超多忙（仕事人間）であったジャクソンはそのまとめを書く代わりに、無駄な説明を加えることもなく、「砂石集」から引用した禅の説話の一つを、治療的二重拘束のあらゆる約束を具えた「臨床例」として掲げている。我が国にも同名の禅講話集（古典）があり、そこにこの話の原基があるか調査したが発見できなかった。ジャクソンが引用した出版物「砂石集」は同時代にカリフォルニアの禅マスターが創作したもののようだ。それゆえ、以下にあえて直訳調で和文にしてみる。

若い妻が病気になり、死にかけていた。「大層あなたを愛している」と妻は夫に告げた。「あなたと離れたくない、他の女と一緒にならないでね。もし、そんなことをしたら化けて出てきて、終生困らせてやる」。まもなく妻は死んだ。夫は妻からの最期の望みを最初の三カ月は尊重した。しかし、その後、他の女と出会い、愛に陥った。二人は婚約した。まもなく、幽霊が毎晩、男の許に現れた。男が約束を守らないことを責めた。幽霊は利口でもあった。夫に、新しい恋人との間で起きたことを正確に告げた。フィアンセに贈り物をしたときはいつも、幽霊はそのことを委細に述べた。男女の会話を再現しさえもした。男は眠れないほど悩んだ。誰かが夫に、問題を村の近くに住んでいる禅の師に相談して承るように忠告した。可哀想な男は、ついに諦め助けを求めに行った。師は「前の妻は幽霊になってあなたのやることすべてを知っているのですね」と評釈した。そして「することと言うこと何でも、恋人にあげるものすべて幽霊は知っている。きっと大層賢い幽霊だ。あなたはそのような幽霊を賛美すべきだ。今度現れたら、何も隠すことができないほどお見通しですね、もし一つの質問に答えてくれたら婚約は破棄して、独身のままでいましょうと、掛け合ってみなさい」とつけ加えた。そこで男は「どんな質問をしたらいいんですか」と尋ねたところ、師は応えた。「豆粒を大きく一掴み掴んで、幽霊に、手にいくつ豆を掴んだか正確に答えさせる。もし答えられなかったら、幽霊はただあなたの空想の産物にすぎなくて、もうこれ以上自分を煩わせないと分かるでしょう」と。その晩、幽霊が現れたとき、男は彼女をおだてて、すべてを知っているか確かめた。「もちろんよ」と幽霊は答えた。「あんたが今日、禅の師の所に行ったことだって」と。「それなら」と男は要求した。「ボクが手に幾つの豆を握っているか言ってみなさい」。その質問に答える幽霊はもはや、そこには居なかった。

現実には存在しない内なる「幽霊」の存在をあえて否定しないで、客観事実そのものを「幽霊」に突きつけることによって、幽霊を消退させる。治療的二重拘束を説明する最適な講話である。そして、ジャクソンの来歴には至る処に「二重拘束」が出没する。スタンフォード大学医学部を卒業し、精神科レジデントとして勤務を始めた一九四〇年代初めには、第二次大戦のため臨床を指導できる教授陣は機能しておらず、十分な訓練を受けられなかった。そうした不満からジャクソンは図書館通いに没頭。精神医学の中では、精神分析系統の報告にのみ意義を見出した。この分野についての的を射た論考や随所に窺われる博識はこの頃に培われたのであろう。個人に洞察を図る治療において、シンボル解釈が「奇跡的な成果」をもたらすことを知りジャクソンは感動した。加えて、ローレンス・キュービーの著作やミルトン・H・エリクソンの催眠を使用した研究の影響も受けた。専門分野を越えた広範囲に亘るあらゆる情報から、臨床に応用可能な様式を取捨選択してゆくジャクソンのスタイルはこのとき始まっていたのだろう。

レジデントの期間を終えると、米国陸軍医療機関で神経学を専攻しつつ、一九四七年から一九五一年まで、当時、精神分析での名門の一つ、メリーランド州のチェスナットロッジで訓練を受けた。ここで、ともにネオフロイディアンである、ハリー・スタック・サリヴァンとフリーダ・フロム＝ライヒマンの薫陶を受ける。サリヴァンは、個人のパーソナリティはそれが存在する錯綜した対人関係とは無関係ではありえないことを主張し、精神医学が対人関係の学であることを樹立したことであまりにも有名である。サリヴァンが個人の家族との体験過程を内面化することを強調、つまり精神内界に焦点を絞ったのに対し、ジャクソンは「対人」に着目する視点は学びながら、あくまで「今ここ《here and now》」での対人行動に解決の糸口を見いだし、のちに（「ロリータ」との邂逅を契機に）、一見では（精神分析医が大いに軽蔑してきた）ソーシャルワーク風面接を重視した点が異なる。また、フロム＝ライヒマンは当時、統合失調症者の精神（心理）療法を多く手がけていた。彼女こそが、まだ「二重拘束」という用語が登場する前に、治療関係の中で生じる同様の現象を観察する機会をジャクソンに与えたと考えられる。現に、後々ジャクソンがグレゴリー・ベイトソンらと共同執筆する「統合失調症の理論化に向けてToward a Theory of Schizophrenia」(二重拘束理論を初めて世に問うた論文)には、自分だけの複雑な宗教をつくり上げてきた若い女性分裂病者へのフロム＝ライヒマンによる介入が、ジャクソンによって紹介されている。すなわち、精神(心理)療法が始まるや患者は神に治療者と話すなと言われていると告げ、治療者は、自分はその神の存在を信じてはいないけれど患者にとっては確かに存在していると認めた上で、自分にとってその世界が存在しないことをお互いに分かり合うことを目的に、話し合いをしたいので、神にお伺いを立ててくれないかと患者に提案するという場面である。

チェスナットロッジでジャクソンは、伝統的な精神分析モデルでの強力な治療を徹底的に教え込まれた。すべての症状(幻覚など)を、「そうです、それが正しい」と患者が屈伏するまで、患者を操作し解釈を投与しようとする試みだと、この治療について後に述懐している。そして、それを反面教師とした。精神分析のように患者側に多くを委ねるのではなく、もっと治療者のすることを増やすという方向での治療(のちの家族相互作用療法もそれに当たる)をジャクソンは模索していた。

その後、郷里のカリフォルニア州に帰ったジャクソンは、一九五一年からメンロパークの退役軍人行政病院(Veteran Administration Hospital)で精神科レジデントのためのコンサルタントとして勤務するようになった。ここで、ベイトソンとの邂逅がある。ベイトソンのプロジェクトは、財団から基金を得て、一九五二年に発足している。コミュニケーションでの異なったレベルとチャンネル、そしてひとつのメッセージがコミュニケーションのもうひとつの意味を理解することにおいて、どのように制限されどれほど重要かを研究するものだった。

翌一九五三年、ベイトソンは文化人類学での弟子に当たるジョン・ウィークランドに参加を要請。さらに、同じスタンフォード大学の客員教授で古株のジェイ・ヘイリーも仲間に加えている。そして三人は、ベイトソンが人類学者として所属していた退役軍人行政病院で仕事をし始めた。動物園のカワウソやサルなどの動態、盲導犬の訓練、腹話術師と人形の対話など、ありとあらゆる素材が上述の主題のもとに観察された。ある動物は、闘っているように見えるが、闘うわけでもそのように反応しているのでもない。例えば動物Aが動物Bを挟むと、Bはそこいら中を転げ回る「返答」をして、決して闘いにはならない。常にコミュニケーションに働くメッセージはひとつだけではなく、意味を限定する「メッセージのためのメッセージ」がある、とグループは結論し、そうした視点から人間のコミュニケーションにも注目するようになった。

退役軍人行政病院は多くの「奇妙な」コミュニケーションの宝庫だった。しかし、プロジェクトはジョン・ウィークランドの示唆もあって統合失調症を観察し始めた。精神科医のジャクソンは欠くべからざるメンバーとなった。「胃にコンクリートが詰まっている」という支離滅裂な発言も、「これは比喩である」という文脈が欠如した「比喩」と見なせばそれなりに理解できることなどが見出された。意味が通らないことを指摘すれば、ますます頑強に支離滅裂を堅持する患者も、「比喩」だと理解して病院の食事についての話題として面談すると対応が急変するのだった。

ジャクソンは、研究だけでなく臨床の場でも似たようなことを試みている。精神科レジデントへの実習で、自閉傾向のある統合失調症患者とのラポールを樹立する技法を、以下のように提示した。

黒人男性は、自分を神だと考えスタッフや他の患者と全く打ち解けようとしなかった。講義室に入るや、患者はジャクソンの近くから椅子を離してそこに座った。そして、いかなる質問も黙殺した。ジャクソンは患者に、自分が神であるという考えがあると万能感に陥ると絶え間なく周りで起きていることがチェックできなくなるので危険だと前置きし、それでもよければあなた次第だが、もし神のように扱われたければ、治療者として協力するつもりだ、と述べた。患者は次第に苛立ち、周りに注意を奪われ始めた。そこで、ジャクソンはポケットから病棟の鍵を取り出し、患者の前で跪き「神なのだから鍵なぞ必要とはしないだろうが、神であれば医師よりもっと鍵に値するだろう」と鍵を差し出した。ジャクソンが机の所まで戻らない内に患者は椅子を掴んで、ジャクソンの近くまで引き寄せ、真剣にまがい物でない関心を漂わせながら、「俺たちのうちの一人は間違いなく気違いだ」と述べるのだった。

この手法には、フロム＝ライヒマンの影響が色濃い。だが、精神分析の世界ではない。ベイトソンたちとの相互啓発も大きく関わっている。共に、ジャクソンという同一人物がこころを動かされた大きな要因である。その後、ジャクソンの中だけで、もともと連続性のないはずの両者が統合されていったとしても不思議ではない。

5―治療的二重拘束としての精神分析

一九五四年に退役軍人行政病院でジャクソンは、サイバネティックス理論を家族に応用した自説「家族ホメオスターシス」について講演。ベイトソンが聴衆の中にいた。それを契機にジャクソンはベイトソン・プロジェクトの正式メンバーに加わった。その後ジャクソンは資金を調達して独自の統合失調症縦断研究を始めるべく一九五九年までにはMRIを設立した。この二人が中心となって一九五六年に、誰もが知る「二重拘束」の論文が世に問われた。

二重拘束は、「どのようなことをしようとも『お手上げ』になってしまう状況」で、次の構成要素を必要とする。①二人あるいはそれ以上の人間、②繰り返される経験、③第一次の指令、④抽象を高めたレベルで第一次の指令と衝突するような第二次の指令／第一次の指令同様に、生存を脅かすような処罰あるいは信号によって強化される、⑤第三次の禁止指令／犠牲者が現場から逃れるのを禁じる、⑥結局、犠牲者が自分の世界が二重拘束パターンの内にあると捉えた後は、上の構成要素を必ずしも要しない。

「犠牲者」というシステミック（事物を限定付環境全体との関係として捉える）とは程遠い概念は、一九六二年に同じ研究者により修正が加えられ、「二重拘束を表現する最適の方法は、拘束者・犠牲者によるのではなく相反する定義づけとそれに続く主観的苦悩をつくり出す進行中のシステムに巻き込まれた人々によるとすること」と規定された。さらに二重拘束状況が統合失調症占有ではないこと、他のコミュニケーションの場、特に創造（文学）あるいはユーモアの場でも起きると明示されている。

浮かんでは消えた同時代の多くの家族研究での成果に比べ、二重拘束理論が今日でも価値を減じていない背景として、かつて筆者は、①当初から一部の統合失調症を抱える家族に観察されたものだと限定したこと、つまり大風呂敷を拡げなかったこと、②家族が悪者（「病理」）であるとする初期の家族研究から、家族の誰もが悪者ではないとする、その後の家族療法の風潮に呼応し、特に「母親原因説」とも受け取られかねない部分に小修正が加えられたこと、③ベイトソンが追い追い、ポストモダンとして精神医学以外の領域で熱狂的な評価を受けたこと、④ベイトソン以外のメンバーによって、その後、MRIを中心に「治療的二重拘束」という形で精神（心理）療法技法に敷衍されたこと、を指摘した（「臨床精神医学」二〇巻七号、一〇三七‐一〇四四、一九九一）。

二重拘束状況から逃れることのできる唯一の道は、抽象のより高い階段に進むこと、つまりその状況についてメタコミュニケートすることである。メタコミュニケーションとは、先程の動物A、Bの話でいう、「メッセージのためのメッセージ」に当たり、ひとつのメッセージ（たとえば行動）が伝わる場合、それに随伴する「場」として伝達される、「階層が上《メタ》」の、もうひとつのメッセージである。行動がいかに理解され、どう評価されるかはこの「場」によって規定される。同じ殴り合いでも、楽しい「演技」か、苦しい「本物」なのかが、「場」によって規定されるなら、「場」自体を創意工夫によって変え、同じ行動をしてもらう。同じ行動をしても、苦しいのは「演技」で終わるに違いないという巧妙なすり替えこそ、治療的二重拘束なのである。

ジャクソンが家族療法だけでなく精神分析をものちのちまで評価し尊重したことについては、既に幾度も述べた。まさに、精神分析へのジャクソンの「愛着」「未練」なのであろう。ジャクソンの中では、治療的二重拘束の発見に繋がる精神分析からの流れが連綿と続いていたと推測できる。

その証拠というと大袈裟ではあるが、ジャクソンがこれまでの精神分析とこれからの家族療法とが不連続であるという前提の上で両者の統合を図ったと思われるのが、一九六三年の重要な論文「転移再考 Transference revisited」(Journal of Nervous & Mental Disease, 137 ; 363-371, 1963)。ここで、ジャクソンは古典的精神分析の治療状況こそが治療的二重拘束そのものであると述べているのだ。不連続であることで相互を尊重できる両者、すなわち精神分析と家族療法とが、ジャクソンという生きざまの中では、まさにパラドキシカルに連続性のある流れであると理解できよう。これは筆者の見解だが、おそらくは、精神（心理）療法というものは、いにしえから進化するような種類の代物ではない。ラベルを貼り替えただけの新商品が、特に昨今では次々と登場するだけで、ソクラテスの産婆術やアナクサゴラスの「枠の中での運動」という源泉と共有する本質は何ら変わりない【註1】。

ジャクソンの「転移再考」によれば、古典的精神分析における基本原則は、患者の自己理解の増加により治療的変化が起きることと、「深い」自己理解のためには転移が必要だという、緊密に連動する二つの過程である。また、精神分析であるための条件は、ストーン（Leo Stone 1951）を援用して以下の八項目としている。①自由連想の時間中での全面的信頼、②明確に規定された合意の料金、訪問の時刻、頻度、所要時間が一定、③週に三～五回の予約、④仰臥した姿勢、⑤解釈、情報を与えるだけの介入あるいは時折の質問に治療者活動を制限、⑥転移を通じて患者の願望充足をさせないように規制する情緒的受動性と中立性、⑦忠告、直接の介入や患者の日常生活への参加はしない、⑧症状を治癒させることを直接強調しない。

ジャクソンは問う。普通なら、二人の大人が出会えば、意識するかどうかは別として互いに情報を分かち合う。精神分析においてはそのような分かち合いが最小限に保たれる。同様に大人であれば、伝えようとしている意味を相手が追えるよう、適度に論理的で首尾一貫した仕方で言葉にしようと試みる。しかし精神分析状況では、患者は基本ルールに従い、どんな取るにたらないことでも、

【註1】 石川元「神経症の精神療法」（成田善弘編『精神療法の実際』新興医学出版社、一九八九所収）参照。

いかに文脈を欠くようなことでも、頭に浮かんだことを言うよう要求され、患者は発言の時間や場の設定について自分自身と聞き手に告げる言語的手掛かりを意識して省略しなければならない。通常の会話でなら、どちらかが相手の仕方や行動についてコメントし、相手がよほど無礼だと思わなければ受け入れられるが、精神分析状況では患者へのコメントだけが受け入れられ、分析医へのコメントは逸らされたり解釈の種とされるだけである。加えて患者は、大人社会での交際というよりも、学生扱いをされているような、一定不変の訪問時刻、所要時間に応じなければならない。さらに、分析医との交わりに料金を払い、また、自分だけ仰臥位で会話の続行を強いられる。大人のように行動するには実に不適切な状況である。結局患者は、極度の制限と不可解を示す暴君に対して、自由にありのままの自己を表現することを期待される。この状況において、大人の会話を簡単に交わすことはどうしてもできない。そこで、自分が小さく周囲の人間が大きかった幼少期に学んだ方策を偲ばせるようなやり取りを試みるよう余儀なくされる。実際、合理的な大人の仕方で反応するとしたら、仰臥して自由連想するという分析医の指示に従うのを拒まなければならないだろう。

さらに子どもっぽくなったとしても、それが患者の子ども時代そのものとは似ても似つかぬものなのかもしれないのに、子ども時代から解決しおおせなかったパターンだと分析医には受け取られる。そして、分析医に投げかけた生《なま》の感情は、分析医の仮想する、患者が「子ども時代」において重要人物へと向けた感情の再現とされ、現実に目の前に存在する分析医そのものに向けたこと（「生《なま》」）すら否定されるのである。しかもこうした状況で、患者が大人の仕方で行動したら、「治療はまずく進んでいる」あるいは「抵抗」が起きているといわれるだろう。

ジャクソンは、この状況設定が「二重拘束といわずして何であろうか」と問うている。この問いかけには、こうした状況が治療として奏功するのだとすれば、完璧に設えられた、極めて操作的なものであるに違いない、という含みが当然、込められていよう。

この「転移再考」の論旨から、一時期前に手掛けた「ロリータ」症例を再検討してみると、効果は夫婦・家族療法ほど迅速には発現しなかったのだろうが、「通常の大人」として振る舞えなかった症例が、それでも古典的精神分析という治療的二重拘束を課せられたことによって、分析医の前で問題点を明らかにしていく過程が暗に報告されているのだと、筆者には捉えられるのだ。再び言う。新しい名前の付いた技法が矢継ぎ早に登場したとしても、ヒトのこころというものは、あるいは精神（心理）療法のパターンは太古から同じなのである。スピードの出るクルマには優れたブレーキ装置が装備されているように、次々と着想を具現化する仕事中毒のジャクソンには、パラドキシカルにも、人一倍、定点観測の技量が具わっていたと、筆者は理解している。

6――「家族相互作用」の鏑矢は女性「エディプス・コンプレックス」への臨床経験

ここで、ジャクソンが症例「ロリータ」を提示することで精神分析から相互作用に注目した治療法への転換を表明したフィラデルフィア（一九六四年十一月二一日）でのプレゼンテーションのサブタイトルが、実は「ロリータはエディプス（Oedipus）ではなくエレクトラカル（electracal）だった」であることに注目したい。ジャクソンによれば、この副題はそれだけで、講演内容の「要」を成すという。全盛期のジャクソンと精神分析との位置関係を見るのに、頗る重要だ。

この発表の時点で、症例「ロリータ」は、すでに述べたように、治療終結から十一年を経過し、それなりの好ましい予後が示唆されていた。そして、調査を進めていくと、実際、「ロリータ」が六症例というマスのひとつとして登場する、ジャクソンの精神分析での業績を代表すると思われる重要な論文が一九五四年に書かれていた。「ロリータ」治療終結から一年の時点である。小説『ロリータ』が世界で初めて刊行されたのは一九五五年であり、アメリカでも出版されベストセラーとなったのは一九五八年であるから、すでに触れたように、その時点ではこのニックネームがついていなかった。

〈1〉一九五四年という時期

一九五四年のこの論文をもう少し詳しく紹介

しておきたい。その後、相互作用を利用した家族へのアプローチ、すなわち家族療法、その父とも呼ばれたジャクソン初期の論文で「エディプス・コンプレックスに影響を与えるいくつかの要因 Some factors influencing the Oedipus complex」(Psychoanalytic Quarterly, 23) と題するものである。臨床経験に基づいた家族研究でもあり、治療論としては「精神分析」志向に忠実で、しかもそれだけに終わっていない。

一九五四年というこの時期、アメリカでは精神分析が隆盛を極め始めた。世界の大勢は、イギリスでは対象関係論が勢いを増す。子どもを治療対象とする場合、対象関係論の旗手メラニー・クラインは面接相手を子どもに限定した(母親が面接室の近くに待つことも禁じた)が、別の立場であるアンナ・フロイト(フロイディアンではあろうが自我心理学に分類する向きもある)は親や教師まで対象に含めようとした。アメリカでは自我心理学ももうひとつの流れとしてみられた。一方、ジャクソンの活動の場、カリフォルニアを中心に、ウィーンから亡命して来たオットー・フェニケルが力を持っていた。対象関係論とも自我心理学とも関連を保ちながら、フロイトに回帰した上で、生物学的視点も取り入れ、精神分析と精神医学との融合を図るものである(ジャクソンも当時、アメリカでの精神分析に大きな影響を与えたフェニケルの著書『神経症の精神分析理論』(1945)を引用している)。現在では些か疑義を唱えられているが、フロイト自身は部分欲動に留め発達とは関連づけなかった、口唇期・肛門期・尿道期・性器期を段階として提唱した。一方、ヨーロッパでは、一年前、ラカンが「ローマ講演」(1953)を行い、対象関係論などの登場によって精神分析がフロイトからかけ離れて行くことに警鐘を鳴らし、精神分析についての自説を始動させた。つまり、いろいろな意味で興味深い時期ではある。

この論文は、ジャクソンが、一九五四年一月十一日サンフランシスコ精神分析学会、および同年五月一日ミズーリ州セントルイス、米国精神分析学会で提示した内容。「エディプス状況の一側面——両親間相互作用のエディプス・コンプレックスへの影響」すなわち、発達における重要な期間に、特別な環境としての両親間の相互作用(この場合、両親を二つの別個な対象とは考えない)

を含む三者関係の果たす付加効果に着目した。エディプス状況での情緒困難への新知見といえる。

難解だが、ここで確認しておきたいのは、その後、妻と夫を同席させて扱うなど、合同家族（夫婦）療法へと発展していく夫婦の「相互作用《interaction》」に着目した鏑矢でも、実際には、フロイトにとっても検証が難航したといわれる、女性の「エディプス・コンプレックス」についてのジャクソンの臨床研究でもあったという点である。極めて興味深い。その「相互作用」こそが、患者のパーソナリティ形成を決する重要な要素とされた。

精神分析に対して深い知識と広い経験を有し、技法を真摯に実践しフロイトの理論を重視したジャクソンにとっては少しも望ましいものではありえない、「ロリータ」症例をめぐる精神分析治療場面での、自身のアクティングアウトこそ、すでに述べたように新しい治療法の幕開けだったのであるが、ジャクソンの業績集やその人物像を紐解くとき、女性の「エディプス・コンプレックス」、その研究と臨床とは、重要な里程標として無視はできないであろう。

両親と相和す方法に印象的な類似性を示す、女性の「エディプス・コンプレックス」を抱えた症例として選ばれたのは六例。「エディプス・コンプレックス」は「同性の親を殺害し、異性の親を所有したいとする子どもの願望」として、事典の定義通り、当時、精神医学と教育心理の文献では安易にかつ頻繁に用いられていたが、ジャクソン自身は、かつてフロイトがそうであったように、こうした過度の単純化【註2】を、エディプス状況の結果を決定する際にエディプス期以前の要因、その重要性を無視するものだと警告している。

〈2〉患者の特徴

この六例は、父親への強い性的愛着を持っているように見え、対人状況において常に三角関係を創成していた。根底には、男性あるいは女性と本音で関係することを自分たちにさせないようにしてきた母親のへの未解決の憧れ（熱望）があった。母親への同一化の欠如と父親への過補償（埋め合

【註2】「過度の単純化」（ジャクソン）は筆者の意見では「臨床現場離れ」であり、おそらくその具現のひとつがユングによるエレクトラ・コンプレックス（娘が父親に対して無意識にいだく性的な思慕）という概念の創成であろう。

わせるために逆［反対］のことを過度に行う）な愛着が、自分の女性性を嫌悪し、男性を恐がり男性に対抗意識を持った少年たちのように自分を感じるよう仕向けた。耐えられないジレンマからエスケープするための主な工夫は、想像妊娠もしくは実際の出産しかなかった。両親間の相互作用が、娘（患者）のヒステリーと恐怖症状を発展させ、さらには行動化のための病巣を構成している、とジャクソンは考えた。

患者の年齢は一九から四〇歳まで、診断は不安ヒステリーから統合失調症（一例）に至る。うち二例が精神分析を、四人が長期的な精神分析指向心理療法を受けており、自由連想などからの情報のほか、ケースによっては、一方または両方の親との面談、または家庭医など外部ソースからデータを得た。

共通して、子どものように喜び悲しむ、魅力ある、細身な見えの女性で、表面的には穏やかで従順、弁解がましかった。治療が始まって間もなく、傷つきやすい大きな脆弱性、自分の怒りに気づいたり怒りを表わしたりするのが極めて困難なこと、誘惑と操作という挙動が顕著なことが露呈した。見かけの受動性と自分を導いてくれる「強い男」への希求は、治療中、反抗、羨望、利用されているという感情、顕著な行動化、女性として自分への軽蔑といったものへと、変化を被った。実際には社会で機能しており、いずれも潜在能力（資質）以下の自己評価であった。

多彩な症状があった。顕著な性的不具合、食欲不振、不眠、月経困難症、月経不順、不感症、頭痛、眼の症状、移行（移動）する痛み、に加え、過度に恥辱と困惑に苦しみ、妊娠と孤独への恐怖だけでなく、対抗恐怖の態度、特にストリート・バス恐怖症を有していた。

〈3〉父親の特徴

優秀、社会からの信望、ビジネスでも成功。ハンサムで女性を魅了。母親や姉妹に近く、幼い頃から家族の責任を負う。弟のいく人かに精神病とアルコール依存症、そして二人に自殺。高潔で厳格なのは家庭でだけの顔。不倫の疑いもあり（父親が他の女性に興味があることは父親が母親よりも自分に興味がある可能性を高めた）。お世辞を言われたり、威信を与えられたりする状況に惹かれる。

患者は、自分の父親を、恐ろしくて、ユーモアを欠くが、自分をよくからかう存在とみなした。父親の行動や興味を模倣して父親を喜ばせ、「父さんが居なければ何もできないだろう？」と頻繁に言われること、知性を欠き無力で揉め事を起こす自分を晒すことで、父親を神のごとき者とすることを学んだ。【註3】それにより、父親に何かが起きたらとの不安が生じたが、それは敵対願望だけでなく、一部は、緩衝剤としての父親なしで母親と二人きりであることへの恐怖であり、「父無しで母娘二人は良い関係を持てるのか」という母親の気持ちを反映してもいた。

〈4〉母親の特徴

感情が全然ないとしても、母親としての上辺はすべて備えていた。父親と社会レベルで対等な母親は一例もない（患者の幾人かはそうではないが、父親と対等との自覚は欠いていた）。物質の安定を与えてくれ、その成功から自分までも栄誉を得られる、年齢差のある男性と結婚した。主婦であることに専念し、財産には過度に興味があった。まだ前思春期というのに性生活への恐怖と嫌悪を娘と話題にした。四例では患者の同胞である男の子については、母親は可愛がっている。娘に怒って吐く悪口は、「あんたは父親そっくり」または「ジョーンズ家ではよくあるわ」（任意の名前は、父親の家族のもの）、だった。母親には父親と共通の興味がなかったので、娘のほうが父親にとって適切な妻になるだろうと信じることで娘を支援した（父親と幾回かの近親姦があった患者は、母親の強い勧めで父親と旅行したが、その一回に性交渉が行われた。その患者は、治療中のある時点で、「母は父を自分では満足させることができなかったので、方向変えしわたしに解き放たねばならなかったのです」と猛烈に絶叫した）。例外なく母親は娘たちが男性の子どもを産んだときのみ喜び、最初の妊娠の後に多くの子どもを持たないよう警告していた。

【註3】この無力感は、父親との危険な関係を破棄しようとする試みでもある。思春期において顕著となり、時に超女性性（ultrafemininity）により隠蔽され、また母親との同一化を助長する。患者全員が、十代の若者である間に見境のない性的活動に携わった。希薄な学業、嘘、そして不登校も、面倒な問題であった。

〈5〉家族相互作用の特徴

家族間の情緒交流はない。父親は、疲れてやきもきしているとか、多忙だから煩わせてはいけないという作り話を母親が流通させ、夫婦間の距離を正当化した。一方で、母親は娘に「父親を煩わせると何もしてもらえないよ」と頻繁に述べ、父親のご機嫌をとるよう娘を奨励。次第に、患者の誘惑行動へと駆り立て父親はそれに足並みを揃えた。患者は、善良であれと警告され、それにもかかわらず反抗を煽動されたり、親の和合を提示されつつ裏腹に、夫婦を疎遠にするよう鼓舞された（後に世に問われた「二重拘束」状況の片鱗がここでも見られることは注目に値する【註4】）。

思春期での患者のトラブルが、両親にとっては代償性の捌け口だけでなく、共有できる話題をも提供した。両親はしつけには協力し合う傾向があった。

家族相互作用は、患者の結婚にも影響した。父親の妻への依存と、自分が父親に利用されているという娘の意識は、父親に似た男性と結婚しないことの要因となった。患者は、概して夫を気に入っていたが、もっと尽くして欲しい不満や敵意もあり、軽蔑と隣り合わせで、夫の成功と男らしさへの欲望と夫に打ち勝つ（恥をかかせたい）欲望とを交互に繰り返す恐怖を経験していた。患者のひとりは、自分を攻撃し二つに裂いてしまう巨大なペニスという幻想によってジレンマを象徴化し、空想の中で夫のペニスをもぎ取り、夫の頭を叩くのだった。

自分の子どもには、これらの女性は、自分が持っていなかったものを提供するための入念な努力を示し、その成果はあった。男児なら、問題を引き起こすことが女児より少なかった。子育てでは、いくぶんか父親の役割を果たす傾向にあった。

〈6〉把握された特徴を治療技法にどう活かすか

第一例の患者は、多くの点で最も困難だった。治療での失敗《ミス》が、不穏で危険な行動化につながった。入院治療をも考慮したが、罰への期待、性的不安、（父親に）陥れられる恐怖と（母親に）棄てられる恐怖、それらの強さが、そうした介入によって根絶できないと思い中止した。強烈な性的

【註4】両親の相互作用での表面行動と無意識感情とのギャップが、患者のパーソナリティ、すなわち衝動に支配された行動化の大きな要因となっている。

願望について患者に、再三再四解釈し、そのような解釈がセッション中に奏功したことは明らかだったものの、「患者と治療者との間のか細い絆は精神科診察室外での孤独の中で溶解した」。とうとう、性的な材料が（現実に存在し）激烈で脅威だったと判明。母親への憎悪と欲求から父親に必死にしがみつくも、患者の要求と憎しみにも患者に対する自分の感情にも耐えられない父親は、保護者として不満足であったと推測された。

　そこで当然のことながら、治療者が、父親と類似した役割を占めるようになり、父親と同様に真価が問われることになる。

　ある患者は夢の中で、分析医の椅子を奪った。分析医は（子どもを寝かしつけるように）患者のまわりを毛布で包《くる》み始めたものの、狼狽して部屋から逃げ出した。数秒後には戻り、悔しがって怒り、患者に部屋から出るよう命じた。この症例では、のちのち治療者によって母親についての感情を発露できるようにしたことが、行動化を統制する上で最も効果的だった。発露によって「精神内界の悪い母親（the bad mother inside one）との付き合い方を学ぶことができ、それによって父親の必要性がより小さくなり、同時に性的恐怖は激しくなる」過程が示唆された。

　ジャクソンは、フロイトが男性治療者には「母親」転移の理解に困難があると指摘して、多くの女性がアナリストになったとき、エディプス状況についての見解は深まるだろうと予測したことを引き合いに出し、こうした困難はある程度、技術で克服できるが、それは男性治療者が男性らしい愛の対象でもあり母性としての愛の対象でもある二重役割への関心を喚起されることによってであるとしている。そして、以下がこの難解な論文の結びだ。

　夢やファンタジーなどには男性だとも女性だとも解釈できる機会は多々あります。たとえば、食べられている物（対象）と言う場合、ただ父親の睾丸だけでなくて、乳房でもあるのです。特に妊娠を扱う素材に関しては、アナリストはお茶を濁して「ペニス」だけでよしとすべきではありません。そうではなく……父親転移の背後にある母親の影に注意を払い続けなければなりません。こうした患者への技術管理での更なる段階は、放棄される恐れを、ただ報復だけの恐れとしてではなく、患者にとって「実際での経験」の結果としても考えるという援助でした。だから、母親が物理的に不在であったか、撤回のため不在であったか、の時期についての質問をすることによって、特に母の側の落ち込みと不可解な病気といった重要な追憶の出現を逃しませんでした。

ところで一九六四年の講演記録、その副題はどうして「ロリータはエディプス（Oedipus）ではなくエレクトラカル（electracal）だった」なのだろう。エレクトラカルという言葉は、科学技術系を含めたあらゆる英英辞典に見当たらない。エレクトラ・コンプレックス（Elektrakomplex, Electra complex）という概念は当時から知られていた。しかるに、ジャクソンはユングの名前を引用していないし、フロイトが不要だとした概念である。フロイディアンにとっては、治療対象が男性であっても女性であっても、その出発点が前者なら去勢不安、後者ならペニス羨望ということであって、いずれもエディプス・コンプレックスとして対応する。精神分析に忠実な治療を進めていたジャクソンは当然、症例「ロリータ」を女性のエディプス・コンプレックスとして捉えていたはずだ。

しかし実際には（ちょうど女性症例がアスペルガーの自閉性精神病質という概念から理解しにくいように）、女性のエディプス・コンプレックスは（筆者も経験があるが）即座に腹に入りにくいところがあり、ジャクソンも援用に苦労したのであろう（フロイト自身も終生、じゅうぶんに検証できていない）。この論文はジャクソンが当時は症例報告も少なかった女性を、エディプス・コンプレックスという形のまま、もう少し臨床に即した、応用しやすいものとして視点を拡大した画期的な知見なのではなかろうか。六例の治療場面で、父親との幼年時代からの逸話などのデータを集めたところ、症例のペニス羨望の向こうに母親のペニス羨望が見え（これも世代間伝承というその後の家族療法に貢献する知見となった筈だ）、そこにも父親の去勢不安が陰を落としていた。考察を試行錯誤した末、両親の夫婦力動が、エディプス期以前から、症例のエディプス・コンプレックスの形成に多大な影響を及ぼしている可能性をジャクソンは発見する。

そこまで考えを進め、同じ件《くだり》で、ジャクソンは一部については既に紹介したが科学史についての広範な知識を各所で披瀝していることを併せ考えると、疑問は解ける。科学史ではエレクトリカル(electrical)という言葉が多用されている。大した謎ではない。ジャクソンを読み慣れると分かってくる。洒脱な諧謔《かいぎゃく》なのだ。掛詞、メタファーとしてもよい。エレクトラカル(electracal)は、エレクトラとエレクトリカルとを合成、通底させた新造語なのだ。

エレクトリカル(electrical)の和訳は「配線の」がふさわしかろう。一九五四年の論文での「お茶を濁して『ペニス』だけでよしとすべきではありません」(上記の引用)にも一脈通じる。症例のペニス羨望、母親のペニス羨望、父親の去勢不安、さらには夫の去勢不安をそれぞれ単独で見ていても、治療は難航する。それぞれを電極または端子とすると、その個々を結ぶ「配線」を捉えるというパラダイムシフトこそが、難治とされる女性のエディプス・コンプレックスの解消に結びつくのである。


かくして、エディプス・コンプレックスの概念を固持し、それとは共存した形で、患者の「実際の経験」の意義に新たに目を向けたジャクソンは、絹のハンカチを目指した精神分析が忌み嫌っていた、襤褸《ぼろ》雑巾であるソーシャルワークと見掛けは同じ、家族(夫婦)同席面接を取り入れた、〈家族相互作用〉に照準を絞った治療に邁進するのである。

7―付記

小森君も鈴木浩二氏もご存知なかったジャクソンの自殺研究は、広く認知されてはいない。ここにも縁があると筆者は思い込んでいる。筆者が学究生活のスタートを切った浜松医大精神科の初代教授は日本での自殺学研究によりロサンゼルス自殺予防センターに招聘され、それを留学機会とした経歴の持ち主だった。そのため、筆者の博士論文は自殺の非言語表現がテーマであったし、N・L・ファーブローの著書は身近で、家族療法家としてより早く、自殺研究者としてのジャクソンを知っていた。今回、自殺についての業績を再読したが、当時と同じ感想を持ったことは感慨深い。それは、怜悧に理論を語りながらの「人間くささ」であった。

ジャクソンの自殺についての総説、その代表作は、E・S・シュナイドマンとファーブロー編集による『自殺解決のための手掛かり』(1957)での分担執筆。カール・メニンガーが序文を寄せており、自殺学の鏑矢としてロサンゼルス自殺予防センターの存在を世界に発信した本。この中でジャクソン(当時はパロアルト・メディカル・クリニック精神科主任)の章は「自殺の理論」。総説のいまひとつは、サイエンティフィック・アメリカンでのジャクソン三部作を成す「自殺」(1954)であるから、『自殺解決のための手掛かり』出版の時点で、ジャクソンは既に理論では先駆者であったことになる。ジャクソンによれば、精神分析医が――カール・メニンガーとグレゴリー・ジルボーグは例外だが――自殺に特別な関心を寄せる場合は稀で、この複雑な主題から多くを学ぶ難しさに権威者は勢いを削がれている。

総説では、自殺を、予防という立場から心理学と社会学との二つの観点でまとめている。心理学では、フロイトを原基に、弟子カール・アブラハムによる抑うつと超自我(善悪の判断力)の研究も大きな比重を占める。愛される対象(元々は母親)への憎悪もしくは殺意といった願望の表出が善悪の判断力で阻止されている抑うつ状態の人間が、矛先を自分自身へと方向転換。そのため、相当な罪意識を抱え、現実には存在しない、あらゆる罪業・悪事・不正に責任を感じ、自分自身にだけではなく憎み且つ愛している対象への攻撃が自殺となる。一方、社会学では、エミール・デュルケーム(『自殺論』1897)に遡上でき、自殺には、気候などの「外社会」要因の影響ではなく、周囲の集団から個人への同情・承認の不足が最も重視される。自殺に関する多くの社会学統計は、個人の情緒体質と対人関係に関連するものでない限り、大きな意味を持たない。たとえば、デュルケームが、結婚が自殺率を減らすというのは、独身や離婚する人間の方がもともと情緒が成熟していない傾向があることにもよる。

大打撃を与える要因、たとえば、外観が醜くなっても、命にかかわる病気を抱えていても、多くの人々は自殺しない。外見上まったく普通な例や、成功に対する反応という自殺もある。[註5] 世界の終末が近づいていると感じる精神病患者、耐えられない痛みで苦しむガン患者、日々、緊張状態にある神経症も自殺する可能性がある

引き金となる出来事が取るに足らないものという場合がある。「死の欲動」を持ち出したところで説明にはならない。直接の差し迫った動機または引き起こす原因がどうであれ、自殺のルーツは、常に幼い頃の葛藤。対人困難を補完しつつあるとき、以前の心的外傷時とよく似た状況で（実際のまたは架空の）具体的な拒絶反応を経験すると、自殺をしようとする。比喩の巧みなジャクソンは、通常の自殺を特定の抗原に感作されている個人が偶然、環境の中でその抗原に遭遇することでの激烈なアレルギーショック反応に譬えた。

精神力動基盤としては、依存と敵意に関して大きな問題があり、その起源は通常、幼児期の、一方または両方の親による厳しい拒絶。このとき、もし親が死んだり、重要な期間に不在だったならば、その子どもの拒否と喪失の感覚は増加させられる。その後、絶えず受け入れられる状況で生きられれば葛藤は発現しないかもしれないが、拒否、離婚、名声の低迷など損失の著しい感覚をもたらす経験に遭遇するならば、葛藤を抑え込めない場合がある。

耐えられない状況から逃げる試みが自殺ならば、その状況の背景には、安らぎの場所における愛の損失という経験がある。愛の突然の損失を感じることで、自分を否定しようとしているように見える人々を憎む。親が攻撃的なら、親のようにという要求（いわゆる同一化）によって、この傾向はさらに強化される。ところがわれわれの文化では罪意識のメカニズムが強いため、憎悪あるいは攻撃の感情は、内在化されて、自身に向けられる。一方、自己懲罰には、愛を得る試み。死を通して、最愛の対象と一緒になれるという考えも一役、買う。悪い自己を破壊すれば良い自己に生まれ変わるという再スタートの幻想と同じだ。さらに、以下の願望を含む。認知し注目してほしい、罪の意識に対する償い、潔白に生まれかわりたい、死別か喪失した最愛の対象と同行したい、ぐっすり眠

【註5】成功への原動力が本来、嫌われている親にまさりたいという衝動に根ざしているとするなら、このパラドックスも理解困難ではない。

りたい、天国に対する宗教観、耐えられない状況からの遁走、他人にも罪を着せたい自己懲罰（例えば、切腹）。

ジャクソンは、上記のような基本命題は、臨床観察と社会学的データ（「社会の結合力がより強いほど、そして、個人の依存欲求がより容認可能なほど、自殺率はそれだけ低い。権威（親、大統領、法王）に、より慈悲深く期待を寄せるほど、それだけ超自我により自己破壊の方へ追い立てられることはありません」）によって支持されるとしている。こうした総説の中で、薬物依存とも仕事中毒とも衝動自殺とも関連するのだろうが、ジャクソン自身の言葉ではないと思われる次の引用は、実に意味深長だ。「厳格な超自我はアルコールに溶ける」。

最後に、今度は本当に「最後に」だ。その後ジャクソンが辿った数奇な生涯と重ねて、謎解き話に陥ってしまうかもしれないが、ジャクソンが自殺研究、その総説（1954）の末尾に、なんの説明も無く掲げた、カフカの「箴言」を披露しておきたい。

ジャクソンの著作における表現（英語）、出典である原著（ドイツ語）を参考に現在我が国で流布しているいくつかの邦訳に多少筆者が色を加えた和訳を記しておく。なお、若死にしたもののカフカは自殺をしてはいない。歴とした病死と確認されている。また、敬虔なユダヤ教徒でもキリスト教徒でもない。身近な友人以外の誰にも小説を評価されず夭折したが、生前には熱心な保険外交員であり、現在、誰もがその着想を大発明とは思ってもいない、工事現場でのヘルメットを世界で初めて提案したのは、カフカだ。筆者には、業務に忠実で会社の利益を考えた「仕事中毒」の日常が髣髴とされる。そんな時期に、公表を意識したかしないか判然としないが、書かれた箴言。

「最後の審判」、それはただ、時間概念だけによってそう呼ばれているわけだが、もともとは（軍事戒厳令下での）即決裁判なのだ。

カフカ著作がつぎつぎと英訳され、アメリカでブームになる中、ジャクソンがよりによってこの箴言を選んだことを思い、ますます筆者はジャクソンにお熱をあげるのである。

家族相互作用

ドン・D・ジャクソン

臨床選集

家族相互作用／ドン・D・ジャクソン臨床選集――目次

Part II
「相互作用」の臨床

I 「相互作用」の発見

from
Don D. Jackson:
Selected Essays at the Dawn of an Era（2005）

I

はじめに

ジェイ・ヘイリー

ドン・D・ジャクソンは個人療法の時代に家族療法に大きく貢献した人である。また、長期療法があたり前だった時代に、ブリーフセラピーを開発した人である。さらには、ほとんどの治療者が精神病は手の届かない治療不可能なものだと手をつけずにいた時代に、統合失調症の治療を専門にした。彼の死は、そうした領域での仕事に脂が乗ってきたときだったので、一緒に仕事をしていた者にとって個人的喪失感以上のものがある。

ジャクソンは、共に過ごした期間は短くとも、彼のアイデアによって多くの人々に影響を及ぼした。家族療法の最初期のトレーニング・プログラムを作り、国内各地でワークショップを開催し、メンタル・リサーチ・インスティテュート（Mental Research Institute: MRI）を創設した。これは、家族療法およびブリーフセラピーの研究所であり、その後四五年以上にわたり繁栄を誇っている。彼は百本以上の医学論文と数冊の著作をも刊行した。忙しい人であった。

ジャクソンは異論の多い人生を生きたのと同様、異論の多い亡くなり方をした。それはあきらかに、眠るための薬物をたまたま過量に内服した結果であった。長年彼とつきあい、彼がよいときも悪いときも経験するのを見てきた私は、彼の死は事故だったと結論する。彼の敵対者も含め、それが自殺だったという人もいる。

彼の死は、さまざまな領域、特に彼の極端なアプローチで知られた家族療法の世界では、すぐさまいろいろな受け止め方をされた。ジャクソンは、保守的な背景をもつ若者だった。彼は、教育分析も含め、精神分析の正統なトレーニングを受けている。しかし、家族療法を我が道と決めると、彼は長椅子を診察室から撤去し、精神分析協会も退会した。これに動転したのは、家族療法を無視していた人か、自らの発想を変えることなく個人療法と家族療法の両者を試みようとした人である。彼らは、長らく基礎的な治療トレーニングとされてきた個人療法理論を温存したかったのである。一九五〇年代に、精神療法が理論においても実践においても変化し始めたのは、治療者が、患者の言うことを言い返したりそれに反応するだけでなく、何が起こるかを予測し指示を出すことを期待されるようになったからである。

当時、ジャクソンが極端な立場にいたことを示す一例は、彼の集団療法の扱い方にある。家族療法が生まれ、だんだん人々に知られるようになると、集団療法家は、家族療法が集団療法の一学派に過ぎないと主張するようになった。面接室に個人ではなく複数の人々を入れて面接をするわけだから、集団療法家は家族療法も集団療法もどちらもできると考えたのである。

そこで、集団療法家たちはジャクソンをある会議に招き、集団療法の一つのフォーマットとしての家族療法について議論しようとした。集団療法の重鎮たちは、家族療法が新しい領域ではなく集団療法の一部に過ぎないことを確認できると期待していたのだ。ところがジャクソンは講演を始めると、二つの集団のあいだに結びつきはないと言った。集団は関係のない個人が関係なく個々に自己表現をするだけであるが、家族は血のつながりさえある集団であり、家族療法家は、共有された歴史と未来のある組織を変化させる仕事をしているのだと。働きかけるべき、そして理論化すべき最少単位は、二人以上の人々であって、個人なのではないと。ジャクソンは、集団療法家は、理論的にその領域になんら新しいものをつけ加えてはおらず、単に、抑圧理論のような個人療法のアイデアを借りてきただけに過ぎないと話した。そしてホメオスターシス、続いて、問題のある家族がその中にいる個人をどのように体系的に振る舞わせるのかについて語った。現在でも、治療者が純粋に家族療法家であるか否かは、関連のない個人との集団療法を行うか否かによって区別できるのである。

家族ホメオスターシスに関するジャクソンの初期の論文では、家族メンバーの症状行動が組織を安定化させるとされており、システム論に関するベイトソンのアイデアとよく一致していた。それで、ジャクソンは喜んで、ベイトソンのプロジェクト・メンバーの相談役になってくれたし、統合失調症と診断された人のいる家族と会っていた私たちプロジェクト・メンバーのスーパーヴァイザーも引き受けてくれた。この共同作業によって、プロジェクトは、文化人類学という枠に留まることなく、精神医学や医学との関連をもつようになった。

当時、ジャクソンによって導入されたアイデアはいくつもあった。もしも家族がシステムならば、家族メンバーによって守られているルールがあるはずだというのも、そのような彼の見方の一つである。例えば、ある夫婦が、妻が責任をもち夫は無責任であるというルールを守っているとしよう。彼らのすることはすべてそのルールに従っているので、治療に行くことでさえ、妻はそれが責任をもつことであるがゆえに実行したがるのに対し、夫はその反対である。ルールに焦点を当てることで、他にもアイデアが生まれた。例えば、過去は、行動が起こっている現在ほどには重要性をもたなくなっていった。夫婦のルールを変えることは、現在の行動を変えることであって、（歴史的興味を除いて）過去を変えることではなかった。

ジャクソンはよい教師であり、レジデントや治療者のトレーニングに時間を割いた。彼は、医学部ではないがしろにされることの多かった医師の面接技術の向上にも関心を抱いていた。

あきらかに、ジャクソン自身のトレーニングに最大の影響を及ぼしたのは、ハリー・スタック・サリヴァンと過ごした時間である。彼は、サリヴァンのスーパーヴィジョンを受け、その過程において相互作用関係の影響力を考えざるを得なくなっていった。ジャクソンが記しているように、サリヴァンにスーパーヴァイズされると、患者の言ったことは治療者への反応であり、単に彼ないし彼女の内面的思考が表現されたものではないと認識させられることになる。部屋には二人の人間がいるのだ。患者の言ったことは個人的発想によるものだと主張する精神分析家とはここが対照的である。ジャクソンによると、サリヴァンは、治療者の影響力を真剣に考えていて、患者のメッセージは治療者患者関係のメタファーなのだと見なしていた。

サリヴァンは家族とは面接をしなかったが、彼の相互作用的思考は、発展中の家族療法の思考に多大な影響を与えた。「精神医学の振興のための集団 the Group for the Advancement of Psychiatry：GAP」に対するある調査では、大多数の家族療法家は、なんらかの形でサリヴァンの影響を受けていた。

ジャクソンはチェスナット・ロッジでトレーニングを受け、そこで統合失調症の複雑さに大きな興味を抱いた。ジャクソンによると、サリヴァンは精神病についてある前提を教えた。治療者は、統合失調症患者を敬意と親切をもって治療しなければならないし、患者の言うことはあきらかに奇妙であっても社会的状況には適切な意味をもっているのだと仮定しなければならない。主たる仮説は、統合失調症は変化し得るというものであった。

ジャクソンはこうしたアイデアのいくつかを極限にまで展開した。数多くの統合失調症患者やその家族に対処した後、彼は、患者や家族には悪いところはないと結論した。あるいは、統合失調症患者は千差万別であって、社会的状況に反応しないものどこも悪いところのない人々が含まれていると結論したのである。これは、議論すべきこととされたが、その前提は確実に治療に影響を及ぼしていた。

私がときに観察した症例を紹介しよう。若い女性が両親によって連れて来られた。彼女は誰もが想像するようなクレイジーに見えた。彼女は喋らず、髪を抜いていた。隣の州の州立精神病院から出てきたばかりだった。両親は彼女を家に迎えたが、娘の幼児は置き去りにされた。ジャクソンはその家族の初回面接をしたが、若い女性は会話に入ろうとはせず、重度の知的障害者のように座っていた。父親はほとんど話さず、母親が長々と喋った。

翌日は日曜だったが、母親はジャクソンに電話をしてきて、娘が喋り出したと言った。その上、彼女は赤ん坊を引き取りに行きたがった。ジャクソンは日曜であるにもかかわらず面接をすることにした。母親と娘はかなり逆上していた。娘は、今赤ん坊を引きとりに行けないならこの先赤ん坊は引きとらないと言った。母親は、娘は赤ん坊を引きとりに行ける状態ではないと言った。娘は大丈夫だと言った。父親は両手を上に掲げ、何をすべきかまったくわからなかった。母親は、なぜ娘が赤ん坊を引きとれないのかという理由をすべてリストアップし、娘はそれにいちいち反論した。母親が今日は日曜で飛行機のチケットは買えないから迎えには行けないと言うと、娘はクレジットカードを使えばいいから電話で予約すると言う案配であった。

ジャクソンは、もしも娘が子どもを引きとりたいなら、そしてそれが可能だと考えるなら、そうすべきだという立場を取った。典型的に、ジャクソンは、患者がしたいことを決めることを許した。例えば、もしも患者が内服を止めたがったら、すぐにそうさせた。彼は正常性を達成するためならリスクを冒すのも厭わなかった。結局、娘は、母親が反対する中、自分で計画を立て、赤ん坊を引きとりに出かけた。家族はその後、面接にやってきた。ジャクソンは彼女たちに挨拶をし、女性が相変わらず話をし、髪を抜くこともないのを喜んだ。母親と父親は口論を始め、それは離婚の話になった。すると若い女性は、髪を抜き出し、話すのを止めた。そこで両親は再び協力体制をとり、一緒に赤ん坊の世話をし始めた。若い女性が再びまともに話をしだし、買い物に出かけ、そしていくらか社会生活を再開するのに、少なくとも三カ月が経過した。

ジャクソンがこのような症例を治療しているのを見ていると、彼の見方が、統合失調症と診断された人には非がないというものであることはあきらかである。つまり、彼の治療は、精神病理を強調する広範で深いものではなく、できる限り迅速に正常な活動に戻すことに基づいていたのである。

ジャクソンは、さまざまな技術を使ってさまざまな患者の治療をした。催眠療法については、ミルトン・エリクソンとの私たちの仕事から彼がそれを学んだのだという考えを思い出す。彼が医師になってすぐに催眠療法について総説を書いていたことを、私はずっと後になってから知った。

一九五〇年代の議論の一つは、ブリーフセラピーの技術や目標を共有するかどうかであった。ブリーフセラピーをする者は誰でも軽薄だと考えられた。短期の治療を強調していたベイトソン・プロジェクトが終わると、ジャクソンは、そのアイデアを引き継ぐためにＭＲＩを創設した。彼は、ブリーフセラピーの技術を強調したが、そのうちのいくらかはエリクソンから学んだものである。彼の死後、有能な治療者たち、特にジョン・ウィークランドに先導された人々が、そこでの研究とトレーニングを引き継いでいる。ウィークランドは、十年にわたるベイトソン・プロジェクトに貴重な影響を及ぼした人物である。

ジャクソンの著作はこれまで一度も適切に刊行されず、論文集が編まれることもなかった。今やようやく、ウェンデル・レイのおかげで、広範な論文集ができ上がった。ジャクソンを讃える私たちは、伝記的事項の調査と論文編集におけるレイ博士の努力に深く感謝している。

I

序

ウェンデル・A・レイ

ドン・ジャクソンがどんなふうに家族療法に影響を及ぼしたかって？　私に言わせれば、それはワットが蒸気機関にどう影響したのかと同じさ。彼が作ったんだ。他の人たちは蒸気機関を改良して、もっと効率の良い機械にしたまでだよ。ドンは家族療法の原理を確立したんだ。他はそれを精巧にしただけさ。

リチャード・フィッシュ――MRIブリーフセラピー・センター所長、創設者

もしもドン・D・ジャクソンが今でも生きていたら、議論は絶えないだろうが、（かつて彼がこの領域に貢献していた頃と同じように）家族療法の発明家として人気を博したであろう。ジャクソンは純粋なシステム論者だったが、いかなる領域であれ、ことに家族研究というソフトサイエンスの領域では、純粋主義者というのはあまり流行らないものである。この折衷の時代にあっては、統合が家族療法界での決め台詞であって、製薬会社の研究基金はおしゃべり療法を精神科トレーニング・プログ

ラムのカリキュラムからも駆逐し、純粋に関係性アプローチを擁護する者はごくまれである。

しかし、それほど遠くない昔にあっては、行動科学の多くは、ドン・ジャクソンが書いたり話したあらゆる言葉に飛びついたものだ。一九六八年一月の彼の悲劇的で予期されなかった四八歳での死は、家族療法という生まれたての領域を呆然とさせ、その喪失の影響はこの分野全域に反響した。システム論とコミュニケーション理論にしっかり根付いていた家族療法が徐々にであれその軸足を移し始めたのは、ジャクソンの雄弁で確信的な声が沈黙した直後からである、というのが私の信じるところである。ジャクソン論文集の第一巻である本書の目的は、家族療法の創造的天才の最高の論文を臨床家や治療者、研究者、そして家族療法を学ぶ学生に届けることである。

ところで、ドン・D・ジャクソンとはいかなる人物であり、今日、家族について学ぶ学生が彼の仕事に関心を向けるのは何故だろう？　実のところ、ジャクソンは、初期の家族療法の先駆者たちの中でもっとも多産な治療者のひとりだった。彼は、天才的治療者であり、家族の中で長持ちする変化を（たいてい一回か二回の面接によって）引き起こすことのできたまれな職業人のひとりだった。ジャクソンは、家族理論に対しての彼の貢献、家族ホメオスターシス、マリタル・キド・プロ・クオ、そしてグレゴリー・ベイトソン、ジェイ・ヘイリー、ジョン・ウィークランドらとの長期にわたる共同研究、ダブルバインド理論において記憶されている。それがわずか二四年の仕事であることを思えば、ジャクソンの業績は驚くべきことである。一二五本以上の専門的論文と七冊の本の著者ないし共著者として、ジャクソンは実質的に精神医学領域のすべての権威ある賞を獲得した。例えば、統合失調症理解への貢献においてフリーダ・フロム・ライヒマン賞を、入院患者の治療への貢献において最初のエドワード・ストレッカー賞を、さらには、一九六七年のザルモン・レクチャラー賞にも指名されていたのである。

一九五八年にジャクソンは、メンタル・リサーチ・インスティテュート（ＭＲＩ）を創設したが、それは世界ではじめて相互作用過程の研究と家族療法の教育を特別に意図された研究所であったし、家族療法プログラムではじめて基金を獲得した本拠地でもあった。ジェイ・ヘイリーとネイサン・アッカーマンと協力して、ジャクソンは、最初の家族療法専門誌「ファミリー・プロセス Family Process」を創刊した。より大きな医療コミュニティに相互作用理論を教育するために、彼は医学ニュース・ジャーナル「メディカル・オピニオン・アンド・レビュー Medical Opinion and Review」を創刊し、編集長をも務めた。家族療法という新しい領域の研究者たちがその仕事を発表できる場を作るために、ジャクソンはサイエンス・アンド・ビヘイビア・ブックス Science and Behavior Books を立ち上げ、その編集長になった。

ジャクソンの背景はどのようなもので、どのようにして相互作用過程についての突出した理解を獲得したのだろうか？　一九四四年にスタンフォード大学医学部で医学博士号を取得すると、彼はそこでレジデントを終え、さらに二年間、アメリカ陸軍で神経学を専攻する。その後、一九四七年八月から一九五一年四月まで、ジャクソンはメリーランド州のチェスナット・ロッジとワシントン精神医学校でトレーニングを受ける。当時のもっとも権威ある精神分析研究所の二つで、ハリー・スタック・サリヴァンから教育を受けたのである。サリヴァンは、精神医学とは「二人以上の人間を包含し人と人とのあいだにおいて進行する過程を研究する学問である。精神医学の対象範囲は対人関係の世界である。いかなる事情の下にある対人関係かは問わない。とにかく一個の人格を、その人がその中で生きそこに存在の根をもっているところの対人関係複合体から切り離すことは、絶対にできない」(Sullivan, 1945, pp.4-5／邦訳、二〇頁）とする革新的代替定義を提示していた。

ジャクソンはサリヴァンの相互作用理論が言外に伝えることを十分に受け入れ、「サリヴァニアン」

と正統に目されるほどになった。しかしジャクソンが一九五一年四月にカリフォルニア州のパロ・アルトに戻って開業すると、二人の相違はすぐに鮮明となった。最大の違いは、サリヴァンが、家族とは離れたところで精神を病んだ個人と仕事をして、過去の相互作用関係もこうであったに違いないとする推定概念によってブリリアントな相互作用理論を描いたのに対して、ジャクソンは、現在の個人と他者とのあいだの実際の関係を第一次資料として、それに焦点を当てることでサリヴァンの理論を拡大したことにある。

因果律における（過去に行動の原因を探すことから、症状を呈する人とその重要な他者とのあいだの現在の関係を最大に強調することへの）この基本的移行は、偶発的に起こったところもある。パロ・アルトは小さな大学町であり、ジャクソンは、患者によってはその身内に町でばったり出会うことは避けようがなかった。一九五一年の半ば、ジャクソンの患者で若い精神病の女性が着実に改善していた。しかし、彼女はいつも母親に伴われて面接にやってきた。ジャクソンは、次回は母親は家にいて、娘をひとりで来させてくださいと頼んだ。しかし、面接日にジャクソンは、母親が待合室で娘と座っているのを見た。彼の指示に従わない母親にいらついて、ジャクソンは、娘の面接に同席するように言った。これが、報告された中では最初の家族面接となった。結果はジャクソンにとって興味深いものであり、家族療法というものをやってみることになった。

私が家族療法に興味を抱いたのは、チェスナット・ロッジからパロ・アルトに移ったときである。そこは小さな大学町だから、患者の身内を避けることはできなかった。このことは、多くの驚くべき結果をもたらし、ときにあまり愉快ではないことも含まれた。私が家族ホメオスターシスの問題に興味をもつようになったのは、統合失調症患者が気楽に暮らせる場としての家族において、それがもっとも特徴的なことに思えたからである。もしも彼が精神療法を受けて、そこから利益を得たなら、彼の側のどんな動きもたいてい、あらゆる種類の混乱を家族にもたらすだろう。……いずれにせよ、実践的理由から、当時、私は患者の両親と会うことを始め、後になると主に研究目的で両親と患者に一緒に会い始めた。（From volume 2, p.29／本書第五章冒頭より）

ジャクソンが、純粋な「今、ここで」という志向性、相互作用理論、そして合同家族療法を概説し始めた頃、もう一つの偶然が作用した。それは、家族療法という未来の領域への深遠な影響となった。ドン・ジャクソンとグレゴリー・ベイトソンの出会いである。一九五四年一月の休日に、ジャクソンはカリフォルニア州メンロパークにある退役軍人病院で家族ホメオスターシス概念についての講義をしていた。聴衆の中には、グレゴリー・ベイトソンがいて、講演後、ジャクソンに話しかけた。ベイトソンは、ジャクソンの仕事が、自分がしていたジェイ・ヘイリー、ジョン・ウィークランド、そしてウィリアム・フライとの研究に関連があると感じたのである。この出会いによって、ジャクソンはすぐにチームの一員となった。ベイトソン、ヘイリー、ウィークランド、そしてフライの共同研究は、ジャクソンにとって新しい展望を開いた。彼は今や、概念化能力と大胆さにおいて自分と同等の思想家集団と現在進行形の相互作用を開始したのである。

ジョン・ウィークランドによると、相互作用理論を構築したアイデアの豊富な集まりは、ある個人からの噴出ではなく、パロ・アルト・グループのメンバーたち、つまり、もともとはグレゴリー・ベイトソンの研究チームであったジャクソン、ジェイ・ヘイリー、ジョン・ウィークランド、そしてウィリアム・フライの相互作用の産物である。これらのアイデアは、コミュニケーション過程におけるパラドックスの性質に関する十年にわたる研究プロジェクトのあいだに出現し、その後は、MRIでジャクソンの指揮下で展開した。そこでは、ジュールス・リスキン、ヴァージニア・サティア、ポール・ワツラウィック、リチャード・フィッシュ、ジャネット・ベヴン・バヴェラス、そしてアントニオ・フェレーラがチームに参加していた。グループの仕事への肥沃なインプットの源は、多くの訪問専門家のものである。そこには、ノーバート・ウィーナー、アラン・ワッツ、ウェルドン・キース、フリーダ・フロム＝ライヒマン、そしてレイ・バードウィステルという名だたる学者、そして特にヘイリーとウィークランドのミルトン・H・エリクソンに関する詳細な研究も含まれていた。これらの学者はすべて、相互作用理論の創造に貢献したと考えられる。

ベイトソンの伝達と命令に関する概念（Bateson, 1951）、そしてジャクソンとベイトソン・グループとの共同研究において展開したその他の概念は、彼の家族過程アプローチに影響を及ぼした。人々は絶えず自らの関係性を定義しようとしているとか、観察者が強制する句読点の恣意性、シンメトリカルおよびコンプリメンタリーな行動のやりとり、そして人々が言語的に非言語的に自分自身のメッセージの性質をどのように特徴づけるのかという概念は、ジャクソンが家族過程に単一焦点化して開発したものである。

個人に焦点を当てるものの見方が好まれるために、自分自身がシステムの参加者だと見なすことは人々の性に合わず、そもそもシステムの性質などまったく理解されていない。しかし、そのような悲観的評価（かつ不当な賞賛）が生まれるのは、極めて複雑な人間模様と文脈を不適切なことに、個人に適用される用語に翻訳するからだと思う。（Jackson, 1964）

ジャクソンの相互作用理論とその臨床応用が、家族療法およびブリーフセラピーに浸透したのは、他者とアイデアを共有しようとする彼の意志、および精神医学、心理学、ソーシャルワーク、そしてその他の応用人文科学の方向性を変えるための方法を指摘する彼の取り組みの所産である。相互作用理論は、人間行動に関するモナディックな説明から文脈的視点への断続的移行、人と人とのあいだの関係性に主な焦点を置くことに影響を及ぼした。変化の恐怖と安定性の幻想を描写するためにジャクソンによって使用された「つなひき tug of war」アナロジー（Jackson, 1967）は、（個人が存在している文脈から個人を人工的に隔離して矮小化することで個人の説明を試みる）人間行動の理論化に内在する過剰な単純化と還元主義的思考を突っ切って進んだ。

人間の性質を理解する上でのジャクソンのもっとも不朽の貢献は、行動というものについて、個人を試験管内 in vitro で見るのを越えて、行動を「もっとも広い意味での関係」の表現として拡大定義したことにある（Jackson, 1967）。この折衷を許さない文脈理解は、「生物が他者の発する〝ムード・サイン〟に〝機械的〟に反応するレベルを徐々に抜け出て、その徴《サイン》しを、指示記号《シグナル》として認識できる、つまり、他の個体（あるいは自分自身）の発するシグナルがただのシグナルに過ぎないものだという認識が発生」（Bateson, 1955/1972, p.178／邦訳二五九－二六〇頁）したのに匹敵するほど、重要な進化的ステップである。このクーン（Kuhn, 1970）の意味において断続的なパラダイム・シフトは、行動を理解するのに適切なデータの順位（つまり、モナディックな見方とは対照的に、個人のあいだの関係性の概念化を優先させる）、文脈、そして人間行動の因果律(直線的ではなくサイバネティックに)を決定的に変化させたのである。

ジャクソンは死の直前、ポール・ワツラウィックとジャネット・ベヴン・バヴェラスと共同で、家族療法およびブリーフセラピー界においてもっとも影響力の大きい著作の一つを書いていた。『人間コミュニケーションの語用論 Pragmatics of Human Communication』(Watzlawick, Beavin-Bavelas, Jackson, 1967) である。ワツラウィックとベヴン・バヴェラスは、この草分けの書物を、ジャクソンの理論的および臨床的能力を理解し描写しようとした努力の産物だとしている。数カ月にわたって面接を観察され、素晴らしい臨床的慧眼についての質問を受け、ジャクソンはいらいらして、最後に概要をざっと書いて、人間行動の相互作用理論の試金石の一つとなるであろう書物を君たちが書けばいいだろうと言った。

観察する範囲がその現象の発生する文脈を含むくらい十分広くないと、現象が説明できない。ある事象とそれが起きた基盤とのあいだや生物と環境とのあいだの関係の複雑さがわからなければ、対象としている現象は、観察者に何か「訳のわからない」ものとして立ち塞がるか、研究対象に勝手な属性を付与させてしまう。この事実が生物学においては広く受け入れられているのに比べて、行動科学は個人というモナド的な視点や、独立した変数による由緒ある方法に、未だにかなりの基礎を置いているようである。(Watzlawick, Beavin-Bavelas, & Jackson, 1967, p.21／邦訳、二頁)

ジャクソンは、人間行動の関係的理解を精神保健科学全域に広げるために、そしてそのようなアイデアを専門家の聴衆だけでなく非専門家にも啓蒙する、いかなる努力をも惜しまなかった。そのような努力の一例として、彼は有名なライターであり親友でもあったウィリアム・レーデラーと共に、システム論に基づいた最初のセルフヘルプ本である『結婚の蜃気楼 Mirages of Marriage』(Lederer & Jackson, 1968) を書いた。ふたりはそこで以下のように述べている。

システム論は、二人以上の人間がお互いに関わり合ったときにはいつでも生じる結果である、以前なら神秘的だとされたものの多くを説明する上で役に立つものだ。私たちは、家族が一つの単位であることは知っている。そこでは、すべての個人が、好むと好まざるとにかかわらず、それを自覚しているか否かにかかわらず、重要な影響力をもっている。家族は、相互作用的コミュニケーション・ネットワークである。そこでは、生まれたての赤ん坊から七〇歳の祖母までが全員、システム全体の性質に影響を及ぼし、順に、それに影響されることになる。例えば、もしも家族の誰かが病気であったなら、他のメンバーはいつもよりよく働くかもしれない。システム（としての家族）は、本質的に、バランスを維持する傾向がある。誰かの普段とは違う行動は、決まって、他の誰かの代償的反応を導く。もしも母親が日曜のドライブが嫌で、しかしその気持ちを夫に知られたくないとしたら、そのメッセージは、家族コミュニケーション・ネットワークを介して伝わることになる。そして、四歳の息子のジョニーは、「車に酔って」、日曜のドライブを台無しにする。（Lederer & Jackson, 1968, p.14）

主たる焦点を個人の精神内界過程から個人の関係システムのメンバー間の関係性へと移行させることとは、現在の有名な臨床家／理論家の多くの仕事に見られることである（Keeney, 1983, 1987; Tomm, 1987, 1988; Penn, 1983, 1986; Palazzoli, Boscolo, Cecchin, & Prata, 1980; Cecchin, Lane, and Ray, 1993, 1994; Papp, 1983; Boscolo, et al., 1987）。ジャクソンのアイデアの永続性は、彼の共著である『結婚の蜃気楼』（Lederer & Jackson, 1968）と『人間コミュニケーションの語用論』（Watzlawick, Beavin-Bavelas, & Jackson, 1967）の初版が三〇年以上も売れ続けていることで証明されるであろう。

最初はベイトソン・グループにおいて、後にＭＲＩにおいてなされたジャクソンらの一九五〇年代と六〇年代の先駆者的仕事は、現在のほとんどのシステム論的治療をもたらした。ジャクソンによって創始された、非病理的で非規範的な相互作用への焦点化は、ジャクソンの死後、ＭＲＩにおけるブリーフセラピー・モデル（Watzlawick, Weakland & Fisch, 1974; Fisch, Weakland, & Segal, 1982）を下支えするもっとも基本的な前提を形作った。また、ジェイ・ヘイリーらの戦略的仕事（Haley, 1963, 1976, 1980; Madanes, 1981, 1984）の基盤にもなっている。システム論的治療や文脈志向性治療のほとんどだけでなく、サルヴァドール・ミニューチンらの構造派モデル（Minuchin, 1974; Minuchin & Fishman, 1982; Stanton & Todd, 1982）、さらに二派に分かれる前後のミラノ派の仕事（Palazzoli et al., 1978, 1980a & b; Boscolo, Cecchin, Hoffman, & Penn, 1987）、ミルウォーキーのブリーフセラピー・センターにおけるドゥ・シェイザーらのソリューション・フォーカスト・ブリーフセラピー（deShazer, 1982, 1985）、キーニーらの仕事（Keeney & Ross, 1985; Keeney & Silverstein, 1986; Keeney, 1987; Ray & Keeney, 1993）、アンデルセンの仕事（1987）、さらには「ポストモダン」を自称するアンダーソンとグーリシャンのナラティヴ・オリエンテーション（Anderson & Goolishian, 1990）やホフマン（Hoffman, 1990）、そしてマイケル・ホワイト（White, 1989）などの基盤にもなっている。

ＭＲＩ創設者として、またその研究者たちの臨床スーパーヴァイザーとして、および彼らと密に共同作業を続けながら、ジャクソンの影響は、そこで発展したブリーフセラピー・モデルにおいて特にあきらかとなった。例えば、一九六三年二月に行われた「ブリーフサイコセラピー」と題された講義を参照されたい。

今日の家族療法とブリーフセラピーに対するジャクソンの影響は、サイバネティック・モデルとシステム論（すなわち、もしもシステムの一部に変化が起きたなら、それに対応すべく他の部分も変化するという考え）、社会構成主義、ジョン・ウィークランドが「受け入れられた時代の智恵」と呼んだものを無視すること、語用論に注意を払うこと（すなわち、誰が、何を、いつ、現在、誰に対して働きかけているのか）、症状を受け入れて利用すること、クライアントの言葉を話すこと、円環的質問の使用、そしてシステム組織にある抽象レベルで対処するために別の抽象レベルで行動処方をすることにおいて認められる。ジャクソンの死以来、ＭＲＩの同僚たちの仕事は、今日実践されているほとんどの家族およびブリーフ志向のシステム論的仕事に影響を与え続けている。

ジャクソンによって用意された理論的前提と臨床技術は、システム論志向の理論家や臨床家に信頼できる根本原理を提供し続けている。サルヴァドール・ミニューチンの仕事は、問題のある連合過程を途絶させることやさまざまなサブシステム境界を強化することによって家族組織の変化を目指すものだが、それもジャクソンの影響を受けている。ミニューチンはジャクソンの論文を読み（Minuchin, 1987）、一〇年間もジェイ・ヘイリーと共に仕事をしている。当初のミラノ派、およびその後のパラツォーリ／ボスコロ・グループおよびチキン・グループもまた、ジャクソンから強い影響を受けている。循環質問、仮説化、肯定的含蓄、儀式と課題の使用、（「あること」から「のように見える」への移行に根拠を持つ）言語の含意への注意、そして参照されている人の重要性などの彼らの仕事の根本的要素は、すべてジャクソンによってもともと始められたアイデアである。

ＭＲＩ、ヘイリー、ミニューチン、ミラノ派、そしてドゥ・シェイザーとバーグのソリューション・フォーカストの仕事は、順に、（ペギー・パップ、ペギー・ペン、そしてジョエル・バーグマンを含む）アッカーマン・グループの有名な臨床家や理論家に影響を及ぼした。さらには、カール・トム、スティーヴ・ドゥ・シェイザー、グーリシャンとアンダーソン、トム・アンデルセン、リン・ホフマン、そしてマイケル・ホワイトにも影響した。また、行動家族療法は、マリタル・キド・プロ・クオのような基本的概念をあきらかに採用している（Stewart, 1974; Jacobson & Margolin, 1979）。

ドン・ジャクソンのこの論文集によって、家族療法の発展に彼の仕事がどのくらい浸透していたのかがあきらかになるだろう。彼の原著論文に触れることで読者は、ジャクソンの貢献を自ら辿ることになる。ジャクソンの仕事は、重要でありながらも一見結びついていなかった理論的概念の集約的提示というよりも、人間行動の概念化におけるパラダイム・シフトを構築しているのである。

二〇年のあいだに、ジャクソンは、今日のシステム論的な家族療法とブリーフセラピーの基礎を形作る構造のほとんどを創造した。一九六八年までに、人間行動と変化に関するジャクソンの相互作用理論の基本的性質は明確化されていた。MRIは、人間行動の相互作用的性質についての公式研究が行われる文脈を提供すべく開設された。文脈的に完全な変化を促進するための学際的トレーニング・プログラムが確立された。「ファミリー・プロセス」、サイエンス・アンド・ビヘイビア・ブックス、および「メディカル・オピニオン・アンド・レビュー」などの、徐々に広まりつつあった相互作用的志向性の理論や実践を伝える媒体も、その頃、刊行されている。

ジャクソンが突然死去した頃、彼は精神医学、心理学、ソーシャルワーク、そして他の人文科学領域を、個人の隔離的見方から人間の相互結合性の評価に向けて導いていたところだった。彼の存在によって家族療法という出現したばかりの領域に提供されていた統一因子は、そこで消えたのである。そうして、本領域は、人間の問題がいかに概念化され管理されるのかということにおける革命的シフトを先導する創始者によってかつて想像されていた可能性を未だに実現せずに至っている。

理論的基盤であるシステム論的性質に関する学派を越えたコンセンサスがあるのとは異なり、個人理論と相互作用理論のあいだの根本的差異は理解されずにその無理解は根強く、未だに続いている。二つの理論を混ぜ合わせる努力は、双方の志向性を混乱させかねない。なぜなら、二つの理論は、一つの現象における異なる水準に焦点を当てているからである。治療への含意ともなれば正反対のことさえある。それゆえ、この領域は理論的に混乱したままであり、さまざまな学派に分断されており、それぞれの学派は、行動および変化の性質についての各派の理解がより優れていると主張する。この領域は、親の死の悲嘆の中で凍結した家族にたとえられるだろう。この分断化の中、この領域は未だにフロイトのような巨人をもたねばならない。未来への道をあからさまに示すために。もしもジャクソンが生きていたなら、そんな地位を獲得したのかどうかと考えずにはいられない。

しかし、ジャクソンらによってもたらされた（つまり、個人から関係へ、そして精神病理の「現実」から「エコロジカルに敬意を払える現実の構成」へという）焦点の移行は、家族療法の領域を越えて含意をもたらしている。その概念は、エコロジーから世界政治情勢に至る関心に影響するほどに、グローバルに派生していく。

今日の問題がジャクソンによってどのように対処されるかというのは、基本的に知り得るものではない。還元主義的で、自己言及的な思考に対する彼の容赦ない軽蔑は、彼の思考を相変わらず特徴づけていることは、想像に難くない。行動と文脈に関する相互に結びつけられている性質を理解せよとする彼の要請は、変わらずあり続けたであろう。人間が生きていく上での問題に対する、文脈を考慮しない、個人精神病理志向の研究や治療への抗議は、続けられているだろう。個人診断と「個人病理」という遺伝学的説明の最近の復活によって、彼は奮い立つことだろう。ジャクソンは、「健康と患者の善」というムーヴメントに異義を申し立てるかもしれない。例えば、思春期入院「治療」や物質依存プログラムの最近の復興は利益追求型の見え見えの社会統制手段に過ぎないと言って。

もしもブリーフセラピーと家族療法の領域がジャクソンの洞察の含意に再び目覚めたなら、どんな違いが生まれるのだろうか？　パラダイム変換への希望のかすかな兆しは、ヘイリー、ＭＲＩのフィッシュとシュランガーらの現在進行中の仕事、サイバネティックな理論家の仕事、そしてゼイグ、ロッシらによるミルトン・エリクソンの仕事の継続的探求と応用の中に認められる。

そのような変換の機会はすでに過ぎ去ったと考えることもできよう。権力とコントロールという幻想への人類の昔からの依存による影響は、グレゴリー・ベイトソン（Bateson, 1970, 1979）が示唆したように、すでに回復点を過ぎてエコロジーを台無しにしたのかもしれない。私の希望は、ジャクソンの仕事を再び手の届くところに戻すことによって、家族療法およびブリーフセラピーの世界が再活性化されることだ。それは若い職業人の範囲を越えて、たぶんさざ波のように広がることだろう。

この第一巻の焦点は相互作用理論であり、三部に分かれているが、それぞれに序論が付されている。二三本の論文は、初期臨床観察、人間関係の相互作用理論の定義、そして人間相互作用の性質に関する研究の見出しの下に分類されている。▽訳註一

MRI開設十周年を祝う全二巻の論文集の序文において、ジャクソンはこう述べている。「本論文集に収められた論文は、刊行の時期はさまざまであり、焦点もいろいろで、一般化のレベルもまちまちだが、そのあきらかな多様性の中に一つの統一性がある」（Jackson, 1968, vii）。この発言は、ジャクソンの本論文集においても真実である。

▽訳註

訳註一　原書の第二部、第一〇章と第一八章が本書の第一、二章であり、原書の第三部第一九章が本書の第三章である。

文献

Andersen, T. (1987). The reflecting team: Dialogue and meta-dialogue in clinical work. Family Process, (26) 4, 415-428.

Anderson, H., & Goolishian, H. (1988, October). Systemic practice with domestic violence. Presented at the American Association for Marriage and Family Therapy, New Orleans, La.

Bateson, G. (1955, December). A theory of play and fantasy: A report on theoretical aspects of the project for study of the role of paradoxes of abstraction in communication. Psychiatric Research Reports, (2), 39-51.（佐藤良明訳『精神の生態学』新思索社、二〇〇〇所収「遊びと空想の理論」）

Bateson, G. (1970, January). An anthropologist views the social scene. [Cassette recording of a talk given at the Mental Research Institute]. Palo Alto, CA: MRI.

Bateson, G. (1972). Steps to an ecology if mind. New York: Jason Aronson Inc.（佐藤良明訳『精神の生態学』新思索社、二〇〇〇）

Bergman, J. (1985). Fishing for barracuda: Pragmatics if brief systemic therapy. New York: W. W. Norton.

Boscolo, G., Cecchin, G., Hoffman, L., & Penn, P. (1987). Milan systemic family therapy. New York: Basic Books.（鈴木浩二訳『家族面接のすすめ方―ミラノ派システミック療法の実際』金剛出版、二〇〇〇）

Cecchin, G., Lane, G., & Ray, W. (1993). From strategizing to non-intervention: Toward irreverence in systemic practice. Journal of Marital and Family Therapy, 19 (2); 125-136.

Cecchin, G., Lane, G., & Ray, W. (1992). Irreverence: A strategy for therapists) survival. London: Kamac Books.

de Shazer, S. (1982). Patterns of brief family therapy: An ecosystemic approach. New York: Guilford.

de Shazer, S. (1985). Keys to solution in brieftherapy. New York: Norton.（小野直弘訳『短気療法解決の鍵』誠信書房、一九九四）

Fisch, R., Weakland, J., & Segal, L. (1982). The tactics of change: Doing brieftherapy. San Francisco: Jossey-Bass.（鈴木浩二、鈴木浩子監訳『変化の技法』金剛出版、一九八三）

Hoffman, L. (1986). Beyond power and control: Toward a “second order” family systems therapy. Family Systems Medicine, 3, 381-396.

Hoffman, L. (1989). A construcuivist position for family therapy. The Irish Journal if Psychology, 9 (1), 110-129.

Jackson, D., & Weakland, J. (1961). Conjoint family therapy: Some considerations on theory, technique and results. Psychiatry, 24 (2), 30-45.（本書第六章）

Jackson, D. (1963). The sick, the sad, the savage, & the sane. Presented as the annual academic lecture to the Society of Medical

Psychoanalysts & Department of Psychiatry, New York Medical College.（Jackson, D.D. The Sick, the Sad, the Savage, and the Sane. With an Introduction by Wendel A. Ray, PhD. Family Systems: A Journal of Natural Systems Thinking in Psychiatry and the Sciences. 8（1）; 51-75, 2008）

Jackson, D. (1961). Family therapy in the family of the schizophrenic. In Morris I. Stein (Ed.), Contemporary psychotherapies, p.272-287.（本書第五章）

Jackson, D. (1967). The fear of change. Medical Opinion & Review, 3 (3), 34-41.

Jackson, D. (1968). Communication. family, and marriage: Human communication volume 1. Palo Alto: Science and Behavior Books.

Jacobson, N., & Margolin, G. (1979). Marital therapy. New York: Brunner/Mazel.

Keeney, B. (1983). Aesthetics of change. New York: Guilford.

Keeney, B., & Ross, J. (1983). Learning to learn systemic therapies. Journal if Strategic and Systemic Therapies, 2 (2), 22-30.

Keeney, B., & Ross, J. (1985). Mind in therapy: Constructing systemic family therapies. New York: Basic Books.

Keeney, B., & Silverstein, O. (1986). The therapeutic voice of Olga Silverstein. New York: Guilford.

Kuhn, T. (1970). The structure of scientific revolution (2nd edition). Chicago: University of Chicago Press.（中山茂訳『科学革命の構造』みすず書房、一九七一）

Lederer, W., & Jackson, D. (1968). Mirages of marriage. New York: Norton.

Mackler, L. (1977). Donald D. Jackson 1920-1968 bibliography. In L. Wolberg & M. Aronson (Eds.), Group therapy an overview (pp.v-ix). New York: Grune & Stratton.

Madanes, C. (1981). Strategic family therapy. San Francisco: Jossey-Bass.

Minuchin, S. (1974). Families and family therapy. Cambridge, MA: Harvard University Press.（山根常男監訳『家族と家族療法』誠信書房、一九八四）

Minuchin, S., & Fishman, H. (1982). Family therapy techniques. Cambridge, MA: Harvard University Press.

Minuchin, S. (1987). My many voices. In J. Zeig (Ed.), The Evolution of Psychotherapy, pp. 5-13. New York: Brunner/Mazel.（成瀬悟策監訳『21世紀の心理療法』誠信書房、一九八九所収「我が内なる友の声」）

Palazzoli, M., Boscolo, L., Cecchin, G., Prata, G. (1980a). The problem of the referring person. Journal if Marital & Family Therapy, 6 (1), 3-9.

Palazzoli, M., Boscolo, L., Cecchin, G., & Prata, G. (1980b). Hypothesizing-circularity neutrality: Three guidelines for the conductor of the session. Family Process, 19, (1), 3-12.

Palazzoli, M., Boscolo, L., Cecchin, G., Prata, G. (1978). Paradox and counter paradox. New York: Jason Aronson.（鈴木浩二訳『逆説と対抗逆説』星和書店、一九八九）

Papp, P. (1983). The process if change. New York: Guilford.

Penn, P. (1982). Circular questioning. Family Process, 21 (1), 267-280.

Penn, P. (1985). Feed-forward: Future questions, future maps. Family Process, 24 (3), 299-310.

Ray, W., & Keeney, B. (1993). Resource focused therapy. London: Karnac Books.

Reusch, J., & Bateson, G. (1951). Communication: The social matrix of psychiatry. New York: W. W. Norton.（佐藤悦子、R・ボスバーグ訳『コミュニケーション』思索社、一九八九）

Sullivan, H. (1945). Conceptions if modern psychiatry. Washington, DC: W. A. White Foundation.（中井久夫、山口隆訳『現代精神医学の概念』みすず書房、一九七六）

Stanton, M. & Todd, T., & Associates (1982). Family therapy of drug abuse. New York: Guilford.

Stewart, R. (1980). Helping couples change. New York: Guilford.

Tomm, K. (1987). Interventive interviewing: Part I: Strategizing as a fourth guideline for the therapist. Family Process, 26 (1), 3-14.

Tomm, K. (1987). Interventive interviewing: Part II: Reflexive questioning as a means to enable self-healing. Family Process, 26 (2), 167-184.

Watzlawick, P., Beavin-Bavelas, J., & Jackson, D. (1967). Pragmatics if human communication: A study if interactional patterns) pathologies & paradoxes. New York: W.W. Norton.（山本和郎監訳『人間コミュニケーションの語用論』二瓶社、一九九八）

Watzlawick, P. (1988, June). [personal interview with Paul Watzlawick, Ph.D., senior research fellow, MRI and former colleague of Don D. Jackson]. Palo Alto, CA: Mental Research Institute.

White, M. (1989). Selected papers. Australia: Dulwich Publications.

1

1954/1957

家族ホメオスタシスの問題▼原註一

ドン・D・ジャクソン

情緒的に病む個人という見方は精神内界過程を探るアプローチから当人が暮らす文化に着目するアプローチに至る視点の一例に過ぎないという考え方があり、それは、精神医学においてあきらかに増大しつつある。一方、人間とは生物学的特徴によって厳しく限定されたユニークな個人の集合だと見なす人々がいて、そのような人々は、「文化主義者」という蔑みの言葉を（その地位が興隆し続けたとしても）忘れないけれど、今や、ホーナイ、サリヴァン、フロムという精神科医の貢献や、心理学、社会学、そして文化人類学の多くの貢献者たちに影を指すものはない。

より最近では、ジョンソンとスズレクなどが、共同治療 collaborative therapy によって、親の無意識的願望が子どもの行動に影響を及ぼす具体例を提示することによって、実に印象的な仕事を実現して

▼原註一　初出は下記。許可なくして複製を禁じる。The Psychiatric Supplement, 31, Part 1 : 79-90（1957）. Copyright, New York State Department of Mental Hygiene, Utica, NY.

いる。行動パターンの決定における他者との相互作用の重要性が、治療方法の技術的変化をも招いたのである。それゆえ、父親や母親との面接を求める子どもクリニックや、統合失調症患者の母親の集団療法とかアルコール依存症患者の妻の集団療法というものを耳にするようになったわけである。

本論の目的は、すでにあちこちで述べられたことを繰り返すことではなく、家族相互作用パターンに関する技術的および理論的側面について考察することである。それは、精神科治療中に患者が変化した結果、家族の誰かに起こる変化の重要性、そして家族相互作用パターン（特に親の相互作用）と精神疾患分類との関連である。

家族ホメオスターシスという用語は、クロード・ベルナールとキャノンの概念から選択された。なぜなら、それによって内的環境の相対的恒常性、つまりダイナミックな力の継続的相互作用によって維持される恒常性が、示唆されるからである。「家族ホメオスターシス」というトピックを考えるもう一つの方法は、コミュニケーション理論に沿って考えるものであろう。つまり、家族相互作用を（システムの反応を修正するためにアウトプットないし行動の変異がフィードバックされる）閉鎖的情報システムとしてあきらかにするのである。例えば、ある少年が小学校の人気投票で一位になって、それを母親に報告すべく家に飛んで帰ったものの、母親がその成功をまったく喜んでいないことが彼にはわかってしまった。これは、（彼がそれ以後大して人気を獲得しないことも含め）さまざまな適応行動を引き出すのに役立つ出来事であった。彼の反応の背景にあるのは、父親の母親に対する無関心と、子どもが母親のニードを満たすべきだという暗黙の取引である。精神科医にあきらかなのは、この少年の治療には、母親の腹立ちに備えるのが必要不可欠だということだった。

家族ホメオスターシスというトピックは、米国の家族への社会学的アプローチとはまったく関連がなく、むしろほとんどすべての精神科医が遭遇するとても実践的な問題に狙いを定めている。患者が診察に来ると、患者の家族にどんな影響が及ぶのだろうか？　特に、長期精神療法ないし精神分析を実施するのであれば、精神科医は、患者の相互作用的対処変化が家族のもっとも近しいメンバーに与える影響について考慮しておかなければならない。ほとんどの症例において、この問題がすぐさま見過ごされるのは、患者と家族の双方に幸いな結果が訪れるからであるのは、真実である。しかしながら、ごくまれにみる状況とはいえ、適切な精神科的治療計画に、総合的家族状況についての理解が要求される。「家族」という用語は、本稿において使用されているように、患者の人生における「重要な他者」を意味している。それが、母親であれ、父親であれ、姉妹であれ、兄弟であれ、妻、ないし他者であれ。それに加えて、「家族」は、精神科医が患者の回想を抽出したり翻訳することで知ることになる集団を意味している。それらの個人には、今日も生きている人々が含まれるし、患者の子ども時代の家族（これは、現在の家族に似ているかもしれないが、必ずしも同一ではない）、そして子ども時代の特殊な生物学的条件によってもたらされた歪曲のある家族メンバーなどが含まれる。それゆえ、患者の家族を見るためには、精神科医は、四次元的概念をもたなければならない。四つ目の次元とは、時間である。「家族はどのようであったのか」という展望は、家族の作り話という霧によって曖昧にされる。なぜなら、家族が自分たちはこうだったと話すとき、その家族というものは、彼らが実際にどうであったのかというものとたいてい対照的であるためだ。患者によってはじめに提示される家族は通常、外向けのものである。何回か面接をした後でようやく、本当の家族が精神科医の探索に引っかかる。もしも治療者が、込み入った家族相互作用の理解や、誰が誰に向けて何を意味しているのかを知ることに患わされるのを厭うならば、患者は極端な形に見えてしまう。患者は、レーダーのように自分の投影を忙しく投げかける敵意むき出しの個人か、非情な人間砂漠で瀕死の状態にあるはにかみ屋のいずれかになるわけだ。

患者を理解する試みにおいて、私たちは、「精神的エネルギー」とか「本能的力」といった事柄を問題にするが、実のところは、ほとんどわかっていない。事実はときに見過ごされるのだが、人々の多くが神経症的悩みを表明し続ける理由の一つは、神経症的レベルにおいて統合された人々をなんとか見つけようとするからである。人間が過去の言葉を使って現在を生きる傾向は、鼓動のように、絶え間なく、一貫していて、しかも印象的である。相互作用的関連についての気づきが増大するにつれ、各自が人生で演じる特定の劇的ペルソナは、ブロードウェイの舞台の登場人物のように、偶然選択されることなど滅多にないことがわかってきた。一方、個人療法を続ける孤独な精神科医は、軍隊指揮官が自らの関心を彼の特定の防衛区域における部隊の配置に集中させるのと同様、自らを相互作用的力の束と見なしがちである。もしも投影概念に入れ込み過ぎるなら、患者の人生における重要な他者は容易に、患者のたくらんだ（診察室に現実的な形として決して現れることのない）心的構成物と見なされるだろう。

成人を治療している精神科医は、往々にして、患者の症状を変えようと試み、それゆえ家族を一つのホメオスタティックなユニットとは考えたがらない。しかし児童精神科医は、まず例外なく、いわゆる共同治療において、子どもと「重要な他者」を治療するようになってきた。ただし子どものクリニックにおいても、傾向としては、母親が着目されるのであって、全体としての家族ではないため、父親とか祖母などという潜在的に重要な人々が除外されてしまう。何人かの権威者が、この実践の潜在的誤りに注意を向けようとしてきた。ことによると、家族集団に対する総合的アプローチが失敗しているがために、私たちの理解が曖昧になっているのかもしれない。例えば、なぜ母親の拒否的態度が、ある場合には統合失調症を生み出しているように見えるのに、そうは見えない場合があるのか。「性質」とか「遺伝」のせいだとする前に、母親によって子どもが拒否されることが父親に対してどんな影響を及ぼすのか、あるいは子どもに向けて時折やさしさを提供する第三者がどこかにいるがために子どもは精神病にならずに済んでいるのではないか、といったことを知ることは、重要なことに違いないのである。

患者をなんらかの設定に据えたり、情緒的力の相互作用を想像しようとすることは、とてつもなく難解なことである。たぶん最大の助けとなるのは、転移／逆転移の現象についての私たちの理解であろうが、そこでさえ私たちは限定的な概念を取り扱っているに過ぎない。例えば、もしも治療者が、患者は「父親転移」を起こしていると感じるなら、患者の話す父親に限って考えを進めることになり、異なった状況では異なった人として立ち現れる父親という「ゲシュタルトとしての父親」について考えることはないだろう。また、両親の相互作用だとか、母親の患者との関係、母親および他の人々の父親に対する態度等々について考えることもない。例えば、家庭での父親とクラブでの父親とのあいだの鮮烈な違いに気づいた子どもが、このことを、（穏やかな家庭の雰囲気にもかかわらず）父親が母親に向けた憎悪として理解するということは、あり得るのである。実家に残った親戚やその他の人々の存在によって、誰が誰に対して何を感じるのかということについての手がかりを子どもが拾い上げる可能性は、幾何級数的に増加する。それゆえ、母親が父親の家族について示すあてこすりは、子どもによって、父親の何かに対する母親の拒否として、あるいは子ども自身に対する拒否として感じ取られることになる。もしも軽蔑された親戚が、その子がやさしさを享受する対象であったならば、かなりの葛藤を引き起こす状況になる。時折、そのような状況の隠れた側面が子どもの記憶に根深く刻まれることになるのは、そのような親戚が家から追い出された後、父親と母親とのあいだの困難、そして／あるいは親戚が表現していた子どもの困難が、あきらかになるからである。

ある女性患者の（父方）叔父は、彼女が一〇歳のときに結婚したのだが、それまで彼女の両親と共に実家で暮らしていた。母親が叔父を嫌っていたのは部分的にあきらかであった。しかし、叔父の存在によって、父親に対する母親の憎悪の一部が逸らされてもいたようで、叔父は父親を元気づけてもいた。叔父が家から出て行くと、偶然とはとても思えない四つの出来事が続いた。両親はあからさまに喧嘩をするようになった。母親は死ぬリスクの高い自殺未遂を行った。父親は出張の多い仕事に転職した。そして、患者は控えめながら強迫神経症になった。

家族相互作用研究において獲得される極めて込み入った構図は、他の物体とからんで引き起こされる物体の動きに関する数学と比較され得るだろう。三つ以上の物体の動きを同時に考えることは、現在、人間の頭脳では克服できない課題である。人間は万物の尺度であるゆえ、私たちは概念的限界を受け入れ、そこから最大の援助を引き出すことになる。そのうちの一つが共同治療であり、もしも適切になされたなら、それは素晴らしいものとなる。二人ないしそれ以上の治療者が関係し、その発見を互いに関連づけるとき、心理劇の解明は、さながらチェスの場面であり、ジグソーパズルの空間的魅力をたたえている。しかし不運なことに、治療者が患者に加えてお互いにも対応し合わねばならないので、共同的精神療法は困難なのである。

この概念化にとってもう一つの助けとなるのは、家族というどちらかと言えば空間的イメージのものに、時間の概念を追加することである。そのような時間概念は、患者が話している時期、あるいは何がしかの症状が出現することとの多かった時期のどちらかに認められたと思われる家族相互作用を図式化することによって達成される。私たちは、患者の同胞についての情報、重大な出来事が生じたときの両親の年齢、子どもたちに対する両親による子育ての仕方の違いなどの情報を利用することで、患者の人生のその時期に何が重大であったのかを理解するための適切な設定が得られる。

家族集団の情緒的相互作用という概念を作る上で困難があるとすれば、次のようなあからさまな反論であろう。「精神科医の側でそのような頭脳破壊的訓練をする価値は何なのか？」。二つの主たる利益が見込まれる。患者理解と、患者の変化がもたらす結果によって変化することになる人々への援助が、促進されることである。もう一つは、この手の方向性によって理論的および研究上の示唆が得られることである。

誰もが自動的に「重要な他者」を考慮するよく知られた状況は、二つしかない。もっともよく知られている例はすでに述べたものである。子どもの治療というものは、母親、そして／あるいは父親の同意が得られなければ、不毛ないし危険なものにさえなる。もう一つ、これはもっと人の目を引きつけるものだ。感応性精神病 folie à deux（グラルニックによれば、「関連による精神病 psychosis by association」）である。実際に、感応性精神病は、家族相互作用原理を戯画化して強調したものに過ぎない。この事実を知ったならば、精神科医は、（ある状況では）患者の治療（特に長期にわたる精神療法）を引き受けないだろう。その例外的条件としては、重要な家族、ないし重要な他者が治療に参加するか、あるいはもしも家族の誰かに治療の必要があきらかとなった場合には治療が行われるという規定が作られるときである。私たちのほとんどは、誰かの治療が始まるとすぐに家族全体が精神医療圏外へ配分される状況になじんでいる。治療のそのような現行犯的そそのかしは、もしも資金と精神科的設備が十分に整っていれば、うまく機能するだろうが、それは必ずしも実現しない。そして、いかなる出来事であれ、他の家族メンバーの治療の潜在的ニーズを予測するためのデータは、役に立つであろう。さらに、家族全体の相互関係性に関する綿密な探求は、治療中のメンバーの理解に役立つと思われる。こうしたことは、患者の子ども時代の家族にも十分に当てはまることであり、そこでは、母親がどんな人で父親はどんな人だったかと訊ねるだけでなく、両親がお互いにどのように関係していたか、その関係性が患者にとってどんな影響を及ぼしたかということまで含めるべきである。

家族における患者の立場、患者の性別その他の意味するものは、情緒的パターンを形作る上で、微妙ながらも重要な力動的因子を構成する。今日の私たちの主として記述的な精神疾患分類は、診断を現象学的に（両親の相互作用によって）理解することでもっと意味のあるものになる可能性がある。例えば、拒否的な母親と、娘をもっと十分に受け入れることのできる自己愛的な父親がいる場合、娘は、（他にどんな情緒的困難を表現するにしろ）性的困難や男性に対する過剰な評価といったヒステリー症状を発展させやすい、と言えるかもしれない。

現時点で、両親間相互作用やそれが子どもの情緒的パターン形成に及ぼす影響といった因子を測定、あるいは正確に概説するための道具はほとんどないようである。認識論的に、私たちはここでの変数になじみがなく、そのような変数の量的側面についてもほとんど知らずにいる。しかしながら、もしも臨床家が、精神療法において患者の反応が変化したときに家族に認められる変化を注意深く観察するならば、そのような力を研究する特等席を得ることになる。筆者は、家族相互作用パターンによって診断分類をどのように概念化できるのかという例を、（過剰なまでに単純化したものの）二、三、提示しておきたい。ただし、以下の例は、あくまでも考え方を示すために提示するに過ぎない。そのようなパターンが病因論的用語で考察されるまでには、多くの研究がなされなければならない。また、すべての例において、パターンは程度の差に過ぎないと考えられることだろう。それゆえ、ヒステリーが出現する状況は、統合失調症が発症する状況と融合するであろうし、実際、もしも尋常でないライフストレスが引き起こされたら統合失調症が発症することになるだろう。例えば、そのようなストレスとしては、両親どちらかの死であるとか、既述の特定の相互作用において（生まれ順、性別、容姿などのさまざまな理由から）もっとも大切な子どもとされた子どもが、重篤な病いになったときなどが上げられる。

一　ヒステリー症状を発達させやすい状況は、娘が両親双方の受け入れられない性的および攻撃的な願望の主たる受け皿になっている場合である。特に、下記の因子が併存すれば、さらなる促進をまねく。（a）自分自身を「よい」と「悪い」にスプリットさせているアンビヴァレントな母親がいて、そのスプリッティングが、父親が娘に魅了されていることや、母親が娘を父親の側に近づける傾向によってさらに促進されている場合である。（祖母や姉のような）「よい」母親として機能する第三者がいれば、精神病的状況に進展する傾向は最小限に抑えられるが、ヒステリー的統合への発展は促進されることになるだろう。（b）母親は、やさしさを示すことはできないが、（特に、病いに関連した）心配を表に出すことができなければならない。

二　両親が、表向きは一致団結しているのに、その裏には子どもに対する意見の相違があって、それによっていくらかは両親のお互いに対する攻撃性が処理されている家族においては、特別な統合方法が、子どもによって展開される。例えば、もしも母親が（自分自身のものも含め）いかなる攻撃性についても顕著な恐れを抱いているなら、そして父親が、（険しい表情にもかかわらず）母親が父親に向けて恐怖症症状を利用するのを許していたとしたら（彼の攻撃性は妻と子どもに対する保護的役割を引き受けることで隠されているので）、子どもはそのような状況の真ん中で捕われ、恐怖症を呈するであろう。特に、それがもしも娘であるなら、「コントロールを失う」のではないかという顕著な恐怖を抱くだろう。それは、性的および攻撃的表現に関する恐怖である。

三　もしも母親が、殉教者ぶった役割とか父親は「よくない」と言い続けることによって子どもに対する拒否を偽り隠す冷たい人物であるなら、そしてもしも父親が亡くなっているか、離婚したか、あるいは自分自身についての罵詈雑言を受け入れているなら、少年にとって圧倒的な病理発生的要素が存在することになる。例えば、もしもこの少年が、母親の娘に対する期待のためにかなりの絶望を味わっているなら、さまざまな程度のホモセクシャルな困難を生むであろう病巣が存在することになる。そして、もしも母親が相当役立たずで、(特に、言うことと意味することが矛盾するメカニズムを介して)自分自身の感情を否認する必要性を抱えているならば、息子に前統合失調症的性格を生み出す可能性が存在する。▼原註二 ある種の心身症もいくぶん同様の状況において発生するが、その場合、母親が強烈に拒否的であるが父親はぽつぽつとであろうと真実のやさしさを表現することができるものである。あるいは、そのような病気は、集中的治療のどこかで生じるが、それは、治療者が、先述の両親が揃ったことで生じた統合失調症患者によって、強烈な依存的かつ攻撃的感情を向けられるときである。

四 重度の強迫神経症の中には、第三項で述べた家族附置よりは病理発生性において軽度であるものの同様な状況から生じたものがある。その際、偽善、知性化、そして宗教性というものが両親の重要な技術的側面として付加されている。

五 躁うつ統合は、いくらか特別な両親相互作用に関係している。母親は不幸な人で、父親や第三

▼原註二 著者は、「統合失調症を作る母親 schizophrenogenic mother」という名称は、役に立たないか、誤解を招くおそれのあるものだと考えている。著者は、個人の環境全般が患者の発病に寄与しなかった統合失調症の例を経験したことはない。「神の行為」、身体疾患、度を超えたストレス等に加え、統合失調症が生じる状況の重要な一側面は、他の家族が、母親と子どもとのあいだの信じられないほどのサドマゾヒスティックな絆から子どもを救出することができないか、そうする気がないというものである。父親はあきらかに成功していて、攻撃的な人物であることもあるが、より多くは弱々しく受け身の人物である。しかし、いずれにせよ、彼は子どもに対して極めて必要とされる「他者」を提供すべく介入することができないし、そうする気もない。子どもの母親との絆によって、子どものさらなる成長が阻害されるのは、その他の経験が希薄なものにしかならないということもあるが、ある意味、すべての問題がオリジナルな問題であるためである。

者が彼女を否定する分を子どもが埋め合わせる義務があると強調する。彼女は子どもに大きな期待をかけるものの、子どもが努力し、大志を抱き、そして成功すると、それは彼女を脅かし、ことによっては、非難や悲観主義を招きかねない。父親はおそらくあきらかに成功した人物であり、自分の子孫への期待も強調するが、母親よりも子どもから攻撃的であきらかな脅威を感じている。両親はどちらも知的ではあるが、子どもに対して人々に関する教育を施す助けにはならない。統合失調症的両親とはいくぶん対照的に、彼らの皮相的行動が相対的によい適応を示しているかのように見えるような行為や「見栄え」を強調する。

上記の仮説が、精神疾患分類に関するありそうな考え方の一つに過ぎないと見なされることを願う。どれもデッサンとして提示したまでだ。先に示唆したように、相互作用という線に沿った精神科的思考の発展は、例えば親ないし配偶者のどちらかに深刻な結果が生じる状況を発見するのに役立つ。なぜなら、親ないし配偶者は、治療中の人の病い「と交換に」精神的健康を「手に入れている」からである。そのような状況は、以下の症例でも起きている。

統合失調症の若い男性が、婚約者と彼の兄によって精神科クリニックに連れられてきた。彼は、このふたりによって両親から引き離されたと言ったほうがよいだろう。両親は、息子が治癒不可能な病いにかかった以上、そのケアに献身するしかないと考えていた。精神科医の見立てでは、婚約者と兄とのあいだの強烈な敵対心は、どちらも患者を心配することによって覆い隠されていた。そして、同じ状況が両親と患者のあいだでも認められるのではないかと考えられた。精神科医は、患者に集中的精神療法をするよう助言し、兄と婚約者は家など借りずに、計画通りにケアを行うように勧めた。彼は特に、さまざまな手はずをあきらめさせることに心を砕いた。なぜなら、精神科医は、この若者のケアのために若い女性が家を出て、職を失い、さらに友達も失うほどになぜこの患者に魅了されるのかその理由が皆目わからなかったからである。また、この兄が、患者の成長期には実家を離れていて、患者にこれほど強い愛着を示す理由が想像しにくい背景において、重要な職業的地位を投げ打ってまでなぜ弟の面倒を見ようとしているのか、それも、精神科医にはわからなかった。

言うまでもなく、助言はふたりによって却下され、精神科医は患者を手厚く支持し、兄と婚約者とのあいだの葛藤をできる限り速やかに公にすることによって、この状況に対処することを余儀なくされた。若者は治療において迅速な進歩を遂げた。初診後数カ月で、兄は、(患者が婚約者の肩をもつことになる)婚約者との喧嘩の後、怒りの中に取り残された。興味深い副作用として、兄は仕事には戻りたがらなかった。その代わり、精神療法は未熟で、流行遅れで、おそらく不正なものだと糾弾する心理宗教的問題に、費用の面で関わることになった。その間、患者は素晴らしい改善を続け、職を得るまでになった。そして、婚約者に対する彼の不満がよりあきらかになった。彼の独立宣言とも言うべき事柄の後で、彼女はすぐさま精神病エピソードでもってそれに応えた。時折ではあったが、彼女は精神科診察を受けていて、(それは患者がかなり厳しい病状にあったときも続いており)診察した精神科医によれば、彼女は中等度の神経症以上の病理を抱えていた。

家族集団においてホメオスターシスのメカニズムを強調することで、治療への示唆が生まれる。もしも私たちが信頼に足る確率でもって患者と家族にとっての成果を予言する能力を増大させたなら、精神医療にとって大きな恵みとなるだろう。例えば、治療中、精神病患者は自宅で暮らすことができるのかどうか？　あるいは、妊娠中の女性が出産によって産褥性精神病になるのか、あるいは夫が統合失調症エピソードを来すのか？　以下に示す簡単な症例は、ホメオスターシスのメカニズムに関連する状況をいくつかあきらかにすることだろう。

一 繰り返すうつ病のために、ある若い女性が精神療法を受け、あきらかに自信を回復し始めていた。夫は、妻が重荷でなくなってきたことに最初は喜んだものの、精神科医を前より頻繁に訪れるようになり、妻の「悪化している」状況をほのめかすことになった。治療者は、夫をあまり評価していなかった。しかし、夫の警告が見過ごすことができないほどあきらかに表明されると、夫はあまりに治療と反対の行動をとるようになったため、面接への参加を禁じられた。夫はますます不穏となり、遂に、ある晩、治療者に電話をした。妻が自殺するのではないかと恐ろしかったのである。翌朝、銃で自殺したのは、彼のほうだった。

二 夫が妻に不感症で精神療法を勧めた。治療数カ月して、妻の性的抑制は少なくなったが、夫が不能症になった。

三 摂食障害の若い女性が精神療法を受けるよう夫から説得された。強烈で、危険でさえあったアクティング・アウトの後で、彼女は以前よりも夫と親密になった。彼女の反応に夫が喜んだのもつかの間、その喜びは、夫が十二指腸潰瘍になることで削がれてしまった。

四 若い女性が一連の理由で精神療法を求めてきたが、その中に結婚への不満は含まれていなかった。彼女の母親は彼女が二歳のときに他界していたが、彼女の夫の母親も同様であった。夫婦は十代後半に結婚し、嵐のようなはじまりの後で、たとえあきらかに共生的であれ、喜ばしい適応を示した。ただ、妻は子どもを産むのを怖がった。それでも夫婦双方が子どもを望んだので、精神療法によって子どもができるかもしれないと望みを託した。（紙幅に余裕もないほどの）多くの情報を得た後、精神科医は、彼女の個人療法によって結婚が危機に陥るかもしれないと考えた。そして、もしも彼女が妊娠したなら、夫は、誰からも援助を得られず、深刻な障害をもつかもしれないとも考えた。夫は、別の精神科医と精神療法を始めることに同意した。

そして、いくらか嵐のようであったが、最後には実り多き時間が、全員によって共有されたのであった。

結論

著者が示唆したいのは、家族相互作用に対する強調が精神医学の自然史における論理的発展に過ぎないということだ。一つの症状から患者の性格特徴へ、そして患者の本能的力から患者の相互作用的対処や環境的可能性へと進むステップが論理的であるのと同様、コミュニティから隔絶されたどこにでもいるわけではない大学者から「家族」精神科医の役割に進むのは、論理的なステップに過ぎない。米国では、カウンセリングの役割を引き受けてきたのは、家族事務弁護士や聖職者ではなく医師であった。しかし、この長い伝統も変化しつつある。なぜなら、家庭医が絶滅し、精神科医の重要性が増しているからである。

しかし、社会学者や社会心理学者、そして文化人類学者の援助を得て、精神科医は、治療的介入開発に役立つ可能性のある家族データを集積しつつある。家族集団における込み入った相互作用を研究することの重要性がさらに強調されるべきなのは、患者の精神療法的治療に関する研究からデータを得ることに価値があるからであり、患者以外の家族にも援助の手を差し延べ、彼らの中の不快な対抗行為を回避する可能性があるからである。さらには、共同治療の経済性と迅速性という可能性、そして最後に、精神疾患分類全般の理解に対するリサーチによる示唆が得られる可能性があるからである。行動を予測するためのありとあらゆる方法を利用することは、精神科医にとって実践的重要性に属する事柄である。患者の治療反応として仮定される結果は、患者と重要な相互作用を行っている人々の反応同様、治療結果を左右する事柄になっている。行動を予測する方法は、精神分析的公式化やその教育においてはあてにできないものである。

著者自身の経験において成功したのは、精神療法を始めた依存傾向の強い人の連れ合いに関する予測である。仮にも治療が成功するとしたら、患者はより自分の能力を感じ、連れ合いはそれに対していくつかの理由で憤慨するだろうということだ。（a）彼は、自分の配偶者に対する訴えによって自分自身が依存するのではないかという恐怖をごまかすことができなくなる。（b）彼の配偶者のより大きな自由と能力獲得感は、彼自身の依存したいという願望を増加させる。（c）こうした状況の両方が、彼の「コントロール」を弱体化する。

精神科医はますます、このような状況を予測できるようにならねばならない。例えば、夫が潰瘍を呈する前に。「私の診察室の中のこの患者」を志向する精神科医は、いくつかの症例において、自分の能力の適用方法を誤るだろう。患者を他者と相互作用するダイナミックな社会的力と考えない限り、精神医学の知識は本当のところ、探求を混乱させるのが落ちである。

著者のメモ

本稿を書き上げてからおよそ四年になる。ここに表現されたアイデアは以後修正されたものもあるが、著者は変更なしで本稿を刊行することが重要だと感じている。いずれにせよ、将来における修正は必須だからだ。

2

1965

家族ルール

マリタル・キド・プロ・クオ▼原註一

ドン・D・ジャクソン

結婚とはあきらかに、そして決まって一組の男女によるものなので、私たちの社会における結婚は通常、性差によって記述される。それはもちろん、性差が当事者個人の生まれつき、ないし少なくとも固定した特徴だからである。性差とはかけ離れたいかなる行動様式も、男女差という枠組みの中に持ち込まれ得るので、いったんそうなってしまえば、その枠組みが、結婚の説明モデルとなるわけだ。そのような見方は、現代の人気のある結婚神話のステレオタイプ全体に認められるものであり、結婚マニュアルだとか同様の助言に影響を及ぼしている。また、それは確かに、夫婦関係に関する科学的研究を（その理論が証明するところのものがいかに一貫性に欠け、特定するところのないものであったとしても）導くことにもなる。（文化人類学者が私たちに示してくれた）「男性性」と「女性性」が

▼原註一　本章は、Archives of General Psychiatry, June 1965, Vol.12, pp.589-594 の再掲許諾済み。本研究は、National Institute of Mental Health Grant No. MH-04916 によって援助された。また、本稿は、Janet H. Beavin の援助によって書き上げられた。

全世界のどこであれ結婚を作り上げる豊かな多様性を思い浮かべれば、結婚において性差が絶対的で特定的なものだと考えることが発見的価値を有するという仮説には、どこか不具合があることが示唆されよう。実際、そのような差異が特定の関係性を組織化する上での機能というものは、滅多に考察されていないのである。もしかすると、いかなる差異であれそこで共有された信念こそが、その機能を果たすのかもしれない。ここで提唱するのは、夫婦関係においてあまりにあきらかな個人のあいだの差は、その関係性を構成する個人の性質からなるのと同様、その関係性自体の特質の結果によるところが大かもしれないということである。

異性愛だけが、結婚のユニークな特徴ではない。そこにあるもう一つの特徴のほうが、十分奇妙なことに、しばしば見逃されてはいるものの、結婚のもっとも重要な側面なのかもしれない。つまり、結婚が唯一、周知の、長期にわたる共同作業的関係だということである。そこには、以下のように、性的ではない側面がいくつかあり、結婚および結婚問題の分析で考察されなければならない。

一　結婚は自発的な関係である。結婚をほとんど衝動的なものと考える文化においてもそれは同様である。

二　結婚は永遠の関係である。すなわち、生涯にわたる契約と考えられている。(「死がふたりを分かつまで」)

三　西洋世界における結婚は排除的関係である。各自が相手に完全に十分関わり合うものと考えられており、第三者や婚外関係というものはあきらかに排除される。

四　結婚は、多くの決定的な相互課題を備えた、幅広く目標志向的な関係である。そのため、長期にわたって実践が遂行され続け、時代ごとに特定の問題を抱えることになる。

このような結婚の前提について記述するからと言って、それらが必ず実現されなければならないとか、配偶者はそのような概念を胸に抱いて結婚に至るのだと示唆するつもりはない。これらは、制度化された関係性としての結婚の特質に関する共有された信念であると共に、法的取り決めとしての結婚の利点と欠点は、大方、これらの規範の実行可能性に由来する。

（異なる種類の個人よりも）異なる種類の関係性について考えることに不慣れなので、未だに私たちは、相手の性にかかわらず、結婚と同じように特徴づけられる二者関係というものは他にないと思っている。例えば、永遠性という（現実とは言えない）前提によって、「一緒にいたいと望まなければならない」という奇妙なパラドックスの問題を背負い込むことのない意志的関係は、ほとんど排除される。しかし、同性愛者同士の「結婚」は、第一義的性差はないものの既述の関係性の問題が多かれ少なかれ生じる関係性の実例として、すぐに脳裏を掠めることだろう。私たちは、社会の通常の仕方に反している（つまり二人は世界と対峙している）ことが、関係の持久性と何か関連があるのではないかと疑うことができる。しかし、同性愛者の「結婚」であっても、性役割の差は生まれてくるのである。同性愛者は、相対的に永続性のあるパートナーとして「男性性」と「女性性」において反対にある者を選択する（そして、彼らはしばしば、親子ないし同胞の用語がより適切な場合でさえ、関係性のためには性役割に合致した言語を使用する）。性役割同定が関係性に先立つ（つまり、どちらか片方が「本当に」女性である）といつも必ず主張されるものの、それは証明され得ない。よって、異性愛者の結婚であっても、個人の性差に沿った分化というものは、第一義的なものとも、夫婦関係のルールによって課される問題の解決手段とも考えられるのである。後者の場合、それは結果であって原因ではない。

同様な関係性の問題が課されるであろうその他の例は、はるかに容易に思い浮かべることができる。

ルームメイトとの関係だ。そこでは、例えば意志性、相対的永続性、そして相互課題はしばしば適用されるものの、ふたりが、極めて重要で、独立した、第三者関係に踏み込まないことは期待されない。事実、ルームメイトが、経済的、性的、知的、そして仲間としてのニードに関してであれ、別個に外部の連携を維持しないなどということは、まれである。二人組の決定的自己充足性の前提を欠くことによって、ルームメイト選択もまた、結婚における問題の多くを回避している。また、ビジネス関係は、あきらかで具体的な中心的目標を志向しているため、唯一の目標を掲げているとは言えない結婚とは対照的である。事実、結婚においては、(法的ないし世間的祝福がなくても、それが首尾良く達成された場合であっても)自分たちが「子育て」であるとか「友好」といった目標をその都度、決定しなければならないのである。ビジネス関係は、広範囲にわたる固有の因子によって必然的に希薄化されるものでもある。そこでは、限定的な労働時間だけではなく、顧客であるとかスタッフ、さらには株式市場でさえも第三者の決定的役割を果たすことになる。ところで、未婚の(もしかすると男性との関係はある)女性たちのあいだの非同性愛的関係が、長く続くことがある。ここで誰もが思い浮かべるのが、アメリカ神話にある独身の叔母やオールドミスの学校教師であり、そのような関係性がどのように遂行されているのかと不思議に思うだろう。残念ながら私たちの研究利益として、そのような関係性が専門家の関心を引くことは、滅多にない。結局、私たちは、反例を提示することによって、結婚が現在のような事態にあるのは、男と女の組合わせであるからだとか、ふたりの人間にとってのユニークな関係性の種類なのだと即座に証明することはできないようだ。それゆえ、結婚を、完全に性的関連性のないものとして(すべての性的差異を排除するような形で)、ないし少なくとも通常そのような差異を課せられる原因的役割を最小限にするものとして概説することは、可能なのである。

結婚を性的役割から考えることは広く世間で受け入れられているので、上述の立場はずうずうしいものと思われるかもしれない。それにもかかわらず、結婚に関する私たちの信念のいくつかを再考することが重要であるのは、個人理論に関して私たちが現在手にしている知識は、人間関係に関する体系的知識のお粗末さと比べると、極めて広範なものだからである。ところで、私たちの伝統的な概念枠組みにおいては、個人は皮膚をもってして境界とされており、（あきらかに「我」ではなくあきらかに「汝」もないというような）恋の虜になった二人の人物のあいだに起こっていることは何であろうと、我々には言語も理解ももたない神秘である。しかし、私たちの思考、研究努力、そしてベンジャミン・ウォーフが「我々の宇宙観 our view of the cosmos」と呼んだものでさえ、私たちの使う言語によって、制限されるか促進される。それゆえ、私たちはまず第一に、相互作用的に考えさせてくれるような、たとえそれがいくぶん無理強いするものであろうと、そのような言語をもたなければならないのである。相互作用を研究するための言語においては、関係性に焦点を当てる用語が好まれるので、個人を研究するための用語は放棄されることになる。「家族ルール family rules」（Jackson, 1965）という概念は、そのような道具の一つである。家族相互作用を観察すれば、なんらかのあきらかな冗長性、つまり家族を超個人単位として特徴づける典型的で反復的相互作用パターンが認められる。そのようなルールのうちもっともシンプルなものの一つが、本稿で提唱される。マリタル・キド・プロ・クオだ。これは、結婚における個人の差に関する理論の代わりになるものである。

私たちが結婚において目撃する個人的な、性と接続した差異は、個人の性的差異によるものではないとか、実は生物学的性要求とはなんら関連がないのだと示唆したからといって、これらの差異が存在しないなどと言っているわけではない。それとは対照的に、そのような差異こそが、関係性について研究する基礎となり得るのである。結婚のストレスと成功はそれでも、性的ないし個人の性格差のせいにされる必要はなく、ことによると（意志的で、永続的で、排除的で、そして課題志向的だという）関係性の前提のせいにしてもよいのかもしれないのだ。結婚パートナーのあいだの現実的差異は、たぶん、共同作業における困難さほどには重要ではない。さらには、このような状況においてはいかなる二人組も、差異ないし類似に基づくルールを理解しなければならない。性差は誰でも気づくものだが、もしも関係性の明確化を促進する上で現実的な差異をもたらさないのであれば、そのような差異はおそらく問題にならない。このように考えれば、結婚に関する現在の言語が、男性性と女性性についての多くの邪魔な神話を押しつけていることになる。そもそも、差異は関係性、特に結婚のように現在進行形で、目標志向的な関係性においては、不可避だと思われるからである。

ふたりのまったく瓜二つの人間がいたとしよう。ただし、当のふたりや他者にとって互いの区別がつくようになって以来ずっと一緒に過ごしてきた一卵性双生児ではなく、事実まったくの同一人物がコピーされて二つのからだをもったところを想像してほしい。もしもそんなふたりが一緒に暮らしているとしたら、彼らが、それ以前には存在しなかった差異を生み出すであろうことはあきらかである。ふたりがはじめてドアに向かうとき、当然ながら同時に一列縦隊となるわけで、もう後へは引けない。どちらが先になるのか？　この決定は何に基づいてなされるのか？　決定がなされ、行動に移された後、もう一度同じ事態が生じたときには、まったく同じことが繰り返されるのだろうか？　もしも喧嘩になるなら、どちらかが勝つ。どちらかが先に行き、もう片方がそれに甘んじるならば、ふたりは同じとは言えなくなる。なぜなら、片方が攻撃的で、配慮のない、あるいは「主導権を握る側」とされる一方で、もうひとりは受け身で、忍耐強く、あるいは怠惰な人物ということになるのだから。簡単に言えば、個人差（この想像上のふたりには存在しないはずの）とは無関係に、人間関係の問題は、その場で生まれた差異によって解決されたのである。それは、達成されたところの関係性に関する簡単な定義の表現だと考えられる。後日、これらの差異は、（同時的同一行為が不可能であり望ましくないような）他の同様な状況に対処する際、有効となる。ヨーロッパに探偵の古い話がある。彼は、何人かが謎の多い自殺を遂げた下宿屋に間借りしていた。彼は窓から、中庭で編み物をしている老女を見かける。彼女の巧みなあみ棒さばきにうっとりすると、彼はそれを真似し始めた。忍びよる恐怖に気づいたのは、彼が彼女の真似をしているのではなく、彼女が彼の真似をしていることがあきらかになったときであった。原因と結果がほどけないもつれとなったとき、彼は編む人めがけて窓から身を投げたのだった。

私たちは、結婚相手によってなされなければならない蓄財、家事、社交、愛し合うこと、そして子育てといった仕事、つまり誰かによって試みられ、程度の差はあれ達成されなければならない課題について考えるとき、同一性の不可能性と差異の有効性によって圧倒される。夫婦関係においては、少なくとも、ふたりは、無限とも思われる長期間にわたって幅広い課題について共同作業をするという難題に直面している。このような（性的、経済的、そして職業的といった）領域のほとんどにおいて、シンプルで個人的な労働分担というものはあきらかではない。文化的ステレオタイプはいくらか役に立つが、それらでさえアメリカの中産階級における移り変わりのように見える。

メンタル・リサーチ・インスティチュートで白人中産階級の両親に対してなされた研究によると、この決定的な関係性の問題に夫婦が対処する方法が、マリタル・キド・プロ・クオであるようだ。ふたりの人間が一緒になれば、速やかに、自分がどのように関係性の性質を定義しているのか手がかりを交換し合う。この行動戦略のセットは、相手の反応の仕方によって修正される。その定義が同意されるためには（結婚が機能するためには、何らかの同意は必須である）、お互いが相手との関連においてどのような者であるのかという定義が、キド・プロ・クオとしてもっとも巧く表現されるであろう。キド・プロ・クオ Quid pro quo（文字通りには「何かのための何か」）は、取引ないし契約の法的性質を表現したものである。そこで両者は、自分の提供したものに対して何かを受け取らなければならない。そして、その結果、取引における各自の権利と義務が定義されるわけだ。結婚もまた、配偶者の異なる権利と義務を定義する取引にたとえられ得る。そこでは、どちらかがXをするよう言われるのは、相手がYをしてくれるとしたらのことであるか、相手がYをしてくれるからである。キド・プロ・クオは、差異に基づいた関係性というものを記述するためのメタファーであり、と同時に、夫婦相互作用において観察される冗長性の表現でもある。郊外に暮らす白人中産階級家族にもっともよく観察されるキド・プロ・クオの一つは、次のような組合せである。夫は、大まかに言って、道具的タイプであり、ものごとを論理的に知的に取り扱うため、実践的で、現実的だと見なされている。一方、妻は、ずっと感覚的で、情愛的、ないし「感情的な」人であり、ものよりも人々を理解する。このようなキド・プロ・クオが夫婦の送りたがる生活にとって極めて実用本意なものであるのは、この交換が、各々によってなされる貢献を定義する労働分配を極めてあきらかにするからである。このキド・プロ・クオが、極端なところまで推し進められると、硬直化と誤解に終わる。その他の関係性の組合せのように病理性をもつには至らないとしても。この組合せが、私たちが通常考えるような固定的な「性的役割」とは関係がないことは、ロバート・レイック（Leik, 1963）によって確認されている。彼は最近、この分化モードを、実際の家族と「疑似家族」という見知らぬ人でできたグループ（つまり、テストされる現実の家族と同じ性別、年齢の家族からなる見知らぬ人のグループのことである）の両方において、測定したのである。彼の知見は以下の通りである。

伝統的男性役割（道具的で、非情緒的行動）と伝統的女性役割（情緒的で、課題を設定しない行動）は、相互作用が見知らぬ人の中で生まれるときには、同じように出現する。しかし、このような強調は、被験者が自分たち自身の家族と相互作用するときは、消え失せる傾向にある。（強調は筆者による）

そして、彼はこう結論した。

一般的に、道具性と情緒性という概念の適切さは、家族相互作用と、見知らぬ人のあいだの相互作用とでは、極めて異なっている。この大きな発見によって、その場しのぎの実験グループに基づく家族研究に関する理論的統合には新しい問題が課せられたことになる。そのような統合が可能なのは、見知らぬ人との相互作用という文脈が特定の行為に意味をもたらすという事実認識を介した場合に限られるわけだ。それは、家族グループの中での行為にもたらされる意味とは異なるのだから（強調は筆者による）。

それゆえ、このキド・プロ・クオはどこにでも見られ、文化的に便利な組合せではあるけれど、結婚における性的役割に本質的なものではない。それどころか、正反対なことに、現在進行形の家族関係があきらかに、夫婦の取引をそれ自体の特定の状況へと慣習に合わせた形で作り直すのである。

もう一つのキド・プロ・クオは、「時間づけられた time-bound」関係である。つまり、夫婦の同意が連続的に行われている場合のことである。もしもAがBにXをしようともちかけ、配偶者であるBが同意する場合、それは、その次はBが何かをもちかける番だという前提があってのことだというように、ふたりが時間づけられた関係にあるからである。夫が妻に映画に行こうともちかけたとしよう。

妻は、いいわよと言い、その後ビールを飲みに行きましょうと言う権利をもつ。同様に、妻がなんらかの権利をもつことは、夫の認めることになるのであるが、それは夫が、近い将来、今度は自分の番だと知っているからである。このような時間づけは永遠に続くものであり、（性交のように）数分のあいだ、ないし数日のあいだの事柄であるとは限らないが、数カ月ないし数年にわたるものではない。時間づけにおける柔軟性はたぶん、関係性における「信頼」と言い換えることができるだろう。それは、キド・プロ・クオ▽訳註一のもっとも取り組みやすい局面でもある▼原註二。

関係性――特に結婚――における時間現象は、研究に値する。きっちり時間づけされていない関係性には多大な融通性が生まれる一方、家族生活のさまざまな時期の危機には時間と関連したものもある。決して守られることのない口にされない約束は、時間の経過につれて、守られそうにないということがよりあきらかになっていく。例えば、仕事が軌道に乗ったら家族との時間がもっと増えるんだがなあという夫の約束は、時間が経つにつれて、信じられにくくなり、そのあいだに子どもたちは成長してしまう。つまり、その後のどこかで、時間の経過により「約束は守られなかった」ということになる▼原註三。

▼原註二　信頼はあきらかに、夫婦関係において、そして国内関係においてさえ鍵因子である。それは、自分が相手にやってあげたばかりのことを相手も自分にしてくれるだろうという信念である。しかし、それがいつなのかは知り得ないので、信頼は時間づけされたものではないことになる。しかし、これらはたぶん介入信号であり、具体的期日は設定されずともBに対して返礼するというAの意図は宣言されている。私は自分の生命保険が支払われることを望みはしないものの、ジブラルタル生命保険会社の宣伝を見るたびに私の信頼度は一新されるのである。

▼原註三　いわゆる更年期うつ病は、しばしば臨床家によって、女性が子どもを産めない体になったことと関連づけられてきた。私自身の観察によれば、これはあきらかに疑問である。そのような考察以上に、子どもがほしいという願いは不満足な結婚を否認する上で役立つという事実がある。

さらに、特殊な関係性があり、夫婦においても国内の政治的状況においても観察され得る。そこでは、キド・プロ・クオは事実上時間づけられていないのだが、あたかも時間づけられているかのように扱われるのである。もしもAがBにXをしようともちかけた場合、Bは了解するのであるが、それはAが、Bは最終的に報われると示唆するからである。Bにとってその日は、Aの主張によれば、いつかやってくるわけだが、それは決して訪れることなく、それでもAはあたかもそれがいつか必ず訪れると示唆し続け、Bもそれを受け入れているかのように振る舞い続ける。このような状況は往々にして病理的関係性であり、結婚においてはしばしば、うつ病や自殺によってさえも特徴づけられている。この関係性の悪循環的側面はあきらかであり、Bはだまされればだまされるほど、いつかはきっとと信じるようになり、他のゲームを始める自由度を失うことになる。なぜなら、その時点で彼は投資し過ぎているからである。

もしもこれらの例の要点が明確にされたとしても、キド・プロ・クオは誰の目にもあきらかなものではないとか、意識されたものではないとか、あるいは現実的な取引の実在的結果ではないと指摘されるべきだとは限らない。むしろ、この公式化は、夫婦相互作用における重要な冗長性の観察者によって提示されたパターンなのであり、いつでも「あたかもそのように見える」という暗黙の枕詞をつけて、比喩的に理解されなければならない。夫婦取引の具体的なところは、私たちの関心にはない。なぜなら、私たちがキド・プロ・クオという用語でもって何かの役に立つような解析ができるのは、関係性の定義を交換するレベル（それゆえ、それは関係性の自己定義を交換するレベルなのだが）においてだからである。もしも私たちが夫婦相互作用の内容レベルにのみ焦点を当てるつもりならば、いわゆるマゾヒストのお好みではない、あるいは苦悩する必要のない蓋然性というものを見逃すことになるだろう。人は、戦略として一段下の立場 one-down position をとることによって、関係性から何がしかのものを得るのである。
例えば以下の例を見てみよう。▼原註四

夫―少しきれいにしてもらってきたらどうだい？　五〇ドルもあれば、パーマもフェイスケアも込みでやってくれるだろう。
妻―そんな、いいわよ、私にかけるお金はないから。
夫―そんなことはないよ！　まだまだ磨きがいがあるというもんだ。
妻―でも、ねえ、請求書がこんなにたまってるのよ。

ここでは、妻のあきらかに一段下の行動が実際は極めてコントロール力をもっている。もしも私たちがふたりの議論している五〇ドルの先を見据えるなら、ふたりの作り上げている関係性を理解することができる。夫は妻に何かを訴え、それを行動に移すことを許されているが、妻は夫の指示に従わないことを匂わせる。実際、彼の指示は馬鹿げていて、彼女も時間枠を提示しない以上、私たちは妻がパーマに行くかどうか知る由もない。これがキド・プロ・クオの一つの手がかりだ。一つの行為を遂行することよりも、この夫婦は反復的交換を行い、それによってふたりの関係性の性質が定義され再定義されていく。それゆえ以下のようなことにもなる。

夫―おーい、ワイシャツがないぞ！

▼原註四　これらは逐語録例ではないが、夫婦療法において報告されたものである。

妻―ごめんなさい、あなた。まだアイロンかけてないのよ。
夫―クリーニングに出せばいいのに！　金の問題じゃないんだからさ！
妻―でも食材やお酒にずいぶんかかるのよ。あっちでもこっちでも、一ペニーを節約するのが大変なんだから。
夫―オレの言い分も聞いてくれよ。シャツが要るんだよ。
妻―はい、はい。なんとかしましょうね。

注目すべきは以下の点だ。妻が、なんとかする期日を特定せず、「はい」か「いいえ」かもはっきりと言わないのと同じく、夫は、明確な決定的情報を提示しない。この夫婦に動機づけを行うことは誤りに導くだけだろう。夫はどなりちらしたいのだとか妻は夫を欲求不満にさせたいのだと言うことは、反駁できないことではあるが無分別である。重要なのは、彼らの相互作用システムである。そのような相互作用パターンがいったん確立されたなら、ふたりは盲目と再強化の犠牲者なのだから。▼原註五　さらに、ふたりの役割は「男性の攻撃性」とか「女性の受動性」によって定義されているのではなく、妻というものはきれいにしていて台所仕事に責任をもつべきだと考えられており、夫は妻がそうした期待を満たすかどうかによって影響されているという単純な事実によって定義されているのである。
これは明白なことである。しかし、私たち研究者とて性的役割プロパガンダの犠牲者なのである。大方の精神科医はおそらく、夫が家事をこなし妻が金を家に入れる家族があきらかに健康な子どもを

▼原註五　B・F・スキナーによれば、周期的でネガティヴな再強化は、最も影響力の大きい条件づけ因子である。夫婦はかなり距離を置いており、さまざまな偶然の出来事に見舞われるため、ふたりのネガティヴな相互作用は周期的様相を帯びる。これによりAはBを白か黒かラベルづけすることが困難になるものの、Bの脆弱性は高まることになる。

育て上げる可能性を疑うであろう。しかし、私たちの関心を惹いた二組のそのような例では、それが問題だと思われる。これらの夫婦がなぜうまく機能しているのかを理解するには、巧みに解析をしなければならない。そのためには、二人の個人的背景に答えを求めたり、そのような個人が出会って結婚する蓋然性を計算するのではなく、現在の関係性を解析して、二人の特定のキド・プロ・クオを同定しようとすることのほうが、はるかに望ましい。

どちらか一方の配偶者のせいだけで平衡を欠いたり機能低下した夫婦関係というものがないことは、臨床家のあいだでは、以前よりずっと受け入れられている。相互作用観察によってあきらかになったのは、アルコール依存症の夫と妻のあいだ、あるいはＤＶの夫と妻のあいだでぶつかる「取引」である。キド・プロ・クオの論法は未だに類語反復的ではあるが、証明という領域においては、人間の本能や性的役割という概念と同様に反駁できないものである。もしも結婚は一つの取引関係であり、どんなケースであれ取引という用語によって判定可能なものだと信じるならば、彼は自分自身の仮説を証明することができるだろう。またしても重要なのは、家族ルールという概念全般、および特にキド・プロ・クオという概念が、相互作用において観察された冗長性について観察者によってもたらされた記述メタファーに過ぎないということを再度述べることである。それは、研究者が判事であり陪審員でもある社会科学における多くの重要な領域において真実であるばかりか、私たちが具象化という落とし穴を回避し、私たちのすべての構成物の架空的特質を認識する限りにおいて、極めて望ましいことでもあるのだ。もしも私たちが、固有性ではなく過程を解析し伝達するための言語を発明しようとするなら、これは必須の第一ステップである。私たちの目標は、私たちが関心を抱くことを許された現象を言葉でもって正当に評価することである。私たちの初期の相互作用研究では、絶えず手持ちの専門用語によって制限を受けてきた。個人理論からまったく不適切なものを遺贈されていたからである。

家族ルールとマリタル・キド・プロ・クオという概念は、個人的特徴から離れ相互作用的性質に私たちを導く「てこ」である。そして、少なくとも、私たちが相互作用において観察する現象をより適切に記述するために必要な何かである。

キド・プロ・クオのような「ルール」の公式化が極めて予言的な可能性をもつということはあり得るであろう。もしも私たちが夫婦の関係性のメタファーの公式化においてかなり正確であったならば、私たちは家族システムの中の子どもの成功不成功、ないしは運命までをも見通せるようになるかもしれない。以下に例を上げる。

「ビッグダディとベイビードール Big Daddy Baby Doll」という組合せは、対処可能なキド・プロ・クオではなさそうだ。ベイビードールが自らの役割を続けるあいだ、ビッグダディが絶えず用意しなければならない物質的提供は、結局、数に限りがない。旅行すべき国はごまんとあるし、買い与えられ飾られるべき宝石も無数にある。彼の富の蓄積に関わらず、彼女の十分な満足はおそらく最終的にキド・プロ・クオを危機に陥れ、結婚は終結を迎えるか、新しい操作レベルを発見することになる。

他には、結婚初期には生き残るものの、子どもを育て上げるのは不可能であろう組合せがある。次の例である。

ある夫婦が完全な自立というキド・プロ・クオを呈していた。夫婦のどちらも自らのキャリアを追求し、成功していた。ふたりは、双方の自立度が最大限になるようすべての決定を行い、通常の家計状況や家事分担を軽蔑していた。完全な自立という状況においてなぜそのような事態になったかといぶかる者もあるだろうが、とにかく、妻は妊娠した。彼女のキャリアと生き方は劇的に制限されることになった。結婚は失敗に終わった。なぜなら、もともとのキド・プロ・クオは、妊娠と母性というものを内包することがどうしてもできなかったからである。新しい関係性が確立されなければならなかったのである。

親子関係の中には、小さな見知らぬ人の猛襲を生き残ることはできても、彼の情緒的健康を育てることのできないものもある。そのような家族の行動原理は、「ガラスの家に住む人々は石を投げてはならない」である。夫と妻は慎重に、ごく些細な（と私たちには思われる）お互いへの批判さえ回避し、その結果、配偶者によって批判を受けずに済むことになる。この情報禁制は、子どものための教育文脈としては貧弱なものであり、健康で自発的な好奇心を促進しにくいものである。結婚は続くが、平均よりはるかに聡明な息子は、極めて低い学業成績を理由にセラピーに紹介されたのであった。

上記の例は、もちろん後で振り返ってのものである。しかし、キド・プロ・クオ的観点から夫婦相互作用例をブラインド分析した子どもの精神病理研究における成功からすれば、病理的システムの修正、予測、そして予防の可能性は希望のもてるものであった。

要約

個人ではなく関係性に基づいた結婚理論を提唱した。具体的には、キド・プロ・クオの公式化では、配偶者のあいだの類似性と差異は、夫婦関係の基盤になる比喩的「取引」を含む。この図式のメリットは、以下の通りである。（一）私たちは、真に相互作用的現象の観察を助ける言語をもつ。（二）人間関係の「ルール」が把握されたときの予言的力を改善する見込みがある。

文献

Jackson, D.（1965）. Study of the family. Family Process, 4（1）, 1-20.

Leik, R. (1963). Instrumentality & emotionality in family interaction. Sociometry, 26: 131-145.

▽訳註

訳注一　キド・プロ・クオはすんなりイメージしにくいのではなかろうか？　訳者も、この突然のラテン語にはいつまでたっても馴染めないが、ロフティングの『ドリトル先生アフリカゆき』に登場するオシツオサレツをなぜか連想する。“pushmi-pullyu”の井伏鱒二による名訳語。猿の国を危機に陥れた伝染病を終息させたお礼に、猿たちから献上された世にも珍しい双頭の動物。非常に恥ずかしがりで、イギリスに渡って見世物になることを嫌がるオシツオサレツもドリトル先生との初対面で「この人は信頼できそうだ」と一目で見抜いた。

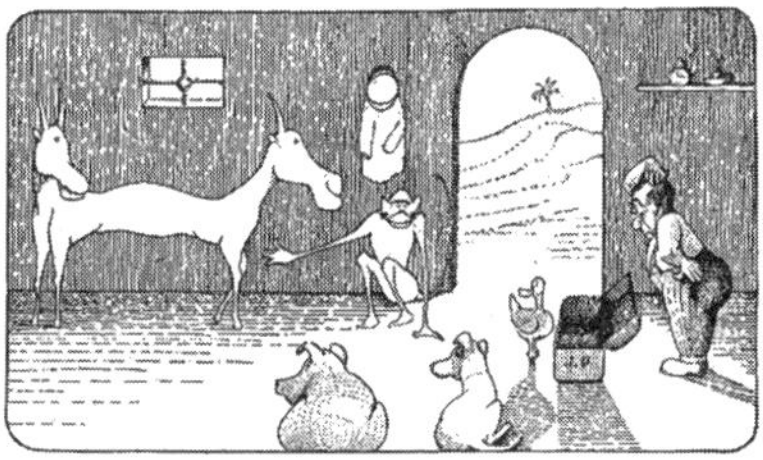

『ドリトル先生アフリカゆき』岩波少年文庫より

3

1958

統合失調症エピソードに関する患者と治療者の所見▼原註一

ジョン・ウィークランド
ドン・D・ジャクソン

いま、あの並ぶものなき気高さをもったお心の、
ひび割れた鐘のような狂ったひびきを聞かねばならぬとは。▽訳註一
──ハムレット

ベイトソン、ジャクソン、ヘイリー、そしてウィークランド▼原註二は最近、統合失調症理論をどちらかといえば一般的な用語で概論した。本章は、統合失調症患者との精神療法的面接のかなりの部分を逐語

▼原註一　AMA Archives of Neurology & Psychiatry, May 1958, 79, pp.554-574 より再録許諾済み。

▼原註二　著者らの所属はカリフォルニア州パロ・アルトのパロ・アルト・メディカル・クリニック。本研究は、ヨシュア・メイシー・ジュニア財団からの研究資金によって援助されている。グレゴリー・ベイトソンの指揮によるコミュニケーション研究プロジェクトの一環であり、スタンフォード大学文化人類学部によって承認され、カリフォルニア州パロ・アルトの在郷軍人病院において実施された。

によって提示しているが、そこに、先の論文（Bateson, Jackson, Haley, and Weakland, 1956）において提示した概念に基づく分析的コメントを付している。それゆえ、その理論が、基本的精神医学データ、つまり（これまであまりにしばしばないがしろにされてきたところの他者のメッセージも含めた）患者の実際の相互作用的コミュニケーションに関連づけられて示されることになる。

ここで提示される面接では、患者の（二回目の）精神病的破綻をめぐる状況に焦点が当てられている。統合失調症の発症（極めて急速に展開し行動変化も多岐にわたるこの時期は、実践的にも理論的にも大変重要であるにもかかわらず、それ）を取り巻く因子についての文献は、軍隊生活における急性精神病状態の記録を除くと、ごく乏しいものである。

それゆえ、患者の破綻において重要な直接的役割を果たしている他者についての検討を適切なデータとして含めることは、特別に的を射たものとなる。これらのデータはこれまでしばしばないがしろにされるか、その重要性を否定されてきた。例えば、セカンドオーサー（DDJ）に家族ホメオスターシスについての興味を抱かせたのは、統合失調症の精神療法に関するラフォルグ（Laforgue, 1936）の初期の論文群であった。ラフォルグによれば、ある女性患者の治療において重要な時期にさしかかったところ、（患者と同居していた）その妹が重篤なうつ病になった。そこで彼は、妹の困難は、患者の統合失調症を引き起こしたのと同じ不運な遺伝子構造の発現によるものと考えた。しかし彼は、妹のうつ病が患者の突然の改善と同時期であったことには、特に言及していなかった。

あきらかに、もしも統合失調症が遺伝疾患だと前もって判断されていたなら、治療者の入手可能なデータについての見方は、発症促進因子も含め、限定されることになるだろう。例えば、そのようなバイアスが存在すれば、統合失調症の発症状況についての検討においてストレスフルな因子は働いていないと結論され、それゆえ疾患は心理的に（性格的に）引き起こされたものに違いないと報告される。私見では、ストレスとは私的な事柄であり、いわゆる規範を作り上げるような観点からは評価できない。正確に言うと、いかなる個人であれ、ストレスフルなことというのは、その人の生活歴に関連した意味ないし重要性に左右されるものだ、と私たちは考える。例えば、なんらかの成功が、うつ病の発症や自殺において決定的な役割を果たし得るし、ある種の神経症における急性不安状態の発症の原因となる。精神病の発症促進という曖昧な事柄においては特に、過剰に単純化された仮説によって前判断するのではなく、実証主義的探求の準備をすべきなのである。だからと言って、各例はユニークで単発的だと主張するわけではない。不変性は、私的重要性のレベルで見つかるかもしれないからである。あきらかに器質的疾患と考えられる領域においてさえ、「十分なストレス」と思われるものが、当人のそれまでの人生経験、そしてさらには医学知識の状態に左右されることを思い出して頂ければ、充分であろう。器質的疾患の発生的説明として、細菌では不十分だとされていた時代に、まったくそれ自体観察され得ないにもかかわらず「悪体液 bad humors」や「憂鬱症 vapors」という概念が、充分な理由として広く受け入れられていたのである。▼原註三

家族相互作用に関する理論的観点

ベイトソン、ジャクソン、ヘイリー、そしてウィークランドは、統合失調症の病因の一部が、「ダブルバインド a double bind」と彼らが名づけたコミュニケーション連鎖にあると提唱した。▼原註四 ダブルバインドな関係は、もっとも単純化すれば、関係者のひとりが複数のレベルで相互に矛盾するメッセー

▼原註三　さらなる議論については、Jackson, 1957a を参照。
▼原註四　さらなる議論については、Jackson, 1957b を参照。

ジに相手が反応することを要請し、（統合失調症の患者になるであろう）相手はその矛盾を指摘することもできなければ、その状況から逃れることもできない、そのような敵対的で依存的な関わり合いのことだと言えよう。あきらかに、ダブルバインドな関係は、特別な家族ないし集団関係にのみ存在するものである。なぜなら、もしも父親が複数のレベルで矛盾したメッセージに対処することができ、例を示しながら、子どもに支持を提供することができたなら、子どもは母親とのダブルバインドな状況を打破することができるからである。

ここでの記述目的を優先して、私たちは、母親とのダブルバインドな関係にある子どもについて話すことにするが、母親は子どもがそうであるのとまったく同様に、母親自身の策略の泥沼から抜け出せないでいる犠牲者である。現実的には、彼女は自分自身の精神的破綻を回避するために子どもを必要としているのである。この観点を支持する証拠は、統合失調症患者が（もともとの家族枠組みの中で生活を続けながらも）見事な回復を遂げるときに家族相互作用に起こる事柄を観察すれば、発見され得る。同様に、患者の同胞ないし配偶者は、ダブルバインド状況における一つの因子になることもあるが、おざなりの臨床観察者には健康に見えるかもしれない。文化的に公認された動機や態度をもつ人は、相手に対してあきらかに有利であるだろう。そのような人は、例えば、融通の利かない高潔さやモラルによってひどく損なわれるかもしれないが、メンタル・クリニックには決して近づかないだろう。「誰が維持されていて、誰が維持しているのか？」というこの全体的質問は、面接の中心であり、続けるべき議論であるが、それは込み入っていて重要な事柄であるので、さらなる研究が必要である。

患者と家族の状況

Xは三〇代半ばである。東欧で何人かの兄弟の末子として生まれ、子どものときに米国へ連れてこられた。父親は彼がまだ幼児の内に死去したため、母親と、怒りっぽくて暴力的な義父によって育てられた。義父もまたすでに他界している。母親は、ギリシャ正教会改革派の教徒であるが、Xによると、異常にプライドが高く、けちで、祖国のやり方に固執している。Xの少年時代は孤独であったが、彼が、精神的にしろ身体的にしろ、無能であったという証拠はない。高校を無事卒業し、陸軍に入隊。国内と太平洋地域で実験技師として二年間の職務に就いた。終戦の二週間前に、大好きな兄から、戦争が終わったらもっと仲良くやっていこうという特別に良い手紙を受け取った。しかし、その数日後、彼は兄が任務遂行中に殺されたことを知り、その直後に、詳細は語られないものの精神病的状態に陥った。入院治療が開始され、米国に戻ったが、三カ月後に「部分寛解」で除隊となった。Xは、兄のように殺されるのではないかと怖れたり実家に戻りたいと願うほど「気が違った」わけでもないと言い、そのエピソードを過小評価したいように見える。

除隊後、彼は大学に入学し、医学部前カリキュラムを選択した。しかし、三年で二年分の勉学しか終えられず、さらにもう三年かけてみたものの、そこでは一年分しか修得できなかった。そこで彼は退学し、毎年、さまざまな技術的ないし秘書的な仕事を転々としたが、どこでも雇用者や同僚とトラブルを起こしていた。

一九五〇年に彼は、地理的にも宗教的にも自分に近い背景のある少女と結婚した。彼女はまだ幼い頃に母親が亡くなったため、当初父親と叔母によって育てられたが、その後父親によってカトリック系の学校へ入れられた。カトリック信仰と尼僧との関係は、彼女にとってとても大切なものであり続けた。X夫人は、中等度のてんかんを患っていた。患者の（録音面接で議論されている）二回目の精神病エピソードの際、彼と妻とふたりの小さな子どもはアパートで暮らしていたが、それは詮索好きで短気で年老いた彼女の父親の所有であった。Xの母親は近くに住んでおり、患者と妻のあいだの小競り合いの素になるにもかかわらず、足繁くそのアパートを訪れたのは、ふたりが母親にベビーシッターをしてもらいたかったからでもある。宗教と金銭面のことで、家族は誰彼となくよく口喧嘩をした。結局、以下の面接に記録されているように、Xは再発し、「急性統合失調症反応、妄想型」および「統合失調感情精神病」の診断の下、入院となった。

面接とコメント

本面接は、患者の再発後四カ月の時点で行われた。治療者との面接は、毎回一時間週三回のペースで十週間続いており、妻も交えた合同面接も何回か行われた。これらの面接はすべて、参加者の承諾の上、オーディオ録音されていた。逐語録にされた本面接の最初の三分の一は、再発状況に焦点が当たる前の議論であるため、何らかのポイントが後半の議論や私たちの理論に関連して重要である場合に限り、一部引用し要約を行っている。後半三分の二は逐語録で、名前を秘匿する以外は未編集である。私たちのアイデアとコメントは、順々に展開したものであり、括弧内に記してある。

X―ここから出られるようにしてくれませんか？　つまり、あと一カ月くらいでなんとかなりませんか？

治療者（以下、T）―うん、病棟には話しておいたよ。君の退院を邪魔したくはないからね。
X―あの、それじゃ、積極的ではないですね。つまり、後押ししてもらっていないというか。僕には助けが必要なんですよ。ここから出るには……

（Xは具体的な要求で面接を始める。これは、治療者が入退院の決定について影響力があるという点で、現実的な要求であるが、Xは自らの絶望感をも表明している。面接ではその後これがさらに前面に出てくる。）

その後、Xは、なぜ治療者が自分の退院の後押しをしなければならないのかを説明し、入院に関する二つの心配を話し始める。一つは、現在の女性病棟医に転勤予定があり、誰が引き継ごうとも彼の入院期間は数カ月延長されるであろうこと。二つ目は、家に帰るという気持ちに揺らぎはなく、治療者に味方になってほしいことである。

X―完全にここにいるか、完全に家に帰るか、どっちかにしてほしい。もしも僕の言うことがわかってもらえるなら……
T―そういう気持ちになるのはなぜだと思う？
X―さあ、どうしてでしょう。なぜそう思うかって、それはある意味、同じ質問ですよね、まるで、なぜ、うーん、なぜ僕がそもそも神経衰弱になったかっていうのと。同じ質問ですよ。もし自分でそれを知っていたら、そりゃ、それに対してなんでもできたとは言いませんよ、でもせめて、せめて、それが理解できていたら……

（Xは入院か退院でなければならないと言う。白か黒かという見方である。この見方が、精神病の再発にほとんど直接的に関連しているのは、そもそもなぜ彼が発病したのかという質問と「同じ質問」だとされていることからわかる。Xは「二者択一の幻想」（後半に展開される概念）という問題を取り上げてもいる。）

T—それは、もしかすると、君の適応先を変化させることに関係しているんじゃないかな？　行ったり来たりというか。家に適応して、その後ここに適応して……そんなような感じ？

X—ですね、そうかもしれない。（間）でも、母親から距離を置くのは、僕にとって本当にいいことなのかな？　B（彼の妻）にとってと同じようにね。［妻は］そうしたいみたいで、たぶん助かるんだろうけど、でもね、葛藤は減るでしょうね。自分ではよくわからない。でもたぶん、部分的には、正しいでしょうね。言い換えれば、（間）

T—これは、また同じテーマだね。君はここに留まるべきか、あるいは同時に二つ以上のことに君は対処できるのか？

X—で、この場合、まるでBは、もしも僕が母親と会い過ぎるならBは気分を害するか、あるいは彼女は僕たちの話していることを多かれ少なかれ逐一知らせるように言うでしょうね。そうなれば、彼女は、それが僕の気分を害しているのか、彼女の気分を害しているのかを知らせてくるでしょう（間）

（治療者が試しに、もともとは自宅か病院かというXの「これかあれか」問題について一般的なコメントをしてみると、Xは「妻か母か」という同様の葛藤に話を移し、自分が母親から距離を置くことがおそらく役立つであろうと強調する。しかしながら、彼は妻と暮らしていて、再発直前の交流は主として妻に関わるものである。彼は暗に、治療者が彼と距離を置くべきか否かについてどう感じているのか、そして女性病棟医に異論はないのかどうかを訊ねている。）

Xはその後、退院の難しさに話を戻し（妻は退院に向けて援助してくれるのか?）、そして特に、医師の交代について問う（おそらく新しい病棟医は今の女医とは違った見方をするだろう）。治療者はこれらの状況を彼の絶望感と共にまとめあげ、コメントする。

T―（まるで）誰かがこう言って、別の誰かがああ言うのを君は怖がっているみたいだね。そして君は、どうすべきかがわからない。

X―ええ、その通りです。言い換えれば、僕にできるのは、その、一般的意見をとることだけ。言い換えれば、それは、心の寄せ集め。そう、ある点では、もしも比較するとしたら、そう、母親の心とBの心を一つにまとめることですね。だから、それを比較するとしたら、そう、あなたについての僕の気持ちと病棟医についての僕の気持ちを一つにまとめることかな。もしもあなたと病棟医がお互いに、Bと母親がお互いに同じ意見をもつように、同じ意見をもつなら、でもそんなふうに気持ちは一つにはならないですよね、決して。でも、どうだろう、そんな特別な状況もなかったわけだ。つまり、あなたと病棟医のあいだで僕に対する対立があるわけじゃないんだ。でしょ?

T―うん。

X―それなら、母親とBのあいだと同じだ。もちろん、想像するに、ここから出られる希望はあるわけだ。そう、そうですよ。

（Xはここであきらかに、治療者と病棟医を母親と妻に結びつけているが、それは否認を介してである。現実的に彼がそのような葛藤を怖れるのにどのくらいの根拠があるのか定かではないが、ただ言えるのは、もしも一つでも葛藤があれば、それはたぶん主に暗に示されるものであるから、余計彼にとっては困難なものとなるだろうということだ。彼の子ども時代にそれは繰り返されたであろうし、暗にであれ本題を離れたものであれ母親と父親とのあいだの葛藤は、統合失調症家族においてよくあるもののようである。さらにXの無力感についての議論が続くが、彼はそこで無力感と、口を開いて自分の気持ちを言うこととを対比させている。もしも彼が口を開くなら、例えば妻は立腹するであろう。彼女は離婚を持ち出すかもしれない。なぜ彼は無力感を抱いているのか？　Xが考えるように、自分の気持ちを声にして自己主張したなら、見捨てられるからなのだろうか？　しかし、状況は口を閉ざすか声を上げるかの二者択一以上に実際は込みいっている。後であきらかになるのは、もしも彼が静かにしていれば妻は腹を立て、彼が「マザコン mother's boy」か「弱虫 weakling」に過ぎず彼女の望むところではないと匂わせただろう。それゆえ、黙るか立ち上がるかという明白な二者択一は、現実的な選択肢を提供していないのである。どちらを選んだとて結果は同じで、見捨てられるのではないかという脅威に変わりはない。問題は、彼が何をしようとも非難されるという事実について、なぜ理解できずコメントもできないのかということになる。この状況が彼の無力感の中心にあるのである。）

その後、Xは自分がときに自分なりのやり方を通そうとするのだと言い、妻に（途中でてんかん発作を起こしたことがあるので）夜は教会に行かないよう約束させていることを話す。彼女は発作について彼に話し、打ち傷を見せたが、「心配しなくていいわよ」と言ったのだった。

（妻の「発作」時間はとても短く、以前Xは遠回しにではあるが、そのために彼女を怒らせないようにしなければならないと言った。彼は四面楚歌であるようだ。もしも彼が自己主張すれば、妻が発作を起こす。そのため、彼は見捨てられると同時に、彼女の「無力感によるコントロール」がより増すことになる。もしも彼が従順であれば、彼女は夜に外出し、発作を起こすかもしれない。彼は、妻がてんかん発作を見せながらも彼の心配を拒絶するそのやり方によって身動きできなくなるのを自らに許していたことにもなる。

母親が暴力的な義父に傷つけられるのではないかという昔の恐怖や、それに対して何もしてやれなかった無力感は、何回か前の面接で語られたが、それが現在の心配の根底にあるのかもしれない。子ども時代、彼は、母親を保護すべきという心配にとても高い価値を置くことを学んだのである。）

治療者は、Xと妻のあいだの喧嘩ないし議論の可能性について訊ねてみた。

X―そうですね、結婚して何年か経ちますが、その間、ずいぶん喧嘩はしましたね。

T―ええ。

X―私たちは、いえ、彼女はそれを議論と呼びますが、僕は喧嘩と言います。宗教、金銭面のこと、彼女の計画することなんかに、僕はずっと努力して、僕のほうがね、注意深く……

T―ええ。

X―態度としてね。宗教に関しては、彼女にとっては宗教がすべてで、それはいいんです、それだけのことですから、僕は努力して、ある意味、僕は全然賛成してないんですが、ええ、でも本当はどうなのか。彼女はそのほうがいいみたいですし、彼女はずいぶん宗教について議論してきましたし、カトリック崇拝を弁護しますし、誰も彼女を言い負かすことはできません、誰にもね。それに誇りをもっていますから。後でわかったんですが、僕の最大の正当化をもってしてもね。僕が何をしようとも、無理ですよ。彼女の言う通り、彼女には勝てない。持論を曲げないから。まるで、彼女は、これは極端な言い方かもしれないけど、彼女は夜に教会には行かないと約束しておいて、電話もくれずに出かけて行き、こう言うんです。「だましたんじゃないのよ」。彼女のしたことは良いことだから、そうじゃないという理屈です。だますというのは悪いことをしたときだけに使う言葉なんだから。もちろん、そうなれば、それは定義の問題ですから、自分流の定義を使う相手とどうやって戦うっていうんですか？　ルールなしでゲームはできません。

（彼が何かを議論しようとするとき、妻は極端な（とはいえ文化的に強く支持された）立場に固執することで彼を打ち負かす。しかし、もしも彼が（いつもどおりの一時しのぎであれ）正しくあろうと努力したら、彼女はその極端な立場から別の立場へ、自らのコントロールを介してより高次の解釈レベルですべてを再定義することによって、移行するのである。彼女は、教会には行かないと彼をだますのだが、彼女が教会へ行く以上、そのだます行為はだましではなくなるのである。それゆえXは、矛盾したメッセージを彼にあからさまに与えながらも、そんなことはしていないと否認する人に巻き込まれているのである。私たちの印象では、統合失調症になる前の段階にある人は、他者によるコントロール装置としての文脈変化に特に盲目である。この矛盾に対処する上での困難は、二人の異なる人物からの敵対的影響を操作する上でのXのいくらか似た困難よりも、より根本的なものと思える。)

喧嘩についてはまだ議論がある。Xが別の例で強調するのは、もしも誰かが定義を変えるなら、自分は勝てないばかりか、意見の一致さえ見ることができない。彼は、自分が再発してはじめて、喧嘩が気分を害するものだと考えたのだった。人々は喧嘩をして有利に立つ。しかし自分がそうしても、相手は腹を立てて仕返しをするばかりだ。(これ以後、逐語録は間断なく提示される。)

T—結局、このような話は、以前話していたことを思い出させるね。何度か君は自分なりのやり方を通そうとしたけれど、すると不穏になるんだ。たとえBとであれ、何度か君は喧嘩を始めて、彼女は君の言う通りになりかけたんだけど、そこで君は「いいよ、好きなようにすれば」と言うんだ。

X—ええ、二、三回はね。以前、彼女とよく喧嘩をしていた頃ね、二度としないけど。うん、そういう形で言いなりにはならない。ああ、思うに、今は喧嘩できるところまで戻ってきているんだ。でも、思うに、たぶん、喧嘩に最適というわけでもないいんだけど、ただ、唯一の手がかりとして、僕に言えるのは、再発直前に、義父と喧嘩をして、Bとも喧嘩になった。彼女は大した喧嘩じゃないと考えていたけれど、それで僕はすごく気分を害したんです。わかるのは、その週、調子が悪かったということです。ずいぶん不快な夢で目が覚めた。夢は憶えてもいないけど、不確かさってことかな、僕に言えるのは、不確かさ、そう、もう一つは、家に帰るのが少し遅くなったということ。Bの話によると、僕がそうしたって。僕が、だから僕は彼女を非難するんだけど、そのときはね。義父は本当に大声で不平を言った、そして僕たちを見下して、僕を傷つけた。言い換えれば、彼のその態度が、僕を傷つけたようで、母親が義父の味方をしていることもわかったし、それも僕を傷つけた。説明しようとしたけれど、彼らはその説明を受け入れようとはしなかったんだ。

（Xは再発した週に恐ろしい夢を見たことを思い出す。ただし、それが「不確かさ」に関するものだったとしか言えない。しかし、不確かさは全面接の主要なテーマであり、彼も一度は、その状況の一つに言及したが、それは、二人の人間のあいだで捕えられていることに関連していた。彼が不確かさを解決することができなかったのは、彼が何を試みようとも（喧嘩であれ説明であれ）彼は拒絶されるからである。これらのすべての問題は、彼の再発と密接に結びつけられて言及される。）

T—それはどんなことでしたか？

X—僕たちは、彼のためにリンゴを買いに出かけたんです。彼のアパートに寄って、用件を聞いて、Bと僕は買い物に出かけた。ずいぶん長いこと店にいました。彼女にも行きたいところがあったしね。彼女の腕時計のベルトを替えに行ったんだけど、店は町の反対側でした。それから、彼女は、女子修道院に寄りたがった。M高校、そこで尼僧としばらく話して、ええ、それで最後に僕は家に帰りました。でも郵便局に電話をして、調子が悪いからって、ええ、ひどい病気ってわけじゃなくて、時間に間に合わなかったから。職場にはルールがあって、仕事の時間に間に合わなかったら、特に僕のような補助の立場の人間は、家に送り返されるんです。つまり、仕事は与えられないのです。

T——そう。

X——罰なんですよ。だから電話を入れたんです。それで、義父が気分を害したんです。僕が仕事をしくじったと思って。実際、しくじったわけです。それで、こう言いました。「でも、致命的ではないんですよ。まずいことをしたわけじゃないから。行けないことを伝えたわけですから！」。すると、ええ、彼はそれでまた腹を立てたようです。それで母親が僕に言ったんです。「お義父さんは三時間ずっとご立腹よ。あなたたちが帰るのを待ってて。なのに、あなたたちときたら一日中出かけていたんですから」

（彼は妻と義父のためにいろいろやっていたが、そのために遅刻し、そのせいで非難された。再び彼の頭に浮かんだのは、もしも自分が「よい」のであれば、受け入れられるだろうであった。しかし、それは幻想である。Xは、あからさまな拒絶は可能性でさえ正面から直面することが恐ろしいようである。今回は仕事であるが、別の不確かさは大方、「妻か仕事か」というあきらかな二者択一から生まれている。そしてこれを、病気だからできないと言い訳することで回避的に対処しなければならず、結果的に自己評価を下げることになる。）

T—この話のどこが彼をそんなに怒らせるのですか？

X—ええ、僕たちはもっと早く帰るべきだったんですよ。義父の感覚ではね。彼はきっと、僕たちがパロ・アルトから出て、Bの叔母のところへ行ったと思ったんです。そう思ったか、それともどこか別のところへ出かけたと思ったんでしょう。ええ、言い換えれば、僕たちがすべきじゃないことをした、そう考えたんでしょう。

T—彼がそれほど気分を害したというのは少し理解に苦しむね。特に、つい先日の水曜の午後にも、Bは、義父は彼女が結婚前にアパートを出たり入ったりするのにとても寛大だって言っていたくらいだから。

X—ええ、それは正しいのです。でも、今回の彼女は、叔母のことがあるんですよ、彼女は自分が叔母を訪問するとは一言も言わなかった。彼は、叔母のことを誤解していて、Bが叔母を訪問するのを嫌がるんです。最近では、彼女が訪問のことを話し、義父は同意するということになっていたのですが、それでも彼はまだ、まだ叔母とは関わりたくないんです。さあ、なぜなんでしょうね、とにかく、僕たちが叔母のところへ行くと彼は知らず、実際、僕たちは行かなかった。だけど彼は、僕たちのお出かけで気分を害したということなのでしょう。

T—まるで彼は、君たちが叔母さんのところへ行ったと考えたようだね？

X—ええ、僕たちが行ったってね。でも、それが彼をいらだたせたわけではないようです。彼をいらだたせたのは、僕が仕事に間に合わなかったことなんです。言い換えれば、仕事の時間に間に合うことはとても大切なことで、もちろん、仕事は、彼の考える限り、とても重要なことですから。

（Xは困難さによって、またしても、自分が真ん中で捕えられる羽目になる。義父はおそらく、娘が彼をだましたことと無責任にも娘が自分の夫の仕事を邪魔したことに立腹している。しかしながら、彼はそれを患者のせいにして、患者もその非難をすべて受け入れている。患者は、［妻のだましがだましでないように］同意でない同意における義父の矛盾を指摘することができないし、妻が無責任であったことを義父と一緒になって責めることもできないのである。自分がスケープゴートであることを受け入れることによって、Xはたぶんその場しのぎであれ、義父と妻とに対して、矛盾、混ぜこぜの感情、そしてだましといった問題と直面することから逃避するのである。）

T—それは彼にとって、どんな重要性があるんだろう？

X—ええ、僕はよい仕事に就くべきで、その仕事を維持すべきであって、ぶらぶらしていちゃいけないんです。もちろん、僕だっていつも、いつも言っているように、時間に正確で、いつも身を入れて仕事をしようと努力していますが、ただ、それは僕自身のためであって、僕自身の問題であって、彼の問題ではないんです。でしょ？

T—思い出したけど、彼は確かにそれについてものすごく心配しているようだね。

X—ええ。父親的態度です。とても、とても関心をもっていて、ええ、ある意味、僕はいつも彼のよい意図に答えようとしてきたんです、あなたにずっと話してきたように。今回は、僕にもわかるのは、僕たちが喧嘩をしたこと、それが偶然起こったんですよね？　火に油を注ぐみたいに。

T—そして、君についての喧嘩の中で、君は仕事に間に合うべきだったと。母親もそう考えているの？

X―ええ、そうです。彼女は突然話にしっかり割り込んで来て、「どこに行っていたの？」と言いましたが、Bには何も言いませんでした。でも僕には根掘り葉掘り訊くわけです。そして、そう、僕はみんなに言ったんです。「そう興奮しないで。そう興奮しないでったら」だって「すべて順調なんだから。興奮する理由は何もないんだから」

T―そのときはみんな集まっていたんですか？

X―ええ。母親は家で子どもをみてくれていたんです。

T―あ、そう。

X―僕たちはこんなふうに出かけるとき、たいてい僕の、僕の母親に子どもたちをみていてもらうんです。それは、母親がBと仲良くしていてほしいと思う理由の一つですね。その目的で。

T―それでは本当にみんなが、あなたの再発までは、すべてがうまくいっていたというわけですね。

X―はい、そうです。

T―みんな集まって、家にいた。

X―ええ、まさにその通りです。

T―つまり、いい日だった。意見の違いはあっても、それはそれで。

X―ええ。

T―ふん。

X―今でも……

T―君が病気になるまでは、本ちゃんではなかった。

X―その通りです。まさに、そうです。

T──つまり、たとえ……

X──ええ、たとえ……

T──たとえこれまで聞いていた話……

X──ええ。（発言が重なる）

T──君の母親の言うことを聞いて、Bが興奮するときというのは、あX──確かに。その通りです。言い換えれば、これは遂に十分なもの、ダメージを永久的なものにする機会としてはね、あるいは永久的な溝に見えますね。言い換えれば、彼はあのとき、母親のことを陰険だと呼ぶところまで来ていたんです。だから、彼は母親に相当悪意を抱いていたわけで、Bは離婚をちらつかせていた。僕は、それがただの遊びであってくれればと、たとえかなりきつい遊びであってもね。

（Xは義父のコントロールを受け入れ、それを善意による、父親的態度として解釈している。それに対して彼はまたしても「良き人」になる努力で応える。彼は「義父の善意に応えること」を目的とする。しかし、全員がXに飛びかかる。彼はそれをどのようにして誘い込むのか？　おそらく彼の「良き人」によってであろう。彼は、みんながバラバラになり、自分が完全に見捨てられて周りに誰もいなくなることを怖れている。同様の恐れは、妻と母親がうまくやってくれれば子どもの世話もしてもらえるという彼の願いの言外に伝えられているようだ。この恐れは極端にも見えるが、彼の子ども時代の状況からすると、家族の一致団結を心配するだけの現実的理由がある。彼の最初の精神病エピソードが彼の大好きな兄が殺された知らせの直後に起きたこともおそらく、この見捨てられのテーマと適切に関連している。）

T―うん。

X―それだけ。これが僕に言えるすべてです。

T―しかし、これは、君が帰宅したときの状況として、みんなが君に飛びかかってきたように感じたね、それも君が実際にしたことではない何かを理由にそうなったわけだから……。

X―ええ……。

T―つまり、君の説明どおり。

X―ええ、そう感じました(発言が重なる)。

T―あちこち出かけ、それにずいぶん時間がかかったのは、主にBのためなのにね。

X―そんなふうに感じるのは、Bと外出するといつでもとても時間がかかるのです、ええ。言い換えれば、僕はいつも、時間のことがあるんで、彼女を急がせるんです。「急いで、急いで」って。彼女はてきぱきやるタイプじゃないから。まあ確かに、僕たち、僕たちはドライヴインに寄って食事をしたし、そこで、Bはあそこ、女子修道院に行きたがった。だから、止めたんです。「駄目だよ。行っちゃ駄目だ。行かないよ。家に帰らないと」。わかるでしょ、僕は帰るべきだとわかっていたんです。仕事に間に合わないといけないし、それで、僕は面倒だなって感じていました。それに、僕はあまり気分が良くなかったし、だから彼女に「ねえ、君は僕をおかしくさせてるよ」って言ったんです。もちろん、彼女を非難したわけじゃないんですよ、彼女を非難したわけじゃない。僕が言ったのは、「気分がよくない」ってことだけですから。「僕は一度に二つのことはできない」って。そう言いましたし、実際それが僕の感じ方だったんです。

T―うーん。

X―リラックスしているようには見えなかったでしょうね。僕は一つのことに集中していないといけなかった。それで、こう言いました。「いいよ、もしも、君が行きたいのなら、女子修道院にね、僕としては大丈夫だよ」。それで彼女が言ったんです。「そうしましょう」

T―気が変わったということだね。

X―ええ、そうです。変更です。前にも何度かそうしました。でも、それほど多くはないですね、ただ、僕は彼女か何かに済まないなと思っていて、だからこれは彼女にお返しをする絶好のチャンスだと思って。彼女は大好きな尼僧に会いに行きたがっていました。彼女はいつも尼僧のすべてをすごく誉めていました。その尼僧は彼女にとって母親のようなもので、彼女が完全な忠誠を誓う世界で唯一の人でしたから、その手の話、ええ、僕にとっては、そういう話はたわごとだったんですけど、彼女にとっては、そうじゃないわけですから。

T―なぜ彼女は自分で尼僧に会いに行かなかったのですか？　君に面倒をかけて仕事の邪魔をするんじゃなくて。

X―ええ、ある意味、彼女は知っていたんだと思いますよ、僕が仕事に遅れるってたぶん電話をかけることができるって、だからあんなことにもなったんだけど。

T―それで、帰宅して喧嘩になったとき、Bは何て言ったの？

X―彼女はほとんど何も言いませんでした。むしろ黙っていました。

T―彼女は君にすべてまかせたということ？

X―ええ。彼女は子どもたちと部屋に引っ込んで、二言三言言ったかもしれないけど、ええ、でも、僕たちは、その、女子修道院に立ち寄ったことは言わなかったんです。言わなかったと思いますよ、義父には。

（治療者が患者の妻にいくらか責任を負わせると、Xは臨機応変にそれに同意した。彼は彼女にこう言っていたのであるから。「君は僕をおかしくさせてるよ」。これは彼女のコミュニケーションに対するコメントである。しかし彼はすぐに話を戻す。面接が進むにつれ、彼は全体的に、あの状況における彼女の役割を過小評価し弁明したが、義父との困難が強調されるようになる。彼女を相対的に保護することは、「母親」への態度と関連している。X夫人は「彼女にとって母親のようで」あった尼僧に会うために女子修道院に出かけたのである。また、彼女の退室により後で彼が招いた結果をいさぎよく受け止めることになる経緯も、彼女は子どもたちの母親に戻るべく席をはずしたのだと大目に見られている。Xは、自分自身の母親が彼を攻撃することも過小評価する傾向にある。Xの困難において、彼が義父の行為を強調し、母親の側の役割を過小評価することは、統合失調症家族において観察される状況と類似している。つまり、父親はまるで子どもであり、他の子どもと一緒になって（しばしば、あきらかではあるが、本質的ではない葛藤に関わることによって）母親の活動を見えなくするのである。）

T―なぜそうなったのですか？

X―さあ、どうしてでしょう。彼、義父はそういうのはあまりよい言い訳ではないと考えたのでしょう。例えばタイヤがパンクしたとか、その手の車の故障だとしたら、言い訳としてよかったと思うんですよ。でも、女子修道院に寄ってたじゃ、よい言い訳にはならないと思ったし、母親もそれでは承知しなかったと思うんです。

T―なるほど、それじゃどちらも納得しないってことなんだね。

X―言い訳としては。
T―理由としてね。
X―ええ、それでふたりに言ったんです。
T―たとえ、義父がもともとBをカトリックの尼僧に預けた本人だったとしてもね。
X―ええ、その通りです。母親は、彼が罪を犯したかのように、彼に反対するところがあるんです。ええ、母親は彼にこう言ったことがあります。「なんであんなことをしたんです？　なんで娘をあんなところにやって、カトリック教徒にしたのですか？」。彼女は、そのときに限らず、カトリック教会には寛容を示さなかった。結局、彼女は女手一つでやってきた、だから僕は自分自身を責めないし、何が起きてもですね。僕が大口を叩いたことは認めますよ、二、三、決定的なところでね、H神父のこととか。

（何か実際的で事故のようなものであれば彼の遅れも許されたと思われる。不可抗力であれば。個人の欲望や感情と関連したものは特に、いかなるものであれ、彼らには現実的に解決できそうにない古い差異をすべて蒸し返すことになる。義父と妻のあいだの葛藤であり、教会と叔母とのあいだの葛藤である。Xはそのような葛藤を何としても回避したいようである。）

T―ええ、このときのことは今でも考えています。とても大切なことに思えますし、君がたった独りでそこに立たされていたように感じていたに違いないとも思えます。君の責任ではないことのために、他の誰もが君を地獄に落とそうとしている。

X──いや、僕は受け入れただけですよ。

T──なぜ君が受け入れなければならないのかな？

X──さあ、どうしてでしょう、それはいい質問ですね。僕にはわからない、いい質問だけど。たぶん、包み隠さず話して、流れにまかせればよかったんですね。そうすればうまくいったのかもしれない。

T──君はなぜ「Bが女子修道院に行きたがったから」って一言言えなかったんだろう？

X──ええ、それは、どっちからともなくってことだったからでしょう。言うならば、結局、Bが僕に何を言ったのかって。わかりますか？

T──ああ、Bは強くは言わなかったってことかな？

X──ええ、そうです。彼女は強く主張したわけじゃないんです。ただ、彼女は頼んだだけ。なのに僕が大声を出して、彼女に「駄目だ」って言ったわけです。

T──ええ。

X──その後で、僕の気が変わって、言ったんです。「そうか、行きたいのか？」って。わかりますか？ そういうこと。

T──つまり部分的には君の決断であって、君が歩み寄った。

X──ええ、僕が歩み寄ったわけです。

T──そうか、じゃあ、もう一度質問に戻ろう。なぜ君は歩み寄ったのか？

X──ええ、それもいい質問ですね。前に言ったように、僕は彼女に済まないと感じていて、思ったのは、もしもそれが彼女にとってそんなに大切なら、彼女の、その彼女のしたいようにさせてやろうって。彼女が尼僧に会いたがっているのは知っていましたから。僕としても感じていたのは、ふたりで行かないなら、彼女は……

T―彼女はなんとかして自分で行くだろうと。

X―（同時に発言）彼女はふくれっつらをするだろうと、そう彼女はふくれっつらをする。

T―わかった。ある意味、君は彼女に行かされたって感じている。

X―ある意味、そうですね。言い換えると、ええ、僕は、前にも経験したことがありますから、そこで学んだというか。言い換えれば、もしも僕が、僕が彼女の願いに同意するなら、それは、僕にとってても楽だってことですね。彼女はやさしくしてくれるし、幸せな気分になる。それがなぜ僕にそれほど影響したのかはわかりません。彼女が意地悪をしたときですからね。それに緊張があった、ずっと、ですね。たぶん一日か二日続いていたんです。

（ここでXは再び、自分の優柔不断を示している。自分自身で決断した矢先に、彼女に受け入れられるという幻想の下、また元のやり方に戻っているのだ。）

T―そう、ある意味、彼女は君に恨みを抱いている。

X―ええ、彼女は恨んでいるし、

T―それを君に知らせてもいる。

X―ええ、そこで思ったんです。「なんて地獄だ！」って。先に目を向けると、反対側には別のものが見えたわけです。ふたりが僕を待っていたんです、銃を装填してね、もちろん感情的にですよ。確かにそうでした、彼らは僕たちめがけてぶっ放すんです。そう、それで、思ったけど、僕はあまり考えないようにしました。それで、翌日、いつもと変わりなく、それで、まあ夜更かして、それはいつものことですから、それで仕事に出かけて、二、三時間したら、変な感じになったんです。

T—ええ。

X—僕は、なぜだかわからないんですが、最初に、監督が僕を見ているように感じたんです。それは確かです。その後、みんなが僕を見ているように感じたんです。それで、「ねえ、僕は何か変なことしてる？」って訊いたんです。自分がすごく緊張しているのもわかりましたから、それで、もうしばらくもてば、そうですね、ランチタイムまで、あるいは二、三時間でもこのままもてば大丈夫だって、思ったんです。

T—ええ。

X—それで、でも軽くやり過ごすには、ちょっと緊張が高すぎると思えたんですね。僕に言えるのはこれだけです。こういうのが積み重なっていった感じです。

T—ええ。

X—それで、もうろう状態に入って行ったんです。自分ではどうなったのか……僕の仕事は簡単なもので、手紙を長いのと短いのに分けるだけなんです。とても簡単なことです。これより簡単なことはないってものなのに、僕は混乱し始めたんです。

T—ええ。

X—もしかすると中間の長さの手紙に注意を払い過ぎたのかもしれません。長いか短いか決められなくなったわけですから。

（決定の問題対恐ろしい不確かさというのは、治療経過を通しての一つのテーマである。二人の他人のあいだの意見の違いに対処することに関連しているようでもあるし、ひとりの人からの矛盾するメッセージに対処することに関連しているようでもある。Xが再発に近づくと、それは、あからさまな、ほとんど図式的な形で再登場している。▼原註五 本例には、あきらかな相互作用的文脈はない。しかしながら、それは確かに、患者自身の「中間に」いる傾向と、彼がみんなをいつも「正しくあること」によって喜ばせ、なだめなければならないという彼の必要性と関連している。）

T―ええ。

X―だから、そう、僕は、なんだかおかしいなって思いました。向かい側で働いていた同僚に少し話したんですが、そのとき、僕はうまく答えが返せなかったようで、僕は、自分に厳しすぎるところがあるようです。なぜだかはわかりません。そこで、一番いいのは黙ることだと思いました。でも、それができなかったようです……

T―ええ。

X―一番いいのは、ただ、黙ることだって。もしも僕が黙っていられたら、よかったんです。でも僕は、僕にはできなかった。何か口にしたようですね、その、それで気分が悪くなって、こう思ったんです。「僕はまともに話してるかな？」それで、同僚のひとりに訊いたんです。「ちょっと、僕、気分が悪いんだけど。どうすればいい？」「気分が悪いなら、家に帰ったらどうだい？」

▼原註五　Xが長い手紙と短い手紙を区別することができなくなるのは、円と楕円の区別をさせる問題によって犬に神経症を作るパヴロフの実験に似ている。そこでは、楕円を徐々に円に近づけることで判別が極めて困難なものとなるのである。

それで僕はこう言いました。「それはいい考えだね。いや、そういう意味じゃないよ。早退するなんて、一年半勤めてきてはじめてのことだから」それで僕は現場を離れて、許可をもらいに行ったんです。そうです、後でジョージが僕にこう言いました。「君の顔は青かったよ。真っ青だった」つまり、調子が悪いのは誰の目にもあきらかだったわけです。

T─ええ。

X─自律神経系か何かが、ちゃんと働いていなかったんです。顔から血の気が失せた感じ。何かがおかしかった。だから、帰宅するのに、僕はバスに乗ったし、帰ってからもずっと黙っていました。ただ、考えていたんです。「そうだ、このことを義父やB、それに母親にどうやって説明したらいいんだろう？」

T─ええ。まるで、ものごとが昨晩に逆戻りしたみたいな？

X─ええ、その通りです。

T─ええ。

X─一生懸命考えました。そして、気分が悪くなっていったんです。罠かなにかにはまったみたいに。

T─そこには出口が一つもないみたいな。

X─出口はありません。その通りです。そこにはまりこんで、僕は泣きはじめたんです。そしてあなたに話したように、泣いていると、こんなふうに感じたんです。「これでは老人を罰することになる！」どういう意味かわかりますか？

（Xは徐々に「正しさ rightness」にこだわりだしている。「僕はしっかりできてるかな？ Am

I doing right ? 僕はまともに話してるかな？ Am I talking right ? からだだけでもちゃんと動かしているかな？ Am I even functioning right physically ?」しかし、彼がそれをどうやって知ることができるだろう？　絶望している以上、彼は質問することさえ間違いに感じるし、早退も間違いだと感じている。もしも早退すれば、前夜のような状況になるだろう。つまり、彼は罠にはまっているのである。私たちの統合失調症観では、この罠は現実的であり、その中心には、子どもは気分が悪かったり気が動転してもそれを持ち出すことは禁じられている［なぜならば、それは母親を非難することであり、彼女が「よい母親」ではないことになるからである］という事実がある。結局、困難さの修正に向かうコミュニケーションはブロックされているのである。）

T──ええ。

X──老人ですよ。そんなふうに、もちろん、僕は彼と話すつもりはなかったし、彼のほうもしばらく座っているだけでした。そのあと、すぐに、Bはなんとかして僕を病院に連れて行こうとしました。でも、実際、わかるでしょ、僕が見てもわかるように、実は、何も始まっていなくて、何も起きなかったんです。僕が、事実、L病院にしばらくいて、ほんの二、三時間ですけど、彼らは僕をどこへ送るか意見が一致しなかったんです、それとも家へ帰せるかって。僕はBに言いました。「さあ、家に帰ろうよ」。スタッフが最終的に、僕をM病院に送ることを決めたんですが、僕には、そのとき、タクシーの運転手に変装したスタッフがいるんだと思いましたね。

T──ええ。

X──それで思ったんです。「きっと、奴らは僕をテストしているだけなんだ」って。そのときもう僕はいろいろ想像していたんです。

（Xは、だますことに絡んだ妄想を抱いているが、それを説明し尽くしている。「よい目的のためだから」といって彼をだます妻の説明と同様である。）

T—ええ。

X—それで、おかしいのは、いまいましいメーターが速く回転するようで、本当に速いんですよ、その後遅くなったんですが。ほとんど止まりそうで。それで、実際、どうしたわけか、ちょうど一定のスピードになったんです。

T—ええ。

X—それで、混乱して。言ったんですよ。「このメーターは操作されているのか？」って。

T—ええ。

X—これで、僕はすごく気が動転して、こう言いました。「ねえ、道が間違ってるよ」とか「ねえ、B、こっちの道を行くべきだよ」と。最後は、しばらくして「君の道は正しいよ。僕だって、町の中はたいてい知っているけどね」と。ええ、最後は、M病院の医師が診察するまで、その状態でした。最初の晩、自分がよく眠れたかどうかは覚えていませんが、入院後二、三日はとても興奮していました。

T—少し話を戻していいかな。喧嘩をした晩のことだけど、うーん、君は何をしていたのかなあ、みんなが、そう義父や母親がいろいろひどいことを君に言ってきたときにさ。

X—そうですね、義父は話のできる状態じゃないことはわかりました。忍び寄ってきて、むっつりしていて、だから僕はこう考えました。「少し頭を冷やさせたほうがいいぞ」

T─彼は君をひどい目に合わせて、歩き去った？

X─ええ、母親と一緒にね。母親には言おうとしたんですが、彼女は、ええ、母親はこう言いました。「ねえ、あなたが悪いのよ、あなたが悪いの。わかってるの、そんなことすべきじゃなかったんだから」って。

T─そして、誰も君に言い返すチャンスを与えなかったわけだね？

X─その通りです。僕は母親に言い訳できなかったし、母親は、ええ義父が喜ぶようにしていました。それで、僕は何もBに言わなかったし。自分の状態はわかっていても、何が問題を起こしたのかは実際にはわからなかったんです。

T─そう、私はただ、もう少し状況をよく理解したいだけなんだけどね。

X─それが起こったことなんですが、……

T─君は誰にもそんなに話さなかったわけだ？

X─ええ。つまり、そう、だけど黙っているのは難しかったんですよ。胸に納めておくことはね。ええ、胸に納めて、非難されるがままでいるのはね。つまり、そういうことです。

T─確かに。

X─その後理解したのは、これは実際、小さなことだったってことです。これはとても小さなことでした。僕が実際に騒ぎ立てたのは、彼が僕を責め立てて、まったく関心さえ示さなかったのは、この財産、ろくでもないものだけど、そりゃ、一万ドルとか一万二千ドルを超えるほどの価値はありませんよ。彼は一万七千ドルを払ったんですけどね、ええ、彼が買った後でずいぶん不便だってこともわかったし、たくさん不都合も見つかったわけですから。

T—よくわからないのはね、彼らが君に今回のことは間違いだらけだって言った後で、君がBに何も言わなかったことなんだよ。

X—Bには状況がわかっていると感じていたんです。一日中僕と一緒にいたわけだし、ええ、(間)、どちらかと言うと、彼女は僕にある意味、同情してくれていると感じていたし、わかりますよね？　だから、彼女はあまり話さなかったけれど、彼女が僕に反対しているわけじゃないってことはわかっていたんです。

T—彼らが君をひどく叱りつけたとき、その場に彼女はいたの？

X—ええ、すぐそばにいました。

T—そう。だけど黙っていた？

X—ええ、よく覚えていませんが、彼女が話したかどうかは。でも、もしも彼女が話したとしても、僕はそれに注意を払わなかったでしょうね。

T—でも、いずれにせよ、君には、彼女が「ええ、私が女子修道院に行きたがったのよ」とかいうようなことを言うのを聞いた憶えはないわけだ？

X—ええ、彼女はそうは言いませんでした。そう思います。(間)後で、自分が母親に、僕たちが尼僧に会いに行ったことを話したと思います。すると彼女は、「あら、そうなの」と言いました。つまり、Bの責任なんですよ。母親に言って、彼女がBに飛びかかって、いつも、そう、いつものようにね。母親はいつもBを非難しますから。母親によれば、すべてBの責任なのよって、ええ。

T—「後で」、「後で」とはいつのことですか？　その晩のうちということ？　それとも、

X—ええ、彼女、その晩、私が彼女にそう言いました。またですけど、ええ、そうです。母親は僕

たちの生活については何でも知っています。たくさん。僕が話しますし、ええ、言い換えれば、信頼関係と言ってもいいでしょう。ええ、それほどプライベートなことじゃありません、でも、例えば、子育てとか、そういうこと。だから、今になって落ち着いて考えてみると、仕事に戻りたいなって思いますね。

（Xは再び、遅れたことについて彼女を責める代わりに自分が責めを受けて、妻を保護している。しかしながら、これによって、彼が彼女の沈黙を同情として解釈することが可能になる。もしも彼が責めを負わなければ、彼はこの「同情」を失うのではないかと怖れることになる。これがより明確になるのは、彼が一時的にであれ母親のことで彼女を責め、母親が彼の側について、妻を完全に否定したときである――「すべてBの責任なのよ」。ここでXが、ものごとが反対方向に振れてしまったのではないか、Bとの絆が壊されてしまわないかと怖れているように見えるのは、ここで生まれている彼自身の未解決の感情の強さによるのだろう。）

T―いくつか特別な気持ちがあるようだね、その、お母さんがいろんなことをたくさん、君とBの生活について知っているということを話すには。

X―ええ、僕の気持ちとしては、Bはですね、Bは僕がマザコンだと非難するんです。それは、彼女には我慢できないんです。僕と出会う前に、彼女が交際していたある男性と結婚しなかったのも、そのためです。それでどうなったかというと、それは彼女にとって、いやしむべきことで、彼女はある程度、僕に自分がマザコンだと認めさせたんです。しつこく言いますね。

T——認めさせた。

X——「くそくらえだ。僕はマザコン。じゃあ、君は……」

T——そう言うと、気が楽になる？

X——ええ、ある意味、それは正しいですから。最終的に、彼女が機をとらえて、いよいよ始まるわけです。僕が言うのは、「なんだって、僕はマザコンじゃないよ。君がそう思うなら、そうだってことだろう」で、「僕はひとりの人間だよ。自分自身の意見をもっているね。そりゃ、母親に育てられたよ、だから僕がどんな人間だっていうんだい？　それで殺される？　それとも何か？」それに「母親に育てられたからって、君に何が反対できるっていうんだい？　僕には父親がいなかったんだよ」。ただ、それで僕にもわかっているのは、彼女が子どもたちに保証人をつけなきゃって言い出したとき、そんなこと僕には思いも寄らなかったから、つまり、どうやって段取りするのかとか。

T——まるで君が特別な、

X——ええ。

T——類いの気持ちを抱いたということかな。私がそう思ったのは、君の母親がどのくらい君の家族について知っているのかって訊ねたときの君の表情からなんだけどね。その気持ちはどんなものなのだろうって、何かあるんじゃないかって思ったものだから。

X——ええ、どんな気持ちって、ええ、そうですね、それがどんなものかはわからないですね、ただ、もしも母親がこれほど知らなければ、あれほど鼻を突っ込むようなことはないだろうに、つまりBとのあいだがこじれなかっただろうにってことしか、頭には浮かんでこないですね。

T——ええ。

X―義父も。

T―おそらく。

X―彼女はプライベートな事柄に（過度に？）鼻を突っ込むんです。例えば、そうですね、僕のやり方一つにしてもですね、ええ、そう、Bは知っているわけですよ、ええ、それが、彼女が母親に対抗することになる理由の一つだし、だって、ええ……

T―君がこの話を持ち出したときに、何か強い気持ちがあるんじゃないかなって思ったんだけどね、帰りが遅くなったのは君の責任じゃなくて、Bの希望と関連していたわけで、ある意味、それでトラブルにもなった。そこでは、また、君にとって出口のない状況になっていたわけだ。

X―ええ、それは……

T―君のお母さんは、君や君の状況を理解するほどには充分わかっていないわけで、でも君とBとのあいだをまたしてもかきまわす。

X―（間）そうです。そうなんです。たぶん、僕にはそれがわかっていなかった。だけど、そうですね。彼女は、僕とBのあいだをずいぶん前からかきまわしてきた。あなたの言い方に習えばね。母親は、妻がどれだけ無能か、あれやこれやと言い募るのです。

（もしもXが母親を裏切るなら、彼女は、彼と妻との関係を攻撃するために彼の言い分を使う。葛藤の増加はそこであきらかに彼を弱体化させ、彼が母親にさらに依存しているような気持ちにさせる。同時に、彼の妻は、彼が母親の元へ行くという事実を、その理由や目的に関わらず、彼を「マザコン」として特徴づけるために利用する。たとえ彼女が、彼に自分を嫌わせるよう仕向けることによって、彼を動かしていたとしても。これは、彼の二人の人間との関係に関わるある種のダブルバインドである。二人の各々は、彼の行動におけるたった一つのレベルにしか焦点を当てず、それは彼にとってもっとも好ましくない形で行われる。そして、そこで共有された状況以外のことがあるのだと言おうとする彼の努力を（無視することによって）拒否するのである。）

T—ええ、それはまるで（ここで、Xが中断させる）。

X—一方、Bはというと、いつも言うんです。「私たちはもっともっと親密にならないと駄目なのよ。私たちの愛は成長しなければならないの」等々。それで、僕は混乱するんです。どうしたらそんな条件が満たせるのかわからないんです。全然。言い換えれば、彼女は最近言うのは、そうですね、それは愛次第だってこと。もちろん、セックスのことじゃないですよ、他の言葉を使うなら、愛とは、それが何であれ、彼女が意味している愛というものを定義することさえできないんです。

T—彼女が実際に何を言っているのか、あまりはっきりしないね

X—ええ。

T—彼女がそう言うとき。

X—僕たちお互いに理解し合わないといけないし、愛し合わないといけない、ええ、一つの魂に二つのからだというか、ええ、そうですね、そういう固い、ええ、そう、とても硬い資格を設定するわけです。

T—（間）たぶん君はそこに少し趣を感じてるね、彼女が君にはすべてにおいて自分とうまくやってほしいということ。

X——ええ。僕が想像するに、自分の最後の、最後の結論なんです。何年も戦ってきましたから。ずっと自分なりにやりたかったんです。だからいつも彼女に、もしも自分が教会へ行くと決めたら、僕はメソジスト教会へ行くし、そういうことを自分で決めたかったんです。だって、僕は一度も、一度も、完全には同意したことなかったわけですから、「カトリック信者になるかもしれないよ。でも、あてにしないでほしいんだ。母親が亡くなったときにね」、ええ、母親はそれに反対でしたから。その他のことも、彼女にはわかっているんです。ええ、母親から憎まれるってことも、僕が想像するに、意味もなくね、それを育んできた。憎まれる理由を提供してきたんですよ。言い換えれば、もしも母親に邪魔されなければ、どうでしょう、僕が彼女につくだろうと彼女は考えていたんです。でも実際、僕はそうは考えなかった。僕としては、一番大切なのは仕事を続けること、子どもたちをしっかり育てること、そして、僕たち家族が、心地よくあること、そうでしょ？

（妻は、彼が「マザコン」であってはならないとさらに強調する。それが以前つきあっていた男性と結婚しなかった理由であるわけだから。彼にとっては見捨てられる脅威でもある。それ以外の選択が困難にもなるわけだ。もしも彼が母親に寝返ったら、彼は、彼女からすれば、その条件に関わらずマザコンということになる。もしも彼が妻に寝返ったら、彼女はもっと親密になれと言うわけだから、彼女はすべての具体的条件を並べ立てただろう。彼女は、彼をマザコンにすることで優勢になるわけだ。一方、彼は、働くことによって男になろうとするのであるが、彼女が彼を仕事から遠ざける。そのため誰もが、彼は男として不適格だと見なすことになる。既述したように、彼女はいつでも、人間関係においてさまざまな援助資源をもっている。父親、そして「親密」というような素敵な文句も。後者は、文化的に受け入れられており、「よい」のように彼女は巧みに定義することができる一方、彼のすべてのニードは「弱み」として定義される。これはあまりに成功するため、彼はそれをますます受け入れることになる。たぶん彼の病いはそれ自体、そのような非難をさらに受けることによって、一つの解決策と考えられるかもしれない。）

T─ええ、それで、君の言ったことを思い返すとね、あの晩のことだよ、君は「いいよ、じゃあ女子修道院に寄って行こう。尼僧と話せばいいよ」と言うほどにそこに巻き込まれていたけれど、結果的には、家に帰って、誰もが君をひどく叱りつけ、孤立させて、君はそこから出られないという状況にあったように見えるんだけどね。

X─ええ、でも、それはそれほどのことでもないんです。それよりも、僕に理解できないというか、

T─なぜそれほどでもないんだい？

X─なぜそれほどでもないのか？　小さなことだからです。

T─義父は君を地獄に突き落とし、歩き去る。母親も君を地獄に落とし、話を聴こうとしない。妻はそばにいても、君を義父と母親の好きなようにさせ、「私が女子修道院に行きたがったので、遅くなったんです」とは言わず、部屋から出て行く。

X─まあ、そうですが。

T─つまり、君は四面楚歌なんだよ。かなり厳しい状況だと思うけどね。

X─まあ、僕はそう見なかったんですね。つまり、強く感じてはいたけれど、まあ、言い換えれば、そうですね、一つの、一つの驚きというか、瞬時に起こったことですからね、ええ、地獄に落

ちて、でも、まあ（発言が重なり、聴取不能）

T―そう、すごく混乱してたと思うよ……すべてが自分の上に一度に降り掛かって来たみたいな。

X―少し混乱しましたね、でも、こう思ったんです。「くそ、またあいつらだ！」それが僕の考えです。それで言ったんですよ。「くそ、まただ」って。それが僕の感じ方ですね、まずいんでしょうけど。それほど僕が困ったというわけでもないんですが、見かけ以上に効いたのかも、ええ、もしかすると、そう遅発反応か。言い換えれば、僕は気分がよくなくて、罠にはまってさえいた。

T―ええ……

X―言い換えれば、僕は、混乱を味わっていた、あの喧嘩が始まる前にすでに。

T―それはただの上乗せだったのかも。

X―その通りです。

T―他に何かが先行していたのかもしれませんが、少なくとも、おかげで、君がどんなふうに困難を抱えていたのかが、以前よりもあきらかになったよ。何が先行していたかについては、またの機会にでも話そう。

X―ええ。

T―今日は、いろいろ話してもらえて、ありがたかったよ。

X―前にも、お話ししましたよね。

T―いや、こんなにはっきりと聞いたことはないね。

X―そうですか、僕が思ってもみなかったのは、喧嘩より前に自分がよくなかったのかもしれないということ。

T―ええ、たとえ君のいた困難が描かれたからといって、私たちは、喧嘩によって再発が引き起こされたと言ってはいけません。オーケー。では、月曜に会いましょう。よい週末を。

X——ありがとう。

考察

ここで面接を振り返り、Xが精神病を再発させた生活状況、および彼が出来事を振り返った治療的状況と特に関連していると思われるポイントをいくつか強調しておきたい。

Xの生活状況パターン

私たちが提唱したダブルバインドという概念は、下記のような状況のことである。(一)誰かひとりが矛盾するメッセージに直面しているが、(二)そのメッセージは、秘匿ないし否認、さらにはメッセージが異なるレベルにわたっているために、矛盾していることが容易にわかりにくく、(三)当人はその状況から逃れることも、その矛盾に気づくかそれに対して有効なコメントを加えることもできない。私たちがコメントで指摘しようとしたのは、Xが何度となく、彼にとって重要な人々とそのような状況に巻き込まれていることである。義父は彼を使いにやり、妻は帰りを遅らせるが、老人によって、責任ある人間として振る舞っていないと攻撃されても、Xはその批判を自分の幸福に関する「父親的」関心としか見なせない。Xの母親は、普段、義父と仲がよくないのに、その文脈では、義父を立腹させたとXを難詰する。Xは、それは重要ではないと言って、その状況に対処しようとする。

Xの妻は、彼を遅れさせ、その場から退場し、彼を非難に曝す。彼は、妻が「同情的」で、子どもの世話をするために退室しなければならないのだと想像する。言い換えれば、彼は、ふたりの人間の共同作業（例えば、妻と母親のあいだでの「マザコン」問題）によって同様のバインドに捕えられているようだ。そして、誰かひとりの見え透いた矛盾（例えば、妻が、教会のことだからだましはだましではないとする都合良い主張）であっても、このバインドは成立している。

この種の緊張を孕んだ困難な状況が繰り返しXに対して生み出したものは、たとえ彼がいつまでもそれを過小評価し否認しようとも、面接においてあきらかである。否認は、有効ではなかろうとも、彼にとってはそれに対処するための通常の手段である。

しかしながら、先述したように、ダブルバインドは一方向性の関係ではなく、両（ないしすべての）参加者が、少なくともそれなりの時間にわたる継続的関係のために、重要な行動的類似性を共有する傾向がある相互作用のことである。これは、本例において（唯一の例ではなく）むしろ鮮やかに描かれている。そこでXは、尼僧を訪問したいという妻の無理な要求を拒絶するのに成功しているにもかかわらず、突然、反対方向に舵をとり、偽りのやさしさから、もしも彼女が「本当にそうしたいのなら」と妻に従うことになる。これはあきらかに、Xが充分に自由になりたいわけではないことを示している。

これはむしろ問題を明確化する。「なぜXは破綻したのに、妻はそうはならないのか？」。ふたりとも同様の家族状況に捕えられているので、彼らの問題対処におけるどのような目に見えた差が、彼女の持続的社会機能と彼の失敗および最終的な精神病再発を説明するのであろうか？

誰が維持されていて、誰が維持しているのか？——X夫人の交流

Xが妻よりも統合失調症の遺伝的負因が強いと仮定するのは容易なことであり、そうならば、不幸な結婚生活のストレスによって彼が再発するのは、論理的である。しかしながら、X夫人の情緒的により恵まれた立場を説明するのに適切なデータとして提供できる考察は、他にもある。

一　妻はかなり重篤なてんかんを抱えており、夫が切望している配慮を受けるための「権利付与」がなされている。それに加え、彼女は病気によって心理学的利得を提供されているとも考えられる。例えば、統合失調症に対する電気けいれん療法が統合失調症とてんかんが相対的に併存しないという臨床観察から生まれたことが、思い出されるであろう。▽訳註二

二　妻は宗教を深く信仰しており、夫に対して「一段上の立場」を得るための強い梃子として宗教を使うことができた。夫は背教者であるようだが、完全に自由でもなかった。さらに彼女は、深い信仰によって、現実的にも、ファンタジーの領域においても、彼女を情緒的に支持するポジティヴな人物を提供されていた。

三　彼女が妻としても母親としても不適格であることは、彼女の病気および彼女自身の母親が他界している事実によって正当化され得るものであった。彼女が後者の事実を利用していることは、患者の母親への反応に対する彼女の態度においてあきらかである。彼は「マザコン」と非難されているが、彼女の叔母や尼僧への依存的関係は患者によって受け入れられているし、実際、公認されているのである。

四　「母親」という文化的概念は患者の上にかなり重くのしかかっており、そのせいで、彼、妻、そして義父は、妻に対する彼の責任について敏感である。▼原註六「母親」概念はさらに、患者にジレンマを感じさせる。彼は、自分自身の母親への義務と彼の子どもたちの母親への義務とのあいだで、引き裂かれているのである。

彼女の合理化が慣例的な妥当性と申し分のなさを併せ持ち、彼女の策略が彼自身の母親のものに類似していることにより、患者はほとんど完全に、妻のコミュニケーションにおける矛盾を見抜くことができない。しかし、もちろん、彼女も、彼女の夫ないし自分の子どもたちとの関係から多大な満足を得ることにかけては同等に無力である。なぜなら彼女はポジティヴにではなくネガティヴに「成功している」からである。

上記の考えは、患者と妻の相対的な「自我の強さ」の問題を再考する中で振り返られるであろう実際の関係性についての観察可能な特徴に関連した二、三の事項に過ぎない。彼らはそれに加えて、(夫および親類の性格的問題と相互作用的行動に裏打ちされた階層的状況よりも)彼らがまったく孤立しているという事実に苦しんでいる。つまり、心理的ストレスの性質と統合失調症再発に対してそれが

▼原註六　おそらくここで特記すべきは、統合失調症の入院治療統計である。それによると、女性の入院率は四〇歳ではじめて男性の入院率よりも高くなる。補足するなら、四〇歳までは、女性の入院のかなりのパーセントは未婚、ないし子どものいない女性である。これらの統計を基に言えることは、統合失調症になるであろう女性は結婚しないか、あるいはもしも結婚したにしろ子どもを産まない傾向にあるという単純な事実以上のものであり得る。つまり、女性たちは、小さな子どもの母親であること(その内実が、文化的認可と母親であることに付随する価値、あるいは相互作用的困難における最悪の側面を子どもたちが負担していることのどちらにあるにせよ)の中に、保護的コンポーネント、精神保健の知恵を見つけるのかもしれない。

及ぼした影響の妥当性を考察する上で、患者の身近な環境における患者と重要な他者とのあいだに起こっている永続的ないし支配的な交流パターンと、それらの文化との関係および患者の生育歴との関連について振り返るのは、必須となる。弱さによる支配というものは、(もしもそれを定義している当人が病人であったり、女性であったり、あるいは家母長的環境でそれが働いているならば)コントロール手段として特に有効である。それゆえ、患者の妻はその父親にとって、良い娘として、従順に見えることになる。同時に、彼女は夫を積極的にコントロールしている。▼原註七「よい娘」という概念がポジティヴな文化的評価を得ている一方、患者が母親に関して「よい息子」であるということはネガティヴな含意があることは、特記すべきである。妻の父親は、人づきあいが嫌いで、イライラしやすく病弱であるということで娘に面倒をかけるものの、彼は彼女のニーズを満たすのに忙しくもあり、夫ほどには彼女から見返りを求めない。もしも彼女の父親が娘と患者との結婚直前に他界し、彼女が結婚葛藤における味方を失うと同時に、夫への対処方法モデルを奪われていたとしたら、ものごとはどうなっていたか、回答できる者はいないだろう。

▼原註七 (女性が「従順」さを示す親に対して自らの行動の責任を果たしながら、自らの道を進む)あきらかに従順な娘の劇的肖像は、アン・ホワイトフィールド(モーツァルトの『ドン・ジョヴァンニ』をモチーフにして書かれたジョージ・バーナード・ショーの作品『人と超人 Man and Superman』一九〇三年、一九〇五年(〈市川又彦訳〉岩波書店、一九二九年、〈喜志哲雄訳〉白水社、一九九三年」のヒロイン)に描かれている。ただし、特記すべきは、アンはおそらく自らの操作性について気づいていて、X夫人の無責任な気づきのなさとコントロールの否認とは対照的に、ある程度、責任を果たしていることだ。

二者択一の幻想——Xの交流

公的報道から受けるイメージからすると、アメリカ人は、自分のしたいことをし、「地獄に堕ちろ」と他人に言う自由をもっている。世評では、アメリカ人は自分自身のボスであり、何かをしろと言われると憤慨する。このようなステレオタイプはなじみのあるものであり、患者Xや私たちの研究対象である統合失調症患者によって表されている態度にいくらか似ている。矛盾した影響力が秘匿されている現実的環境を見落とすために、患者はあたかも自分が運命の支配者であるかのように感じ、それゆえ誤った具体的選択や決定は自分の責任だと考え、そしてどんな選択をすべきかという強迫的観念にとり憑かれている。実際には、二者択一の幻想があるのみである。なぜならダブルバインド状況のまさにその特質によって、患者は、「行動に出れば間違い、行動に出なくとも間違う」羽目になるからだ。

例えば、Xによって語られた相互作用における主要なポイントの一つは、妻のせいで帰宅が遅れた責任も自分が引き受けなければならないという彼の気持ちと、そうすることによってBと母親のあいだのけんかのリスクを最小限にするのだという彼の気持ちである。彼によれば、Bはマザコンが許せない。しかし、母親をかばうことによって、彼は「マザコン」になる。追加するなら、Bは、以前、求婚者との交際を止めたのは、その人が「マザコン」だと発見したからだと彼に言っている。BはXと親密になりたい（彼女の言葉では「二つのからだが一つの魂になる」）ものの、それはXにとって、彼女が「一つの魂」を持ち寄り彼が「失くした魂」を持ち寄る息苦しい親密さを意味している。彼は、Bが自分をあざけっていると感じるとき、母親に寝返る。彼がBと母親のあいだで引き裂かれていると感じるのは、「母親が亡くなったら、カトリック教徒になるかもしれません」という発言に見てとれる。仕事は彼をより男らしくするが、彼は、Bの用意する状況を受け入れ、妻か仕事かという二者択一を迫られることになる。彼が妻の好みを優先しないために、義父は彼に対する蔑みを増強させるので、ふたりの男性が一緒に協力する可能性は消えていく。Xが家族の中で満足のいく関係性を築いていないと考えるのは、不適切である。むしろ、彼にとって、困難な関係性がどのようにさらなる関係性を招いているのかが、特記されるべきなのである。

Xが自分自身を弱く無力だと見なしている一方、何ごとも一生懸命で「よすぎる」存在として苦悩するナイスガイと考えている証拠には、事欠かない。彼はやさしい取り扱いが好みだが、弱さをひどく嫌いながらも自分の無力感を相互作用的パワー獲得のために利用する女性と結婚する。彼は、彼女の中のこの矛盾にも、彼自身におけるその相互性にも気づいていない。実際、Xが提供されている否認と秘匿を受け止め、（もちろん彼が選択を求められる）二者択一の幻想に則った行為に出る限り、状況は悪化の一途を辿るであろう。彼は、具現化されるすべての矛盾に対処するのではなく、瞬間的に対立するあきらかな要求に適応しようとしている。しかし、それらの多岐にわたるあきらかな問題は、よくても本当の問題の単なる表層的徴候なので、Xは、要求をしてくる他者を満足させることはできず、受容と満足を獲得することもできず、彼自身ますます、右往左往し矛盾する行動に巻き込まれて行く。これによって、参加者全員の相互的ダブルバインドが再強化されている。

ここでの私たちの主たる関心は、なぜXがこの満足の行かない経過を辿り、そこから抜け出すことができないのかということではなく、むしろその性質と結果である。しかしながら、Xおよびその他の患者との追加面接素材を基に、以下のように述べておきたい。Xが現実的にかなりの依存的ニードを抱えていた幼児期において、彼はこの面接で記述されたパターンに原型的に関連した経験を数えきれないほどしたことだろう。▼原註八 ここで、研究開始直後に非精神病圏の患者から得られたコミュニケーションについて追記しておきたい。なぜなら、それは、成人患者が自らの幼児期の出来事を振り返って報告したものよりも、おそらくはるかに信頼性の高いものだからである。

患者は思春期の若者で、友達としっくりいかないという問題を抱えていた。彼は、人気者になることで無力な父親を喜ばせようとしていたが、ある日、仲間と出かけていて普段よりも遅く帰宅した。そして、母親が控えめに「あなたのことを死ぬほど心配していたのよ」という態度で迎えたところ、彼の新しく築かれた男らしさの盛り上がりはいくらか削がれたのだった。彼は胃に不快感を抱き、その昔の痕跡は、彼が母親を心配させることができたことと、もしも彼がいなくなれば母親はその心配から逃れられるのだということを思い出させた。この気持ちは、彼にとっては無意識のヒロインであった。なぜなら、それはうんざりさせるものではあっても、自分の偉さと自分がかけがえのないものであるという感覚を生み出すからである。母親とのこの一件により、彼は仲間と街を徘徊する楽しみを断念し、その後二、三日は学校が終わるとすぐに帰宅した。しかし、ある晩、母親が夕飯の席で、最近彼にあまり電話がかかってこないと報告した。彼は父親の前で母親がそう報告したことに腹を立てたが、彼の胃はこう知らせた。「僕は母親を心配させている」。この時点で彼はまだ、二者択一のジレンマを解決しようとしていたのである。その二者択一とは、大まかに言えば、こうである。「僕はもっと長く自宅で過ごすべきか、仲間と長く過ごすべきなのか？」

▼原註八　ダブルバインド状況の一般的原因論についての考察はいくらか Bateson, Jackson, Haley, and Weakland, 1956 にある。

結論は出せないまま、彼は翌日すぐに帰宅した。すると、母親はメモを残して町へ出かけていた。このとき、彼らが捕えられていたバインドを破るチャンスではあったが、この反響的サイクルの性質の中にあって、彼は抜け出すことができなかった。その代わり、彼は家事をこなし、夕飯の支度をしようとした母親を驚かせたのである。彼が夕飯の支度をするという「同性愛的」含蓄についてはお互いに心穏やかではなかったものの、これは、（過去において成された多くの事柄同様）父親にはそれを言わないという暗黙の了解によって取り扱われた。その結果、このサイクルは永続することになった。

精神病的破綻

Xであれ他の患者であれ、精神病が正確にどの時点で事象化したのかを特定することはできないものの、それはダブルバインド連鎖の頻度、強度、そしてタイミングに関連しているように思われる。気質的因子、外的因子、そして精神病の既往歴もその寄与因子であるかもしれない。私たちがここで考察しなければならないのは、Xの精神病再発は反応パターンにおけるどんな変化なのかという問題と、一時的でもそれに関連したように見えるどんな因子を私たちは見ることができるのか、ということである。

Xが時折の実りのない反抗的主張と懐柔的「よい行動」を交互に繰り出す仕方によって、彼は関係性におけるコントロール力を獲得できないし、実際にはその逆の結果に終わっている。私たちは、無力による妻のコントロールに彼が対処できないことによって、彼女との暗黙の競争（これは彼が精神病になったときに、顕著となりあきらかになった）が生み出されたかもしれないと仮定できる。だからといって、Xが注意を引くために慎重に精神病になったと言うわけではない。むしろコミュニケーションという観点から見れば、Xがより慎重にしかし不首尾にも人間関係においてコントロール力と満足を獲得しようと努力しながらも、通常の言語的手段で失敗するときに、彼のコミュニケーション・レベルは変化する。それゆえ、彼が手紙を弁別できなくなったとき、彼は、話すことが何の役にも立たないと感じ、彼は蒼白になり、同僚も彼が病気だと気づくことになる。▼原註九 しかしXはさらに精神病にまで進んでいく。この究極の展開には、いくつかの因子が重要である。

一 Xは病いによって仕事の問題から逃れたが、家族の問題はそのまま残っていると感じていた。それは、前日に仮病で得た状況に瓜二つである。

二 にもかかわらず、偶発的で予期せぬ物理対象レベルの変化（例えば自動車の故障）でもあれば、家族間葛藤を軽減したかのようである。幻覚は少なくとも主観的にはこの要求内容にフィットしている。

三 彼には精神病の既往があった。よって、この経過は彼にとって、ある程度なじみのあるものであった。▼原註一〇

▼原註九 この移行は、マーガレット・ミードに指摘された、社会的言い訳におけるコミュニケーション・レベルの文化的差の実例に比較されるかもしれない。ロシア人は、ありもしない頭痛があると言って出席したくないパーティーを欠席する言い訳をしない。なぜなら、その後罪悪感を抱くからである。これはむしろアメリカ人の特徴である。ロシア人は、ただ頭痛がする！

▼原註一〇 もしもXの後方視的説明が正確ならばと気づくことは衝撃的である。彼の精神病再発には少なくとも三つの具体的なアイデアと理解の例がある。彼は病いを主張し、そして病む。彼は自動車の故障を願い、そして奇妙なタクシー・メーターを見る。彼は妻に「君は僕をおかしくさせているよ」と言い、そして再発する。

精神病の再発は、気がふれて何もできないがゆえにXをいったんもっとも無力な立場に置いたが、もう一つのレベルでは、彼により大きなコントロール力を与えている。もしも彼が妻やその他の人々よりも無力になるなら、彼女たちはXのケアをすることになる。彼が精神病になるとき、家族は彼に対する行動を変えることはあきらかであり、その変化は病前彼が手に入れることのできなかったものである。

この関係性変化に付随し、かつ重要な点としてそれに並行していることは、Xの認識と概念化における多大な変化である。これは精神病的側面であり、調査者からは最大の注意を集めた。しかしながら、この面接があきらかにしているように、Xは精神病になる中で、「歪んだ現実 distorting reality」の正しい認識から移行しているわけではないと考えることが、重要である。Xの観察とコミュニケーションは、再発以前に歪んでおり、その後も異なる形で歪んでいる。

精神病に先立ち、Xは、二者択一という幻想において世界を眺めるとても特別な見方、つまり人間関係に関する「どちらか一つ either-or」という見方を維持している。特に、彼は、人間にとってもっとも根本的な「現実」である彼の周りの世界を歪めて認識している。彼は、物質的世界と限られた交流には目を向けるが、行動の異なるレベルないしモードのあいだの矛盾には注意を払わない。彼は、遅れた言い訳になればと自動車の故障を願うとき、希望された相互作用的利得が提供されるように物質的世界が歪む危うい場所にいるのである。

精神病になると、彼は（タクシー・メーターの件のように）物質的現実を歪め、（仕事を監視されていると感じるように）社会的状況が限定されていく。このような歪みは、当人よりも周りの私たちに容易に認識される。しかし同時に、彼は、前精神病状態のときよりも、ある種の感覚であるとか関係性をより鮮明に見てとることができる。自分が充分によい息子ではないと罪悪感を抱き、自分が精神病になったときには母親の自殺の可能性を心配するような患者というのは、敵対心を表現しているだけではなく、母親の抑うつ傾向も認識しているものである。

そのような洞察は、しかしながら、混合した承認である。患者は「病気」であり当該状況の外にいるため重要な真理を見ることができるし語ることができる。しかし、それらの認識は、当人の気がふれていて、自分自身が頼りにならず、他者も彼のコミュニケーションを自分たちへのメッセージとして受け取らないので、統合されることが困難である。いわゆる「社会的回復 social recovery」は、すべての知覚による認識結果を以前の狂った自己のせいにできる人に、最たる例を見ることになる。

先述したように、Xの精神病再発の特別な性質と状況について確信をもって何かを主張することは不可能である。しかしながら、入手可能な証拠によれば、積年にわたるストレスの後、極めて突然にあきらかな精神病が瞬く間に再発したのである。これが起きたのは、Xの続けてきた否認と相互作用的現実の歪曲の実践が不適切となり、選択や行為を回避したり、異なる強調がなされるときである。それは、彼が真実の状況を見ることが可能になってきたのに、それに直面できないときでもある。再発の前日に、彼にとってもっとも大切な事柄が、彼を攻撃し始めた。そのあり方とは、それらの矛盾を特に露にして見過ごすことができなくさせるものであったに違いなく、と同時に、(以前のように、たとえ一時的な支持のためであれ) どこかに転嫁することを不可能にさせるものであった。その他に入手可能なデータが示唆することは、彼の困難さにもかかわらず、Xは最近仕事において進歩を示していたことである。このときも、妻は彼を遅らせることで、彼の進歩を攻撃している。精神病が再発しなければ、彼はこのことを見落とせなかったはずだが、妻が夫の進歩を望んでいなかったことは、あきらかになってきていたのであろうか?

その後、手紙の分配問題が、最後の一押しとなった。この状況は、Xが二者択一の幻想によって相互作用的問題に対処するのに驚くほど並行している。なぜなら、手紙の問題とは、二つの極のあいだで正しい選択をするものだからである。Xは、彼の個人的選択が現実のものではないこととか、現実的に二種類の異なる手紙があるわけではなく恣意的な定義があるだけだということを理解していない。手紙に対して、彼は選択をしなければならないが、彼が人々に対して使っている否認と回避のテクニックは使えない。これこそが、「問題解決」を試みることから「病気」になることへと彼が移行したときなのである。そこでは、彼は、自分には問題を解決できないことを認めている。彼はその連鎖を美しく述べている。

一　彼は、人々が、自分がミスを犯すのを待っているかのように自分を監視しているように感じていた。(その後、彼はあること(蒼白になること)を作り出すことで、実際に彼らは彼を見る。)

二　長い手紙と短い手紙を区別するという、あきらかに単純な作業が不可能だと判明するのは、その中間の長さの手紙によってである。彼にとって、中間というのは許されないものである。

三　彼はだんだん自己批判的になった。これは人々と関わる上である程度は奏功したものである。しかし、手紙相手には役に立たなかった。

四　ターニング・ポイントは、不随意運動であった。他者がそれに気づき、反応したからである。彼は見るからに調子を崩しているようで、こう言われた。「調子が悪いのなら、家に帰ったらどうだい?」

五　病いという枠組みへの移行は十分ではなかった。なぜなら、帰りしなに彼はずっと「彼らにどう説明したらいいんだろう?」と心配し続けたからである。

六　精神病的幻覚は、彼の意思決定を自由にした。例えば、タクシー運転手は変装した病院職員であるなど。「家庭」対「病院」には問題はない。それは解決されたのである。

面接状況、そして精神療法

おそらく以下の問いを投げかけるのは思いがけず報酬の多いものとなろう。「Xの再発を中心にするこの面接は、なぜあのタイミングで実現したのか？」その状況はどのようなものだったのか？　彼はそれまでの面接において、この件についてこれほど詳細に語ったことは一度もなかったし、この面接においても、トピックとして慎重に持ち出されたわけではない。むしろ、退院に関する現時点での困難は「なぜそもそも神経衰弱が起こったのか？」と「まったく同じ問題」であると患者が言ったのを受けて、治療者がいくぶん執拗にではあれ、それを追いかけたものに過ぎない。現時点にあるパラレルな状況とは、入院を続けるか退院するかのあいだにあるはっきりした選択を（たとえ無力だと感じながらも）彼が試みることである。彼は、自分の運命が現実的に他者のあいだの葛藤によってコントロールされているのではないかと怖れている。他者とは、治療者と病棟医、そして彼ら以上に、妻と母親といった人々のことである。彼は自分が彼らのゲームのポーン（チェスで一番価値の低い駒）であるかのように感じているが、今や彼は自らの心配を持ち出せるほどには治療者を信頼している。彼の精神病エピソードについて語ることは、情緒的および関係的類似性によって促進されるものの、少なくとも古い状況とは異なる現時点での三つの特徴に左右されてもいるようだ。

一　現在の当事者と彼らの行動において、いくらかの現実的差異がある。治療者と病棟医は少なくとも彼に対して、家族がしたほどには葛藤を隠そうとはしない。

二　さらに、状況自体が彼にとっての決定性が少ない。より限定的で、ここに関わる人々の重要性も低い。

三　彼は医師を信頼しており、彼らが自分を援助しようとしていることを大方受け入れている。病院での状況を語ることによって、彼は、本当の精神病に似ているもののより管理しやすい「人工的」精神病を徹底操作している。「転移性神経症 transference neurosis」というフロイト派の概念とパラレルなものがここではあきらかである。しかしながら、精神分析的思考は通常、実際の治療状況の役割を軽視している。

もともとの重要な出来事と彼らによる再創造、振り返り、そしてセラピーにおけるその再操作とのあいだの状況類似性は決定的に重要であるし、それはここに提示した面接に限定されるものではないと思われる。特に、詳細な解説や証拠は今後の刊行を待たなければならないが、私たちは、治療的変化を獲得するためには、「ダブルバインド」に似た何かが治療者によって患者に対して実行されなければならないと信じている。しかしながら、この「治療的バインド」は、患者の決定的に重要な人間関係の特質を歪めたり否認したり、あるいはそれに気づかずにおくことを要求しないような形で、しかしむしろその本当の特質についての気づきを増すような形で、異なってもいなければならない。そのような気づきは、必ずしもいつも必須というわけではないにしろ、Xのプライベートな歪曲やX夫人の公に認められたステレオタイプの特別な操作のどちらとも対照的なものでなければならない。例えば、安定的な社会的文脈において、習慣的行動パターンは、それなりに満足のいく形で人間関係を確立し調節するよう機能するものである。それゆえ、「正常な」人々のあいだの通常の日々の関係性は、それらの性質についての意識的気づきをそれほど喚起しない。しかし、満足の得られない関係性は、重要な状況において相互にフィットする行動や見方を欠くために、社会変化、文化的接触、そして個人的特異性から生まれてくる。そうして得られた気づきは、相互作用的不満を突き止め、関係性における適応的変化を生み出すための重要な手段となるかもしれない。

結論

私たちが提示した面接逐語録では、統合失調症エピソードより回復中の患者Xが自らの再発状況を描写している。私たちが供覧を試みたのは、Xが恐ろしくて根底から揺さぶりをかけるいかなる出来事もないのに、彼の育った環境や現在の生活状況のために、多大なストレス下にあったということである。彼は一連の自己永続的交流の中に捕われていたが、私たちがそれを「拘束 binds」とラベルづけしたのは、それらがまったく融通の利かない形で満足の行かないアマルガムの中に二人の人間を巻き込んでいるからである。Xは自らの対人関係的困難を解決しようとしたが、それはあたかも彼が正しい選択さえできたなら解決可能であるかのようであった。この方法（二者択一の幻想）は、彼が、相互に矛盾した複数のレベルにわたるコミュニケーション連鎖についてコメントしたり（気づくことが）できないことにより生じている。それに引き続く彼の精神病を私たちが修復的だと見なしているのは、彼が「病む」ことによって、新しい枠組みの中で関係性を形作ろうとする試みを終らせ、彼に自分の回避してきたことを見る機会を与えるからである。

私たちはXが拘束を解くために「病気」（精神病）になったとは考えていないことを再度記すのは重要である。その変化は自ら引き起こせるものではなく、精神病状態と「病気」であることは、新しい一組の問題を過去の問題と同様に解答困難なものとして創造するからである。Xは面接の冒頭、入院中の身分としてすべてがうまく行かないことを匂わせていた。彼は、第一に再入院につながる問題の再創造を怖れた。幸いにも、治療的関係のおかげで、彼は自らの疑いと恐怖を声にすることができたし、それを理解することもできた。古い絆は相変わらず機能しているし、Xは別の失敗（仕事と再入院）にも直面しなければならない。その結果、彼は新しい洞察に高い代償を払う。彼は治療者に事実、こう言った。「人は全世界を得たとしても、自らの魂を失くしたら、何のメリットがあるんだい？」

参考文献

Bateson, G., Jackson, D., Haley, J., & Weakland, J. (1956). Toward a theory of schizophrenia. Behavioral Science, 1 (4) ; 251-264.（佐藤良明訳『精神の生態学』新思索社、二〇〇〇所収「精神分裂症の理論化に向けて」）

Block, J., Block, J., Patterson, V., & Jackson, D. A study of the parents of schizophrenic children, Psychiatry, to be published.

Jackson, D. (1957). The question of family homeostasis. Psychiatric Quarterly (Supp.) 31 ; 7990.（本書、第一章）

Jackson, D. (1957). A note on the importance of trauma in the genesis of schizophrenia. Psychiatry, 20 ; 181-184.

Kant, O. (1942). The problem of psychogenic precipitation in schizophrenia. Psychiatric Quarterly, 16 ; 341-350.

Laforgue, R. (1936). A contribution to the study of schizophrenia. International Journal of Psychoanalysis, 17 ; 147-162.

Pavlov, I. (1928). Lectures on conditioned reflexes (pp.342, 359). Translated by W. Gantt, New York: International Publishers.（林髞訳『条件反射学―大脳両半球の働きに就ての講義』三省堂、一九三七／創元社〈創元文庫〉、一九五二／川村浩訳『大脳半球の働きについて―条件反射学、上・下』岩波文庫、一九七五）

Stanton, A., & Schwartz, M. (1954). The mental hospital: A study in institutional participation in psychiatric illness and treatment (p.342). New York: Basic Books.

Transactions if the third group process conference (1956), edited by B. Schaffner, University Seminar on Communications, Columbia University, New York, Josiah Macy, Jr. Foundation.

▽訳註

訳注一　当該論文のエピグラフには、『ハムレット』第三幕第一場でのオフィーリアのハムレット評が掲げられている。「いま、あの並ぶものなき気高さをもったお心の、／ひび割れた鐘のような狂ったひびきを聞かねばならぬとは。」一般にダブルバインド状況にあると考えられているハムレットの“To be, or not to be: that is the question.”ではなく、なぜこれが引用されているのだろう？　第一に、ハムレットが抑うつ的であったとはいえ狂人を装っただけなのに対し、発狂して自殺するのはオフィーリアである。とすれば、オフィーリアの台詞を引用してしかるべきではある。第二に、彼らの考察にある「なぜXは破綻したのに、妻はそうはならないのか？」に沿って考えることもできる。「気高さ」と「ひび割れた鐘」がオフィーリアにとって矛盾したメッセージであることはあきらかであり、ハムレットと彼女とのあいだにはダブルバインド状況が発生している。彼女は、愛していると言われると同時に、「尼寺へ行け！　Get thee to a nunnery！」と言われるわけだが、ここで、X夫人であるBが女子修道院へ行きたがったことがふたりの帰宅を遅らせ、ひいてはXを再発へと導いていることも興味深い。最後に、彼らの「二者択一の幻想」という臨床概念とハムレットの台詞の訳を比較参照するのも面白い。一般的な「生きるべきか、死ぬべきか、それが問題だ」対「このままでいいのか、いけないのか」（小田島雄志訳）である。当然、後者は、義父に対して復讐せずにこのまま泣寝入りを続けるのか、復讐すべきかという二者択一であり、どちらを選んだとてハムレットにとって困難が待ち受けているわけで、現実的な選択肢を提供していない。一方、前者は、生死という深刻な選択でありながらも、死ぬことによってハムレットはその苦悩から救われることになる。つまり、ダブルバインド的影響力としては、後者のほうがより強い表現になっているわけだ。結局、ハムレットが発病しなかったという展開からすれば、前者の訳のほうがふさわしいということになろうか？　いずれにせよ、「ダブルバインドは一方向性の関係ではなく、両（ないしすべての）参加者が、少なくともそれなりの時間にわたる継続的関係のために、重要な行動的類似性を共有する傾向がある相互作用のことである」（一〇七頁）と示して余りある戯曲であり、症例報告なのである。

訳注二　統合失調症患者の精神症状が、てんかん発作後に改善することは、よく知られている。

II 「相互作用」の臨床

from

Don D. Jackson:

Interactional Theory in the Practice of Therapy（2009）

II

はじめに

ポール・ワツラウィック

本書の「はじめに」を書けるのは、私にとって喜びであり光栄である。なぜなら、私が実践面での専門家として成長できたのは、ドン・D・ジャクソンあってこそだからだ。

私の人生ではよくあることとはいえ、彼との出会いはまったくの偶然であった。一九六〇年に私はペンシルヴァニア大学精神科でボランティアの助手をしていた。そこに彼が招かれてワークショップを行ったのである。ユング派の教育分析家である私にとって、それはまったくもって未知のものであった。私は個人的なレベルのみならず人々の集団的無意識をも分析することによって彼らを援助しようとして、数年が経っていた。

ジャクソンの提示した症例から判断すると、彼はしばしば、初回面接において治療を開始しようと努力していた。ときには、最初の一〇分ですでに治療が始まるのである。……私にとってそれはほとんど奇跡のようであった。そこで私は、二、三カ月でよいのでパロ・アルトを訪問し、彼の研究所で研究させてもらえないかと訊ねた。彼は賛成してくれ、その「二、三カ月」が四五年以上となった。

ジャクソンの達成と栄誉は数えきれないものだ。彼はスタンフォード大学とチェスナット・ロッジで研修を受け、サンフランシスコ精神分析研究所のメンバーとなった。一九五一年から一九六三年までは、パロ・アルト・メディカル・クリニックの精神科科長を務めた。一九五四年にはスタンフォード大学医学部臨床准教授も兼任し、一九五八年にはメンタル・リサーチ・インスティチュート（MRI）を創設し、オフィス二部屋からはじめて、より大きな独立した研究機関へと発展させたのである。彼は一九六八年の予期せぬ早すぎた死までそれを指揮した。

彼は、七冊の本の著者ないし共著者であり、一〇〇本以上の論文を専門誌で発表し、サイエンス・アンド・ビヘイビア・ブックスの編集長として働き、「ファミリー・プロセス」と「メディカル・オピニオン・アンド・レビュー」の共同創設者および編集委員でもあった。これらの事実の重要性に説明は要らない。精神医学と行動科学一般への彼の貢献は正当化する必要もないほどだ。

もしも彼の多くの業績の中からもっとも重要なものを選ぶとしたら、次の二つが即座に頭に浮かぶだろう。

『統合失調症の病因学 The Etiology of Schizophrenia』において、彼は、この病態についての遺伝学と心理的病因論のあいだの年余にわたる論争について当時もっとも包括的な評価を提示した。この学究的貢献は、現代的精神医学思考の発展の試金石である。

もう一つは、人間行動を相互作用という観点から、つまり独立した内容ではなく過程として見る彼の驚くべき天賦の才である。一九五四年の初頭に彼は、人間の「現実」決定因子が「ものではなく、人間関係」であることをすでに提唱していた。数十年後にこの発言がそれほど目立たなくなったとしても、ドン・ジャクソンの、グレゴリー・ベイトソン、ミルトン・エリクソン、そしてその他の際立った専門家たちとの仕事における貢献として、それは正確に広く記憶されなければならない。

ときどき、彼の介入の即効性はほとんど奇跡のようであった。その一例は本書の一二四 - 五頁（原書第八章、本書未収録）で見つけることができる。

彼は、専門家による精神療法、特に家族療法の拡大と結びつけられて記憶されもするだろう。彼の仕事を直に見て、そのアイデアを共有する恩恵に恵まれた人々は、時間のかかる治療的決定を数秒にして行う彼の専門家的ひらめきと稀有な能力を決して忘れないだろう。

ＭＲＩでの最初の二年間、私はロールシャッハ・テストの相互作用版というものを開発しようと奮闘していた。それは、家族メンバーが答えることを想定した五つのコミュニケーション課題（五つの具体的質問）で構成されていた。そのうちの一つが、「世界中の何百万という人の中から、お二人（すなわち、両親）はどのようにして一緒になったのですか？」という質問である。人々の答えはたいてい二分か三分であった。そのような「テスト」結果を五〇例ほど集めると、私はドン・ジャクソンにそれを聞かせることにした。彼はそのカップルたちについては知らないし、なぜ彼らがＭＲＩに来たのかも、彼らに子どもがあるのかも、その他もろもろ何も知らなかった。しかし、決まって、この相互作用を一度聴いただけで、彼は次のように言ったものである。「もしも彼らに息子がいるなら、彼は非行少年だよ。もしも娘なら、摂食障害があるね、たぶん」。そして、彼はいつでも正しかった。……私はしばしば彼に訊ねたものだ。「ドン、どのようにしてその結論に至ったのですか？」しかし彼は神秘的な返事をよこすばかりだった。「そうだね、ここでの母親の笑い方からかな……」

結局、私は、完全を期すためには、正常な家族のサンプルも必要だと結論した。何カ月か探した末に、私はなんとか二例の「正常な」家族を見つけた。そして、その中で「もっとも」正常な家族のテープをドンに聞かせた。すると、彼ははじめて、こんな風に言った。「私にはわからないね。もう一度かけてくれよ」。それで私がもう一度再生すると、彼は言った。「それでもわからないね。私には正常に聞こえるんだけど」

II

プロローグ　そして、いくらかの回想

カルロス・E・シュルツキ

パロ・アルト、一九六八年二月のある月曜。その早朝に私がMRIに戻ると、中庭の階段の下で二人の仲間に迎えられた。知的冒険の道連れ、ジャネット・ベヴンとポール・ワツラウィックである。ふたりともひどく青ざめた顔で、深刻な表情をしていた。MRIの所長であるドン・ジャクソンが他界したという。ほんの三日前には一緒に仕事をして、おしゃべりをしていた人物が、である。どのようにして？　それは定かではなかった。通夜はどこであったのか？　誰ひとり知らされていなかった。噂によると、彼はすでにごく近しい親族の見守る中、家族によって埋葬されていた。MRIの副所長は出席していなかった。研究所の建物はゾンビで溢れていた。スタッフは呆然としたまま目的もなく歩き回っていた。苦悩と痛みはとても抱えきれるものではなかった。私たちは何かをする必要があった。それで、ジャネットとポールと私は、何ブロックか先の教会へ歩いていった。どの宗派であったか、もはや記憶にないが、私たちはそこで、どちらかと言えば奇妙な代用品ではあれ必要とされた儀

式に深く身を沈めた。私たちはＭＲＩ元秘書の夫のために、閉じられた棺を囲む通夜を行ったのである。二、三日前に他界し、その日に埋葬された人のために。自分たちでも、それが、冒涜的な置き換えでなくとも、かなり強情な振る舞いであることはわかっていた。しかし、そこに私たちは座って、ブリリアントな同僚であり友人の早すぎた死に涙を流したのである。家族システム論という大胆不敵な新しいモデルでもって精神医学の権威に立ち向かった、賞賛されるべき「ゴールデン・ボーイ」のために。尋常でないほどに創造的でカリスマ性のある研究者、臨床家、そして教師、勇気ある聖像破壊者、そして寛容な人間の他界を、私たちは泣いた。彼の死は、私たちの輝かしい航跡を切り裂き、私たちすべてを根こそぎにしたのだった。

事実、この儀式の空白が埋められたのは、ドンの死の翌年、ジェイ・ヘイリーがアシロマ（モントレー）において価値あるオマージュを捧げる智恵を示したときであった。彼は、先駆的専門誌「ファミリー・プロセス」の初代編集長であるが、もちろんその雑誌は、ジャクソンとナット・アッカーマンが協力してその数年前に立ち上げたばかりのものだった。第一回ドン・Ｄ・ジャクソン・メモリアル・カンファランスには、その雑誌の編集委員がはじめて一堂に会することになった。家族療法の始まったばかりの前線部隊がすべてそこに揃ったのである。ネイサン・アッカーマン、セオドア・リッツ、スティーブン・フレック、リーマン・ウィン、カール・ウィタカー、ヴァージニア・サティア、ジム・フラモ、ジョン・ウィークランド、マレー・ボーエン、サルヴァドール・ミニューチン、マーガレット・シンガー、イスラエル・ツワリング、ノーマン・ベル、ジョン・ベル、ジョン・スピーゲル、リチャード・アワースヴァルド、ポール・ワツラウィック、フレッド・フォード、ピーター・ラカー、ノーマン・ポール、トニー・フェレイラ、ドン・ブロック、イヴァン・ボツォーメニイ＝ナギ、そして少数ながら、アイラ・グリックや私のような駆け出し者もそこには含まれていた。

多くのプロジェクト、そして実際には、彼の指揮していた研究所の多側面的性質のほとんどが、彼の死によってその先鋒を切り崩されることになった。その時代の思い出を続けよう。彼の死の一週間ほど前、ランチを共にしながら彼は私に、新しい執筆計画について熱を込めて語った。彼が収集していた情報というのは、カポーティの『冷血』の様式で、一九六六年の「テキサス・スナイパー」についての心理的伝記を書くためのものだった。建築科の若い学生の話だ。彼は元海兵隊員であり、オースティンタワーにあるテキサス大学の三〇七フィートの高さの展望台から、本人が狙撃されるまで九〇分にわたるランダムシューティングを始めたのである。その結果、一六名の学生が死に、さらに多くが負傷した。

ＭＲＩは当時、まだ設立後十年であり、相変わらず、オーソドックスなアイデアとは対極にある研究プロジェクトで沸き立っていた。例えば、ドン・ジャクソン自身の初期の仕事の多様さ（第一巻所収）であるとか、ジェイ・ヘイリー、ジョン・ウィークランド、ポール・ワツラウィック、ジャネット・ベヴン、ヴァージニア・サティア、アントニオ・フェレイラ、ジュールス・リスキンをはじめとするＭＲＩの初期の研究スタッフの多士済々さをご覧頂くのがよいだろう。一例を示そう。ドンが亡くなったときに率いていたチームは（私もそのメンバーのひとりだったが）、彼の並外れた臨床的直観をあきらかに示す法則を彼から抽出し、それを解明しようとする集団的課題を担っていた。それは実際、彼の仕事の中に、後年ドナルド・ショーン[▼原註一]が「実践理論 theories of practice」ないし「行為理論 theories of action」と概念化し世に知られることになる事柄を見つけ出そうという試みであった。このどちらかと言うとワイルドなプロジェクトには、少しばかり背景を補足説明する必要があるだろ

▼原註一　Schön, D. A.: The Reflective Practitioner: How professionals think in action. London: Temple Smith, 1983.（D・A・ショーン（柳沢昌一、三輪建二訳）『省察的実践とは何か―プロフェッショナルの行為と思考』鳳書房、二〇〇七）

う。そこには、構造化家族面接への反応を分析するＭＲＩの主要な先行プロジェクトの副産物という意味合いがあったのである。それは、もともとヴァージニア・サティアの指導する研究のためにワツラウィック▼原註二が公式化したツールであったが、その家族群は、統合失調症、摂食障害、潰瘍性大腸炎、少年非行、ないし（「コントロール」群として）嚢胞性線維症 cystic fibrosis と診断された家族のうち思春期の子どものいる家族が該当していた。このプロジェクトの副産物として、ＭＲＩにはインタヴューの膨大なオーディオ録音が残っていた。例えば、上記家族群の両親が以下の課題に取り組んでいる部分を聴くことができる。「おふたりはたぶん、『転がる石にはコケがつかない』ということわざをご存知でしょう。そこで、おふたりにその意味を話し合って discuss 頂き、（控室にいる）息子さん（ないし娘さん）を呼び入れて、それを彼（ないし彼女）に説明して explain もらえませんか？」このことわざがあいまいさのモデルであることを思い出して頂きたい。なぜなら、実際、これは二つの反対の意味をもつからである。一つには、「コケ」はよいものであり、「知識」ないし「財産」を意味するとされるのに対し、もう一つには、「コケ」は否定的な意味をもち、「沈滞」と同義である。また、ことわざの意味は滅多に話し合われないので、夫婦も、意味を知らずに、お互いが反対の意味をあたり前のように思っていても不思議ではなく、ふたりは意味について論ずる中で意見の一致をみるかもしれない。中には、それまであたり前のように考えていたことわざに二つの異なる意味が可能であることを理解する夫婦もあるだろう。これに加えて、課題自体があいまいである。「話し合う discuss」は「同意する agree upon」と理解されるかもしれないし、そうではないかもしれない。一方、「彼に教える teach him」としたならば、思春期の子どもたちの（むしろよく知られた）ことわざについての無知を

▼原註二　Watzlawick, P. A. : Structured Family Interview. Family Process, 5: 256-271, 1966.

想定した指示となるので、本来は「彼と話し合う discuss with him」のほうが、（情緒的ないし認知的問題を抱えているにしろいないにしろ）思春期の子どもたちを扱う両親にとっては適切ないし心地よいものであったかもしれない。最後に、課題のすべてがオーディオ録音されることで、緊張の高い雰囲気が醸し出され、そこでは両親そしておそらくは子どもたちでさえも（口頭および同意書作成のどちらにおいてもていねいな予備的説明をされてはいるのに）自分自身を「彼らはどんな間違いを犯すのか」という分析の対象として経験することだろう。それで、ジャクソンは、この課題の最初の部分、つまり両親が「意味を話し合っている」ところをブラインドで聴き、彼らの子どもたちの診断名を九〇パーセント以上の正確さで予言したのである。そればかりか、「もしも子どもが男の子なら、彼は○の診断がつくと思うよ、もしも女の子なら□だろう。ただし、それは彼／彼女が第二子でない場合だ。もしも第二子なら、△の診断がつくだろう」というようなことも補足したのである。研究グループの中心課題は、彼を調査し、そのような予言をするためにどんな指標が彼に必要だったのかをあきらかにすることだった。一般的に、彼自身はそれを知らなかったし、彼自身の説明があいまいであることも多かった。例えば、「彼女が最初の一言を言った後で、どんな風に笑ったのかに気づいただろう？」といったコメントである。そのような観察では、その先に話を進めることはできなかった。しかし、それは、しばしば欲求不満を抱かせたもののもっとも興味をそそる課題であった。ティーカップの底に茶葉で偶然にできた図柄でもって未来を読み取るように。チームは彼のメモを比較し、彼のつぶやきをつぶやき、そしてそれらすべてを試して理解しようとしたが、それらは大方失敗に終わった。しかし、啓示の解読作業はどの面接においても魅力的なものであった。まるで先住民たちが、不思議な「お喋り箱」を振っては、その意味を議論するかのように。それは密航者によって忘れ去られながらも先住民によって救出された乾電池ラジオであれ、彼らにはそれが何であるか、どのように働くのかさえわからないものだった。そして、ドンは、人生の驚異に驚いたかのような大きな青い瞳で、そして新しいことを知る人のやさしい微笑みでもって、その先住民たちに加わり、彼自身もそのお喋り箱に興味をそそられるのだった。

　本書を構成する臨床例や議論は、驚きにいっぱいの瞳でもって読まれ、家族療法の領域において成長した私たちに対するやさしい微笑みでもって読まれるときにこそメリットがある。それは、本書作成に貢献した人々の労働あってこそのものだし、さらに言うなら、先住民のような興味（「好奇心」はジャンフランコ・チキンによってその認識論的スタンスのために選択された言葉であるが）▼原註三も忘れてはならない。それこそ、ジャクソンが直観から智恵を抽出しようとした探求には必須であった。本書によって、私たちの領域に多大な貢献をした並外れた臨床家であり、創造的先駆者でもあった創造的天才から継続的に学習することが、可能になる。

　そして、本書の編集者であるウェンデル・レイは、私たちからの大きな評価を得るに値するだろう。何年も前にすでになされていなければならなかったことを、彼は成し遂げたのである。この特別な先駆者の豊かな概念的および臨床的貢献を論文集の形でもって専門家である聴衆の下に届けたのだから。彼に値する栄誉が彼にももたらさなければならない。家族療法の歴史においてばかりか、その継続的発展という意味においても。

▼原註三　Cecchin, G. : Hypothesizing, Circularity, & Neutrality revisited–An invitation to curiosity, Family Process, 26 (4) : 405-413, 1987.

II

ドン・ジャクソンの目で見る

ウェンデル・A・レイ

ドン・ジャクソンとは何者なのか？　そして、彼の相互作用理論と治療を理解することは何故役に立つのか？　ジェイ・ヘイリー、ポール・ワツラウィック、ジョン・ウィークランド、サルバドール・ミニューチン、リチャード・フィッシュ、アーヴィン・ヤーロムといった伝説的セラピストばかりか、家族療法家の第一世代と目されるあまりに多くの人々が、ジャクソンは天才的治療者だと見なしていた。彼こそが、一番最初に、そして人によってはもっとも有効だと考える、家族療法のシステム論的モデル、合同家族療法を創造した。三〇年以上にわたって、ウィークランドとワツラウィック、そしてフィッシュは、MRIブリーフセラピー・アプローチを教えていたが、そこで彼らはまずもって、自分たちに多くの影響を及ぼした三人の師について語った。グレゴリー・ベイトソンの理論、ミルトン・エリクソンの催眠療法、そしてドン・ジャクソンの実践的影響、それらが彼ら自身の仕事を形作ったのだと。幸いにも、ミルトン・エリクソンとグレゴリー・ベイトソンの仕事は多くの著書や論文に現在でもその記録を残しているが、ジャクソンについては、おそらく彼が一九六八年という家族療法が広まり出したちょうどそのときに死去したこともあって、神話と伝説の中に消えてしまった。歴史的重要性は認識されても、どちらかと言えば無名なままである。

しかし、ジェイ・ヘイリーはよく言っていた。困難な症例で袋小路に入ったとき、こう自問するのだと。「ドンがここにいたら、何をするだろう?」。ポール・ワツラウィックとリチャード・フィッシュは、ジャクソンが夫婦家族療法という専門領域を創造するためにもっとも責任のあった置き換えることのできない人物だと信じていた。ジョン・ウィークランドは、これまで研究した中でもっとも天賦の才に恵まれた治療者はジャクソンだと言い、グレゴリー・ベイトソンによれば、ジャクソンの「家族ホメオスターシスに関する原著論文は、システムとしての家族についてのもっとも重要な発言だ」(Weakland, 1970)。ドン・ジャクソンは、上記の先駆者たちの最初の臨床スーパーヴァイザーであったし、彼らはみな、ジャクソンが家族と面接するのを直に何度も観察し、後年、彼らこそが伝説的人物として貢献する際にはその経験が大きく役立ったのである。家族システム論のもうひとりの置き換え不能な創造者であるマレー・ボーエンでさえ、ジャクソンは、その黎明期において自分以外に唯一、理論を理解していた人物だったと述べている。

ジャクソンの著作や彼の治療の残された録音記録を研究することによって、ジャクソンの死後四〇年間この領域を席巻してきたシステミックセラピーのモデル、ヘイリーとマダネスの戦略的家族療法、ミラノ・システミック家族療法、認知行動的夫婦・家族療法(Stewart, 1980; Jacobson & Margolin, 1979)、解決志向ブリーフセラピー、そして最新のシステミック・戦略的セラピーばかりか、最近流行の「エビデンス・ベイスド」アプローチなどのどれをとっても、それがすべて、ジャクソンの治療的アプローチの中心的ないし組織的特徴であることを発見するのである。ほとんど認識されていないものの、ジャクソンの影響は至るところにある。まるでこれらのモデルは、ジャクソンの理論と治療に基づいて臨床実践方法を創造したかのようである。これらの「先端」モデルの本質的要素をひとまとめにして、元型的アプローチに溶かし込んだなら、あなたはそこにドン・ジャクソンを再発見することだろう。

ドン・ジャクソンを吟味することとは、一貫して首尾良くいく、その後のすべてのシステミックセラピーのまさに元型となった一つの治療アプローチを発見することである。ジャクソンの残した一つの贈り物は、彼の治療の一〇〇時間を越えるオーディオおよび映像記録である。治療をしているジャクソンの録音、録画を一三五本の論文と分担執筆原稿、そして七冊の著書と照らし合わせるとき、ジャクソンの原型的重要性は完全にあきらかとなる。一九五〇年代に、ベイトソン・チーム(グレゴリー・ベイトソン、ドン・ジャクソン、ジェイ・ヘイリー、ジョン・ウィークランド、ウィリアム・フライ)がはじめてコミュニケーション理論を構築したとき、チームは世界ではじめてワンウェイ・ミラーを使い、面接を録音することで、治療と家族相互作用をリアルタイムで観察し、治療を分析したのだった。ベイトソン・チームのメンバーは、ドン・ジャクソンが家族の治療に成功するのを観察し、彼の治療に大きな影響を受けた。そこで治療された家族は、誰かが慢性統合失調症、潰瘍性大腸炎、アルコール依存症、躁うつ病、さらにはケネディ大統領暗殺直後に「もう一人の小さなオスワルド」と称された若者さえ含むほどに、重く人を衰弱させる困難を抱えていた。ジャクソンの有名な臨床技術が、グレゴリー・ベイトソンによって作られた理論や、彼の治療を直に観察した人々によって創造された治療モデルに大きく貢献したと言うのは、決して大袈裟ではない。この直接観察者には、グレゴリー・ベイトソン、ジェイ・ヘイリー、ジョン・ウィークランド、ウィリアム・フライに加えて、ヴァージニア・サティア、ポール・ワツラウィック、リチャード・フィッシュ、ジャネット・ベヴン、アーヴィン・ヤーロム、リン・ホフマン、アントニオ・フェレイラ、ジュールズ・リスキン、カルロス・シュルツキ、そしてクロエ・マダネスがいた。ジャクソンを取り巻く神話と伝説は、ジャクソンが家族と面接するところを直に観察した経験、およびシステム論やシステミックセラピーに関する著作を行うことを介してそれを解釈する経験をもつ人々の話に由来するものである。

概念枠組み

ジャクソンの治療を理解するには、彼の治療行為が基づく前提ないし理論的枠組みについての知識が必要である。

二つの主要な構成概念が、ジャクソンの相互作用的治療を下支えしている。家族ホメオスターシス(Jackson, 1954/1957)とダブルバインド(Bateson, Jackson, Haley & Weakland, 1956)だ。家族ホメオスターシス概念は、

……ある家族の中の一人との治療的取り組みが他のメンバーの行動によって妨げられる、あるいは、あるメンバーが治療で改善すると他のメンバーが悪くなるという観察から生まれてきた。これらの観察がホメオスタティックな一般システム論と結びつけられて、家族がそうした力動的定常状態システムを形成することが示唆された。つまり、(患者とされている人と彼の病的行動を含め)メンバー全員の性格特徴と彼らの相互作用の性質が、その家族に典型的な現状体制を維持しようとし、(どのメンバーの治療による企てであれ)いかなる変化においてもその現状体制の復元に向けて反作用するのである。(Chapter 6, p.83/本書第六章、一二一頁を参照)

家族ホメオスタシスは、人間行動の相互結合性を把握するのに必須の概念ツールを提供するわけである。

一方、ダブルバインド概念は、患者とされている人の親密な第一義的集団であるメンバーの現時点で生起しているコミュニケーションこそが、行動を説明するためにもっとも適切な資源であるという考えに、基づいている。ジャクソンとウィークランド（Jackson & Weakland, 1961）によると、

……実際の人のコミュニケーションにおいては、唯一の単純なメッセージというものは存在せず、コミュニケーションは常にかつ必然的に、異なったレベルの多様なメッセージを同時に含んでいる。これらのメッセージは、言葉、口調、表面上の表現といったさまざまなチャンネルを通して伝達されるか、ありそうな文脈に関連したあらゆる言語的メッセージのさまざまな意味や指示対象によって伝達される。これら関連したメッセージの間の関係は、とても複雑であろう。異なるコミュニケーション・レベルにおける二つのメッセージがまったく同じということは、あり得ない。それらは、似ていたり異なっていたりするだろうし、調和していたり矛盾していたりするわけである。（Chapter 6, p.84／本書第六章、二一一頁を参照）

ダブルバインド概念は、矛盾したメッセージの孤立例を提示するものではない。むしろ、それは、家族ないしその他の重要な集団において一定の時間にわたって認められる支配的なコミュニケーション／相互作用スタイルなのである。頻繁に観察される類いのダブルバインド・パターンが存在するのは、例えば、若者に向けて責任感をもてというメッセージがあるレベルにおいて与えられる家族コミュニケーション・パターンがある場合だ。それと同時に、コミュニケーションの異なるレベルにお

いて、若者には責任ある行動は取れないとする矛盾したメッセージが与えられる。そのような関係性では、若者がその矛盾したメッセージに正確に反応することが決定的に重要だと感じ、かつそのメッセージが矛盾していることについてコメントすることやその状況から逃れることは禁じられている。

ダブルバインド概念は、コミュニケーションとしての行動がもつあまりはっきりしないニュアンスを把握するための手段を提供する。それは、(家族メンバーのあきらかな症状行動であっても意味をなす)家族関係というマトリックスの中での複雑で、しばしば矛盾したメッセージの文脈の中にある。理論的下支えをする家族ホメオスターシスとダブルバインド概念によって、以下の前提が必然的に推論されることになり、それらは一緒になって、ドン・ジャクソンの相互作用理論を構成する一組のゆるぎない仮説を提供する。

相互作用理論の基本的前提

一　歴史的、遺伝的、ないしいわゆる世代伝達的因子がありそうだとしても、そのような因子は、重度の精神ないし身体欠陥以外では、独立して観察可能なものではない。それゆえ、治療の焦点は、クライアントの重要な関係文脈におけるメンバーのあいだに現在生じている観察可能な行動のやりとりに当てられる。(Jackson, 1964; 1965a)

二　もっとも影響力のある学習文脈が家族である以上、「症状、防衛、性格構造、そして人格は、特定の相互作用文脈に反応した個人の特徴的な相互作用を描写する用語でもって考えられるべきである」。(Jackson, 1965a, p.2, Ray, 2005 を参照)

三　症状行動も含めすべての行動がコミュニケーションである以上、それを文脈から分離すること

はできない。（Bateson & Jackson, 1964 ; Jackson, 1964d）

四　集団メンバーによって共有された信念はいかなるものも、彼らが経験する現実を構成する（Jackson, 1965a & b［本書第二章］Chapter 16-18）。治療者は、参与観察者として、家族に課せられた行動の描写に積極的に参加する。（Bateson & Jackson, 1964; Jackson, 1965b［本書第二章］）

五　ある関係性の中にある人々は継続的に、その関係性の性質を定義しようと試みる。ジャクソンの論点として、関係性は次の二つの主要な特徴をもつものとして定義される。（a）関係性は当事者たちにとって意味の大きいものである。（b）関係性は長いあいだに培われた性質をもつ。これらの二つの因子が存在するとき、関係性の性質を定義しようとする努力が必ず生まれる。（Chapter 1, Watzlawick, Beavin & Jackson, 1967; Ray 2005）

六　すべてのコミュニケーションにおいて、参加者たちは、自分たちの関係性の性質を定義しようとして、関係性の定義をお互いに提供し合っている。「各自が、順に、各々の関係性の定義に反応し」、それは、相対者の定義を肯定、否定、ないし修正することになる。（1965a, p.8）

七　この過程において時間が経つにつれ、ある行動は受け入れ可能なものとして維持され、そうでないものは除外されるので、観察可能で冗長な相互作用パターンがメンバーのあいだに出現する。このような冗長性は、所与の家族システムにおいて関係性を支配するルールとして、象徴的に理解される。家族メンバーを結びつけるこのようなパターンが、治療の焦点である。

八　関係性ルールがより硬直的で制限するものとなると、家族は変化に適応しにくくなる（つまり、家族にとって選択肢が減る）し、ひとりないしそれ以上のメンバーが、自らによって、他の家族によって、あるいはより大きなコミュニティの外部のメンバーによって、「症状がある」と同定されやすくなる。（Chapter 12 and 13）

九　いわゆる症状行動が家族の中に出現するのは、関係性ルールがあまりに制限的で家族メンバーが（家族が時間をかけて発展するときに経験される）自然な変化に適応できない、そして／あるいは、家族員が関係性の性質を変化させることについてコンセンサスを得ることができない場合である。（Jackson, 1965d, Chapter 12）

一〇　現実を予見したいという願望、他者の行動をコントロールできるという幻想、変化することの恐怖、そしていくらかの安定性を維持したいという願望が、関係性の性質を定義しようとする大方の試みの中心にある。（Chapter 1, 4, 7 and 18, 1965a & b［本書第二章］）

一一　いくらかの試みがなされて、関係性の性質についてのコンセンサス（Jackson, 1965d & e）が得られたとき、夫婦関係には、それぞれのパートナーが自分自身の関係性定義を相手に受け入れさせるための強制手段を使う典型的な「病理性」が観察されるかもしれない（Jackson, 1964a）。他には、三角関係化 triangulation と呼ばれるものであり、配偶者のどちらかが先の世代か次の世代の誰かと融合して、相手の配偶者と敵対することになる（Chapter 1, Jackson cited in Haley & Hoffman, 1967）。その他によく見られる「病理性」は、相手の配偶者が自分なりに関係性を定義しようと努力するときに、その配偶者の側に見られる罰と暴力のテーマのヴァリエーション（あきらかなものも隠されたものも）に関連している（Leaderer & Jackson, 1968）。このような「症状」ないし「病理性」は、個人が、他者をコントロールできるという幻想に絡めとられて、どのように関係性の性質を定義しようと試みるのかという実例である。

一二　クライアントの発言は、文字通りにも象徴的な用語によっても同時に理解され得るし、治療者への治療関係に関する発言としても理解され得る。ある人が頭痛を本物の生理的現象として経験しているとしよう。しかし同時に、もしも家族の誰かが、頭痛をもつ人にとっては受け入れにくいか、話をこじらせるリスクなしにははっきり物を言えないような何かを言ったりやったりした直後に、その人が頭が痛いと言ったのであれば、治療者は、その頭痛が少なくとも以下の三つの仕方で同等に正しく理解され得るものであることを想像できるだろう。

（一）頭痛もちにとっての実際に痛みを伴う不快な経験として。

（二）両者が同意できないながらもそれを明言することもできない、相手の行動に対するラベルされていない発言として。

（三）家族の状況の困難さに関する治療者への言外に伝えられたメッセージ、およびそれに対処するよう求める間接的要求として。行動はいくつかの異なる意味を同時に伝えるので、トレーニング中の治療者は、行動を文字通りに、象徴的に、そしてそれがあたかも治療者との関係についてのメッセージであるかのように理解することで、学ぶところが大きい。それは、以下のように自問することで、先に進むことができる。「言われたことは、同時に次のものとして、どのように理解され得るのだろうか？」

(a) 治療者と話者のあいだに現時点で起きている事柄についての発言として。
(b) 家族関係において起きている事柄についてクライアントが説明している発言として。
(c) その発言は、家族に直面するジレンマの戯画化としてどのように理解され得るのか。
(d) その発言や行動は、管理できない状況を彼らが多少なりともうまく管理できるよう他者が彼らに反応するのをどのように組織化しようとしているのか。（Chapter 12）

治療戦略

上記の理論的前提を頭の隅に止めれば、ジャクソンの相互作用に焦点を当てた治療のもっとも基本的特徴が以下の通りであることは了解頂けるだろう。

一　家族はホメオスタシス・システムのように、密接不可分に関係しており、「症状を呈する」メンバーの行動に影響し、かつ影響されるのだという仮説が展開される。(Jackson & Yalom, 1966)

(a)「症状」を呈する者の行動は、すべての家族メンバーのあいだの関係性のバランスを取る上で、決定的かつ現在的機能を果たしていると概念化される。患者とされている人の困難は、家族の実行可能性を「保護している」(すなわち、困難をもつことは、「症状を呈する」メンバーの機能である)。(Chapter 2［本書第四章］参照)

(b) これは、順に、他の家族メンバーに、あきらかな困難ないし問題を呈することのない機会を提供する。「症状」行動をこのように見ると、評価において適切な質問は、「おかしな行動が観察者にとって意味あるものとなるには、どのようにして文脈を説明し、証明すればいいのか？」(Jackson, 1964d) となる。

(c)「症状を呈する」メンバーの行動を変化させようと試みるとき、家族全員にとってそのような変化がもつメリット、デメリットを考慮しないならば、家族システムが安定性を維持し適応と変化に「抵抗」しようと試みる傾向により、しばしばむこうみずで無駄な結果となる。(Jackson, 1954a; 1957a; Jackson & Yalom, 1966; Chapter 6［本書第六章］)

二 家族において言われずなされないことに注意を払うことは、いかなる家族であれ、関係性ルールを把握するためにまずもって行うべき主たる方法である。"a"、"b"、"c"、"d"、そして"e"という行動が可能なとき、ある家族メンバーはどのようにして"a"、"b"、そして"c"という行動を繰り返し、決して"d"や"e"という行動をしないことになるのか？　ある家族メンバーが、家族に受け入れられる行動の過去のレパートリーの中にはない新しい行動を導入しようとするとき（つまり、ルールを侵そうとするとき）、問題が出現し得るのであり、しばしば出現するのであるが、それは、システムが定常状態を維持しようと自ら組織化するからである。(Chapter 13)

三 いわゆる「症状を呈する」メンバーに絡んだ家族のあいだに観察される冗長な相互作用パターンに「手をつける」(Chapter 10［本書第八章］) ことは、家族の変化を刺激する重要な方法である。

四 メッセージ、文脈、そして行動のメッセージとしてのダブルレベルに継続的注意を払い、それに取り組むことは、ジャクソンの治療スタイルの特質である。(Chapter 1 and 7［本書第七章］)

五 ジャクソンによれば、あらゆる人々は、いかなる瞬間も文脈から考えて自分たちにとって最上と考えられる選択をしている。「私たちの文化における大方の人にとって、個人がいかなる場合でも最善を尽くしているという考えを信用することは難しいようだ。もしもそうでないのであれば、苦悩の中にあって私たちはどうやってやすらぎを得られるというのか？　"怠惰"とか"がんこ"とか"無気力"などという言葉は単に状態を描写しているだけではなく、士気についての激しい非難や"やる気になればもっとできるはずだ"という語られていない考えを言外に伝えている。それゆえ、個人がコントロールできないなんらかの力動的相互作用過程こそが彼の性格特性を招いたのだと精神科医が指摘しようとすると、社会の偏見に直面することになる」(Jackson, 1952, p.393; Ray, 2005) この前提は、後年、ミラノ派による「ポジティヴ・コノテーション positive connotation」(Palazzoli, Cecchin, Boscolo, & Prata, 1978) やＭＲＩブリーフセラピーおよび解決志向ブリーフセラピーの諸アプローチ (Weakland, Watzlawick, Fisch, & Bodin, 1974; de Shazer & Berg, 1995) の中核をなす非規範的非病理的オリエンテーションの基礎である。

六　言語化されたことを行動に変化させたり、あきらかなことを目につかないようにすることによって、行動を適応させたり真似たりする人間の能力への信頼は、ジャクソンによって導入された技法である。(see Chapter 3 and 7 [本書第七章])

七　ある抽象レベルでは非論理的に見えるものも、異なる抽象レベルでは論理的である。これは、よく「逆説的」と称される治療的仕事の本質である。ジャクソンは、症状行動を評価する目的、および介入目的のためにある抽象レベルから別の抽象レベルへ考えをシフトさせることの先駆者であった。

(a)　クライアントの行動と前提を受け入れること、そしてそれを不合理な地点にまで拡大して、治療者を再修正する機会をクライアントに提供することの治療的利用。(Chapter 1, 4, 6 [本書第六章], 8; Watzlawick, Beavin & Jackson, 1967)

(b)　家族の立場の不安定さについての前言語的理解を示すためのタイミングのよい「自然な」笑いの使用。(Chapter 10 [本書第八章])

(c)　ジャクソンの治療のもう一つの特徴は、いわゆる治療的ダブルバインド、ジャクソンの呼び方では複数のレベルでのメッセージの使用、そして安定感を維持した上で変化の起こし方を変化させる機会を家族に提供するための問題行動の処方に関連している。(Chapter

1, 4, 8, 9, 18, 1962a; 1995a)

「見ること」、「聞くこと」、そして「すること」
——ドン・ジャクソンの働き

ジャクソンのアプローチを理解するためのもう一つの本質的な鍵は、彼が四年間にわたるトレーニングによってハリー・スタック・サリヴァン（Sullivan, H.S., 1892-1949）からかなりの影響を受けていたことを理解することである。ジェイ・ヘイリー、ロバート・コーエンらは、ジャクソンにおけるサリヴァンの影響を指摘している。ジャクソンの実際の臨床を調査すれば、彼がサリヴァンの面接技術の核心を本気で採用していることは、あきらかだ。しかしながら、サリヴァンは、患者と個人面接をしたのみで、決して患者の家族とは面接をしなかった。それゆえ、ジャクソンのブリリアンスの一部（ここは強調されて然るべきだ）は、サリヴァンの基本的面接技術を採用したことと、現在における夫婦および家族相互作用の性質を理解するためにそれを利用拡大したことに由来する。それゆえ、ジャクソンが、システム論的家族療法およびブリーフセラピーの主要な創造者でないとしても、そのうちのひとりであると考えることは、正当である（Bateson, 1970; Jackson, 1954, 1957; Haley & Hoffman, 1967）。ジャクソンによって開発された技術によって、治療者は、面接の現時点において相互作用的二者および三者関係過程を「聞いたり」「見たり」することが可能になる。サリヴァンの『精神医学は対人関係論である』の解題において、メイブル・コーエンは以下のように書いている。

患者の治療中、サリヴァンはいつも「不安に脅かされてコミュニケーションの流れがどこで乱れるか」という問題を念頭に置きながら患者の話を聞いていた。乱れが生じる箇所は、患者が、重要であろうと思われる問題から不意に外れるところ、患者の安全保障確保操作が募り始めるところ、不安に伴う種々の身体現象の出現が始まるところを押さえればそれとわかるものである。この種の変化点に気づいたとき、治療者は、この「外らし」が起こる直前に何があったかを思い出すか、（心の中で何が起こっていたかを）患者に訊いてみるとよい。この技法は、会得して正しく用いれば、患者の生の困難のパターンがどういうものかを調べ突き止めるのに正確で頼りになる方法である（Sullivan, 1953b, p.xvii／邦訳、xiv）。

サリヴァンの相互作用理論によれば、「一個の人格を、その人がその中で生きそこに存在の根をもっているところの対人関係複合体から切り離すことは、絶対にできない」（Sullivan, 1953a, p.10／邦訳、二〇頁）。サリヴァンの視点によれば、不安は、目立って感じられる苦悩経験であるが、現在進行中の重要な関係性における重要な他者によって強烈に否定され拒絶されたことによる産物である。重要な他者とは、その人が生き残りのために頼らねばならない人のことである。大切な他者の目に信望を得ることは、決定的に重要である。不安は、人が、自らの重要な他者に受け入れられない仕方で（特に両親にとって）、かつあまりに弱体化させるためにその経験を回避したり軽減するためなら何でもするというほどに振る舞うときにはいつでも、経験されているものである。

サリヴァンの不安概念が言外に伝えることに関するジャクソンの理解は、ベイトソン・プロジェクトに重大な貢献をしたが、ダブルバインド概念（Bateson, Jackson, Haley & Weakland, 1956）への主たる前触れとしても理解され得る。ジャクソンは、即座の臨床的瞬間において「コミュニケーションの流れが不安の脅威によって邪魔されているところ」を拾い上げることのできる達人であった。ジャクソンのフィルムを見たり、特にオーディオ録音を聴いてみれば、彼が、そのようなポイントに気づきそれを即座にかつ直接的に指摘することに極めて熟達していたことは、あきらかである。それは、家族が重要な話題だとされているものから話を逸らすところとか、症状行動が結果的に（相手についてのネガティヴな特徴づけのリスクがある）不安に満ちた意見交換から注意を逸らすところに気づくことで、達成される。ジャクソンは、治療的介入の焦点を逸らした発言／行動の直前に何が起こったのかを、そこに戻ってあきらかにするのだが、そこで三角関係化があきらかになる。

ジャクソンが不安のようなサリヴァンの基本的体系概念を評価概念として応用したため、関係性の性質を明確化することの回避、三角関係化、連合、パターン、冗長性、複数の意味レベル、そして観察者によって課された句読点が、真に迫ることとなり、臨床介入をリアルタイムで「見たり」「聞いたり」するよう訓練された観察者なら誰でも、それらをあきらかに理解することができる。

この技術が個人面接において素晴らしいものであるように、実に印象的なのは、ジャクソンがこの技術を拡張し、夫婦療法において配偶者のあいだの相互作用を跡づけるのを聞くときである（Ray, 2003）。また、「精神病的」な十代の娘とその父母とのあいだの家族面接におけるリアルタイムの交流を記録した次の短い会話においても、その素晴らしさは実感されるであろう。

ジル─お母さんの気持ちを害するつもりはなかったのよ。
ジャクソン─彼女が泣いているのは傷ついたからなのかな？　それは確定的？
母親─私のことを言っているの？
ジャクソン─ええ。そういう仮説は容易でしょうけど、本当なのかどうか。何かお考えはありませんか？
母親―時間は十分あるようですが。今がよろしいのでしょうか？
ジャクソン―そうですね。あなたは傷ついたので泣いたと、お思いですか？
母親―どういう意味でしょう？（泣く）私が寂しいから泣いたとでも？
ジャクソン―ええ。あなたがお嬢さんに応えたとき、私からみると、心温まる親密さがありました。それはただ傷ついたというのとは違うと思いますよ。
ジル―そうね、私は母を助けてきましたが、あれは気持ちを動転させたのでしょう。
母親―いいえ、それで動転したわけではないの。あなたには決して理解できないことが、お父さんと私との関係なのよ。
ジル―そんなことないわ。私にだってわかってたわ。ふたりよりはね。
母親―あなたのような年の子には無理よ。
ジル―私の年がどうしたって？　本質を見る目だけは十分養ったつもりよ。他の人たちからは、同じ年頃の子に比べて十分見る目をもっているってよく言われるんだから。
ジャクソン―でも長い結婚生活を続けたとは言えないね。それは一つの違いだよ。
父親―それは理解できないよ。
ジル―私はあなたがたふたりを、あなたがたが思っているよりもずっと客観的に見てきたわよ。
ジャクソン―それは言えるね、でもここで学ぶべきことはまだ残っている。
ジル―ええ、そうね。
母親―あなたは、お父さんと私がお互いに抱いている感情を過小評価していると思う。
ジル―そんなことないわ。ふたりは、あまり多くの人には見かけない、とても深い、深い、そして尋常ではない愛情を持っていると思うわ。私は絶対それを台無しにしたくない。そして、どちらかを傷つけたくもないし、ここにいて自分の言ったことでどちらかを傷つけようとも思っていないの。

母親——（傷ついた声で）私たちはそんなふうに理解してはいません。

ジャクソン——傷つけ合うのはそろそろ止めましょうか。それが重要だとは思えません。お母さんは感情的になっているけれど、君に傷つけられたからじゃない。なぜなら、ふたりが乗り越えてきたことについては何か心震わせるものがあるからです。それは十分おわかりのはず。

母親——先生、あなたはとても大切な点に触れられたと思います。なぜなら、それが正しく私の感じていることだからです。

ジル——だけど、問題は、私がなぜここにいなければならないのかということよ。私は自分の周りで叫び声を上げる人たちと眠らなければならない。何もかも鍵をかけられたら、誰も信用できっこないじゃない。ここの人たちはみんな本当にクレイジーで、たちが悪くて、治療不能例なのよ。（抑えようなく泣き続ける）あなたたちはわかってないし、想像さえできない。私が悪かったことと言えば、唯一、感情的だったことだけでしょ。

ジャクソン——突然、君はあきらかに優勢な候補者についたようだね、そしてお母さんから逃げ出した。お母さんが泣き止んで、君が泣き出した。これはたぶん……

ジル——わかってるわよ。私にはまだ解放すべき感情があるってことでしょ。

ジャクソン——君が最後に感情を解放したのは……

ジル——そんなことしてないわよ。

ジャクソン——いいや、解放したと思うよ。ただ、君の中に感情はもうあまり残っていないという意味じゃない。この経験を君は決して忘れないだろうけど、君にとっては、私がお母さんに話しているとき、君が自分の問題に踏み込んだということを理解することが大切だと思うんだ。

ジル―わかるわ。

ジャクソン―そして、これはたぶん、私たちがさっきまで話していた永遠の三角の一部なんだ。そこには三つの辺があって、各自が……

ジル―でも……

ジャクソン―自分流の仕方でそれを押し上げる。

ジル―それがどんなふうにこれと関係しているの？

ジャクソン―そうだね、私はお母さんのことを前よりよく理解したと思うけど、それはちょうど、君が精神科病院の恐怖についてガミガミ言い出したときだ。これで私も君と同じ……

母親―私たちはみな同意したわけですね。

ジャクソン―しかし私は、ここで力の相互作用があることも理解しなければなりません。

ジル―その力がどんなふうに働くのかわからないわ。

ジャクソン―その通り。私にもそれほどあきらかではありません。ただし、このようなシフトが見えると、それが力を警告するのです。(Haley & Hoffman, 1967; Ray, 2000)

相互作用過程の跡を辿るこの技術は、システム論的ないし相互作用的な家族療法およびブリーフセラピーと後年知られるものの試金石の一つであり、ドン・ジャクソンによるその他の前提および治療的戦略と結合すると、彼の影響力が文字通り現在あるすべてのシステム論志向性治療者に浸透していることがわかる（Watzlawick, Weakland & Fisch, 1974; Fisch, Weakland & Segal, 1982; Fisch & Schlanger,

1999; Fisch & Ray, 2005; Haley, 1963, 1976, 1980; de Shazer, 1982; Madanes, 1981; Minuchin, 1974; Fishman, 1988; Palazzoli, Boscolo, Cecchin, & Prata, 1978; Boscolo, Cecchin, Hoffman & Penn, 1987; Keeney, 1983, Keeney & Ross, 1985, Keeney & Silverstein, 1986; Cecchin, Lane & Ray, 1992, 1993; Penn, 1982, 1985; Satir, 1964; Bergman, 1985; Ray & Keeney, 1983, Ray & Watzlawick, 2005; Weakland & Ray, 1995）。これらのモデルは順に、現在のすべてのブリーフセラピーおよび家族療法に影響を及ぼした。

家族過程をあきらかにするこの評価技術とジャクソンの相互作用焦点アプローチ Interaction Focused approach の特徴は同等に根本的なものとして、ジャクソンが治療的会話を動かしつつ、驚くような行動をとることを可能にした。面接の逐語記録は、治療過程と臨床技術の詳細な研究を行う上で計り知れないほど貴重なものである。しかしながら、ジャクソンが患者と関わる技術にあるほとんどのニュアンスは、驚くべき幅広さと多種類の抑揚、トーン、タイミングを聞き取ること、そしてコントロールされた自分自身の身のこなしがなければ（つまり、逐語録上の単なる言葉だけではあきらかにされ得ないコミュニケーションの限りない側面について知らなければ）、適切に評価され得ないものである。夫婦ないし家族との複雑な相互作用を動かすジャクソンの能力は、面接においてクライアントが関連のない話題へと脱線するのを放置できないナンセンスだとするのではなく自由にさせるかと思えば、やさしく共感的な理解でもって話を聞く側に回ったりと、天賦のものであったが、込み入ったケースを首尾良くまとめるには必須のものであった。ジャクソンは相互作用に焦点を当てた評価の本質を以下のように明確化している。

［家族、そして／あるいは夫婦は］「相互因果的システムと考えることができ、そこでは相補的コミュニケーションが相互作用の性質を強化している。治療者は、このシステムを支配してい

るルールを探さなければならない。治療は、そのルールが変化するよう振る舞う治療者がいてこそ成立する」（Jackson, 1967, Chapter 12）

――その結果、症状は必要なくなるのである。

ジャクソンは、家族療法の本質的目標が、問題行動を強化し永続化している相互作用パターンを遮断することだと概説している。

「私は、以前に比べたら、患者の感情というものにほとんど関心を払わない。もしも家族が強固なパターンにはまっているなら、治療者は、そのパターンを遮断するために何かをすべきである。どこにでも偶然性という可能性がある。これまでにない行動、これまでにない機会、そして家族の誰かがこれまでとは異なる関わり方をするようになる誰かなど。そこで、それらは変化を起こすことができる。彼らの無意識の動機づけ、あるいは過去には変化を妨げていた何らかの心理的ジレンマなどがあろうとも」（Chapter 14）

では、最後に、ジャクソンのあと二つの臨床接近法を簡単に紹介しておこう。第一に、ジャクソンは、相互作用的ないし関係的力動を描写するための個人志向性言語の限界にまったく不満足であった。彼は「マリタル・キド・プロ・クオ marital quid pro quo」、「超個人 supraindividual」、「拘束性 restrictiveness」、そして「家族ホメオスターシス family homeostasis」といった概念を導入した。彼は、意味を行動に賦与する文脈の決定的重要性を強調し、相互作用的交換を関係性の性質を定義する努力として考えるための関係性構成物を導入した。それが「観察者による句読点 observer imposed punctuation」と「円環的 circular」ないし「再帰的 recursive」因果性である。彼は「三角化 triangle」を用いて三者関係力動について書いたし、治療者-患者相互作用の力動を理解する上で治療者の前提を考慮することの決定的重要性を強調した。それは、相互作用的力動こそが、個人の内面にあると想定された過程に主たる注意を向ける考え方よりも、人間行動理解においてはるかに適切だという彼の確信を強調するものであった。薬理学的介入に通暁した神経内科専門医として、彼は身体的、遺伝的、そして生化学的過程に気づいていなかったというわけではないが、彼はこうしたオルタナティヴなアプローチの専門家であったのだ。しかし、ジャクソンは、個人に着目することで、注意を向ける焦点としてより適切だと彼が信じた事象から注意が逸らされてしまうと考えたのである。行動を招く関係性および文脈的拘束を考慮すると、どんな文脈であれば、個人にとって症状は「最適な選択」となるのであろうか？

第二に、ジャクソンは、「冗長性 redundancy」ないし相互作用パターンを見極められることが、他者の行動として人間行動の性質を理解する中でもっとも重要な進歩だと信じた。彼は、四つのカテゴリー分類法を創案したが、それはあきらかに、理解され適用されたなら、経験されている困難の程度を迅速にあきらかにし、介入を導くことになる相互作用に焦点を当てていた。（詳細は Chapter 1）

＊＊＊

この第二巻は、相互作用志向セラピー Interaction Focused Therapy の臨床実践に関するジャクソンのもっとも重要な論文を一八本、一冊にまとめたものである。おおよそ年代順に並べてあるので、読者は、彼がどのようにシステム論的夫婦家族療法を行うのかと初期の論文に書いた頃から順に、時間系列上にジャクソンの治療の発展を追うことができる。第一章「家族相互作用、家族ホメオスターシス、そして合同家族精神療法のための含意」では、ジャクソンは、家族療法実践における相互作用ないしコミュニケーション理論の使用をはじめて包括的に記している。相互作用理論の基本的特性のほとんどが概説されているが、そこには、ジャクソンの適切な治療接近法の決定を目的とする相互作用的力動評価方法も含まれている。ジョン・ウィークランドとの共著である第二章［本書第四章］「統合失調症症状と家族相互作用」は、精神病的交流にある家族の啓発的分析であるが、相互作用に焦点を当てた評価のもっとも初期の概説の一つを提供している。困難な症例と取り組んでいる読者は、結論にある要約によって大いに啓発されるであろう。第三章［本書第五章］と第四章の「統合失調症家族における家族療法」と「統合失調症のモナド、ダイアッド、そして家族療法」では、読者は、ジャクソンが家族全員との治療においてコミュニケーション分析原理適用を描写している二本の初期論文を提示され、発見の興奮を感じることだろう。ジャクソンとヴァージニア・サティアの共著による第五章「家族診断と家族療法における精神医学発展の展望」で、今日適切な家族研究、理論、そして治療に関する情報に富んだ展望がなされているのは、今日の大方の展望においては滅多に触れられることのない重要な結節点が記述されているからである。ジャクソンとサティアは、十年ほど一緒に働いてきたので、この論考は、家族診断および治療にて二人が共有した知識の深さを端的に示している。第六章［本書第六章］はジョン・ウィークランドとの共著、「合同家族療法—理論、技術、そして結果に関する考察」である。これは評判の悪いベイトソン・チームによって一〇年間継続された研究の最終報告である。ここに描写された理論的原理と治療的実践への貢献は、何世代にもわたる研究者と治療者に影響を与え、システム論的家族療法実践が発展する地盤となった。第七章［本書第七章］「相互作用的精神療法」は、多くの第一世代家族研究者および家族療法家によって、もっとも影響力の大きい初期の論文として引用されたものである。これは、ジャクソンの相互作用的な理論および治療実践に関する三本目の包括的展望である。第八章「妄想患者の技術的対処のための一つの示唆」は、わずか数ページしかないが、ジャクソンの論文中もっとも広い影響力をもったものに属してもいる。その理由の一部は、ジャクソンの伝説的臨床技術が完全に表現されているからである。第九章「成長経験表出としての急性精神病」では、ジャクソンとワツラウィックが、若者の側の情緒崩壊を情緒的に病んだ若者と家族のあいだの関係性の性質における変化の希求として理解する、最初期ながらかなりの説得力のある主張をしている。この楽観的で関係に焦点を当てた情緒的病いに関する理解は、それよりも広く実践されている（精神病を遺伝性、幼児期の心的外傷、そして／あるいは生化学的インバランスの産物として捉える）疾患モデルとは完全な対照をなしている。第一〇章［本書第八章］「家族ホメオスターシスと患者変化」は、ジャクソンによってアーヴィン・ヤーロムに提供された臨床コンサルテーションの報告である。ヤーロムは、統合失調症の男性入院患者とその家族との家族療法において行き詰まったのである。面接全体を改善による不利益の探求に当てることで、ジャクソンは、家族を変化に向けて解放し、若者は改善していく。第一一章「家庭医療―包括的医学アプローチ」では、ジャクソンは、家族システム論的医療 Family System Medicine に何年も先駆けて、一般医療の領域において相互作用的治療の原理を応用した説得力ある症例を概説している。第一二章「個人とより大きな文脈」において、ジャクソンは、システム論と伝統的な個人志向性人間行動理解との本質的違いを概説し、そうする中で、相互作用的過程についての原型的描写を提供している。第一三章「統合失調症――疾病分類学的集合体」は、ジャクソンの相互作用理論の最後の包括的発言となった。『『正常』家族と『異常』家族のあいだの差異」において、ジャクソンは、広範でさまざまな相互作用パターンを示す（『正常』）家族の中からずっと限定的な交流パターンに捕われた家族を実証的に区別するための明確で理解容易な研究方法を提示している。第一五章「逆説的コミュニケーションと夫婦パラドックス」において、ジャクソンと同僚のアーサー・ボーディンは、結婚に潜む多くの逆説に対する挑発的論文を用意した。これをジャクソンは後日、古典的著作となった『結婚の蜃気楼』へと発展させたが、それはピュリッツアー賞受賞者ウィリアム・レーデラーとの共著となった。

最後の三章は相互に補完し合うものであり、ジャクソンの死の直前に刊行されている。「変化の恐怖」では、ＭＲＩの同僚たちが彼らの古典的著作『変化の原理』を書き上げる何年も前に、ジャクソンは、患者に対する明快で深遠な治療を提示している。これに続いたのが「正常性の神話」であるが、そこでジャクソンは再び、個人診断と正常性に基づく疾患モデル概念に挑戦している。曰く「特定の誰かがあなたにとっていかにクレイジーに見えるかということは、あなたの参照枠組みとあなた自身の経験の限界に左右される」

最後に、「痛みは特権である」において、ジャクソンは仲間の医師たちに、成長と学習はしばしば情緒的痛みから生まれるものであり、患者を「くすり漬け」にするのは当人にとっての最上の利益ではないと警告している。

文献

Bateson, G. (1970). Audio recording of the 1st Don D. Jackson Memorial Address, Palo Alto, CA. Published in Ray, W. (2007). Bateson, s Cybernetics-The Basis of MRI Brief Therapy, Cybernetics, 36, (7 & 8), 859-870.

Bateson, G., Jackson, D., Haley, J., & Weakland, J. (1956). Toward a theory of schizophrenia, Behavioral Science, 1 (4), 251-264. (佐藤良明訳『精神の生態学』新思索社、二〇〇〇所収「精神分裂症の理論化に向けて」

Boscolo, L., Cecchin, G., Hoffman, L., & Penn, P. (1987). Milan Systemic Family Therapy, New York: Basic Books.

Cohen, M. (1953). Introduction. In H. S. Sullivan, (Author), The Interpersonal Theory of Psychiatry, New York: WW Norron,

(p. xvii).Cohen, M.（1953）Sullivan, H. S. 1953b（中井久夫ほか訳『精神医学は対人関係論である』みすず書房、一九九〇所収）

Cecchin, G., Lane, G., & Ray, W. (1992). Irreverence, London, UK: Karnac.

Cecchin, G., Lane, G., & Ray, W. (1993). The Cybernetics of Prejudices, London, UK: Karnac.

de Shazer, S. (1982). Patterns of brief family therapy: An ecosystemic approach. New York: Guilford.

Fisch, R., Weakland, J., & Segal, L. (1982). The tactics of change: Doing brief therapy. San Francisco, CA: Josey-Bass.（鈴木浩二、鈴木浩子監訳『変化の技法』金剛出版、一九八三）

Fisch, R., & Schlanger, K. (1999). Brief Therapy with Intimidating Cases, San Francisco, Josey-Bass.（長谷川啓三監訳『難事例のブリーフセラピー』金子書房、二〇〇一）

Fisch, R., & Ray, W. (Eds.), (2005). Special double issue on the MRI Approach, Journal of Brief Therapy, 4 (1 & 2), p. 1-122.

Fishman, C. (1988). Treating Troubled Adolescents, New York: Basic Books.

Haley, J. (1963). Strategies of Psychotherapy. New York: Grune & Stratton.（高石昇訳『戦略的心理療法』黎明書房、一九八六）

Haley, J. (1976). Problem Solving Therapy, New York: Basic Books.（佐藤悦子訳『家族療法』川島書店、一九八五）

Haley, J. (1980). Leaving Home, New York: McGraw-Hill.

Haley, J., & Hoffman, L. (1967). The eternal triangle: An interview of Don D. Jackson. In J. Haley & L. Hoffman (Eds.), Techniques of Family Therapy (p. 174-264). New York: Basic Books.

Keeney, B. (1983). Aesthetics of Change, New York: Guilford Press.

Keeney, B., & Ross, J. (1985). Mind in Therapy, New York: Basic Books.

Lederer, W., & Jackson, D. (1968). Mirages of Marriage, New York: W. W. Norton & Co.

Madanes, C. (1981). Strategic Family Therapy, San Francisco, CA: Jossey Bass.

Minuchin, M.(1974). Families and Family Therapy, Canbridge, MA: Harvard University Press.（山根常男監訳『家族と家族療法』誠信書房、一九八四）

Penn, P. (1982). Circular questioning. Family Process, 21 (1), 267-280.

Penn, P. (1985). Feed-forward: Future questions, future maps. Family Process, 24 (3), 299-310.

Jackson, D. (1952). The relationship of the referring physician to the psychiatrist. California Medicine, 76 (6), June, 391-394.

Jackson, D. (1954b). Factors influencing the Oedipus complex. Psychoanalytic Quarterly, 23, 566-581.

Jackson, D. (1954c). Office treatment of ambulatory schizophrenics. California Medicine, 81 (4), October, 263-266.

Jackson, D. (1954a, 1957a). The question of family homeostasis. The Psychiatric Quarterly Supplement, 31 (part 1), 79-90. Presented at the Frieda Fromm-Reichmann Lecture at the Palo Alto V.A. Hospital in Menlo Park, January 1954; also presented May 7, 1954 at the American Psychiatric Association Meeting, St. Louis, Mo.

Jackson, D. (1957b). A note on the importance of trauma in the genesis of schizophrenia. Psychiatry, 20 (2) 181-184.

Jackson, D. (1958). Guilt and the control of pleasure in schizoid personalities. The British Journal of Medical Psychology, 31, (part 2), 124-13.

Jackson, D. (1959). Family interaction, family homeostasis and some implications for conjoint family psychotherapy. In J. Masserman (Ed.). Individual & Familial Dynamics (p. 122-141). New York: Grune & Stratton, Inc.

Jackson, D. & Weakland, J. (1959). Schizophrenic symptoms and family interaction. A.M.A. Archives of General Psychiatry, 1, December, 618-621.

Jackson, D. (1960). The monad, the dyad, and the family therapy of schizophrenics. In A. Burton (Ed.), Psychotherapy of the Psychosis (pp. 318-328). New York, Basic Books, Inc.

Jackson, D. (Ed.). (1960). The etiology of schizophrenia. New York, Basic Books.

Jackson, D. (1961). Interactional psychotherapy. In M. Stein (Ed.), Contemporary Psychotherapies, (pp. 256-271). New York: The Free Press of Glenco, Inc.

Jackson, D. & Weakland, J. (1961). Conjoint family therapy: Some considerations on theory, technique and results. Psychiatry, 24 (2), 30-45.

Jackson, D. (1962b). Psychoanalytic education in the communication processes. Science and Psychoanalysis, 5, 129-145. New York: Grune & Stratton, Inc.

Jackson, D. & Watzlawick, P. (1963). The acute psychosis as a manifestation of growth experience. Psychiatric Research Reports, May, 16: 83-94.

Jackson, D. (1963). The technical handling of paranoid patients. Psychiatry, 26, 306-307.

Jackson, D. & Haley, J. (1963). Transference revisited. J. Nervous & Mental Disease, 137 (4), 363-371.

Jackson, D. & Yalom, I. (1964). Family homeostasis and patient change. In J. Masserman (Ed.), Current Psychiatric Therapies (pp.

155-165).

Jackson, D. (1964). Myths of madness: New facts for old fallacies. New York, MacMillian Pub. Co.

Jackson, D. (1967, 1964a). Aspects of conjoint family therapy, in G. Zuk & I. Boszormenyi-Nag (Eds.), (1967). Family Therapy & Disturbed Families pp. 28-40. Palo Alto, CA: Science & Behavior Books. Paper first presented as Aspects of conjoint family therapy - the Strecker lecture, the Edward E. Strecker Award Presentation, The Institute of the Pennsylvania Hospital, November 21, 1964, Philadelphia, PA.

Jackson, D. (2008, 1964). The sick, the sad, the savage, and the sane. Family Systems, 8 (1), 50-51, 52-75. Paper originally presented as the annual academic lecture to the Society of Medical Psychoanalysts and Department of Psychiatry, New York Medical College.

Jackson, D. (1965a). The study of the family. Family Process, 4 (1), 1-20.

Jackson, D. (1965b). Family rules: marital quid pro quo. Archives of Gen. Psychiatry, 12, 589-594.

Jackson, D. (1965c). Family homeostasis and the physician. California Medicine, 103 (4), 239-242.

Jackson, D. (1965d). Community psychiatry: Common sense and uncommon ideas [Special issue]. Trends in Psychiatry, 2 (3).

Jackson, D. (1965e). Physician: Benign autocrat. Medical Opinion & Review, 1 (2), 88-92.

Jackson, D. & Yalom, I. (1966). Family research on the problem of ulcerated colitis. Archives of General Psychiatry, 15, 410-418. Also in Ray, W. (2005). Esssays from the Dawn of an Era—Don Jackson selected papers, Vol. 1, Phoenix, AZ: Zeig, Tucker, Theisan, Ltd.

Jackson, D. (1967a). The individual and the larger contexts. Family Process, 6 (2), 139-154.

Jackson, D. (1967b). Schizophrenia: The nosological nexus. In Excerpta Medica International Congress, The Origins of Schizophrenia. The Proceedings of the First International Conference. 151 (pp. 111-120). Rochester, New York.

Jackson, D. (1967c). Aspects of conjoint family therapy. In G. Zuk & I. Boszormenyi-Nag (Eds.), Family Therapy & Disturbed Families p. 28-40. Palo Alto, CA: Science & Behavior Books.

Jackson, D. (1967d). The myth of normality. Medical Opinion & Review, 3 (5), 28-33.

Jackson, D. (1967e). The transactional viewpoint. International Journal of Psychiatry, 4, 543-544.

Jackson, D. (1967f). Power and education. Medical Opinion & Review, 3 (8), 38-47.

Jackson, D. (1967g). The fear of change. Medical Opinion & Review, 3 (3), 34-41.

Jackson, D. (1967h). Pain as a prerogative. Medical Opinion & Review, 3 (11), 110-114.

Jackson, D., Bodin, A. (1968). Paradoxical communication and the marital paradox. In S. Rosenbaum & I. Alger (Eds.), The Marriage Relationship. New York: Basic Books.

Jacobson, N. & Margolin, G. (1979). Marital Therapy, New York: Brunner/Mazel.

Lederer, W., & Jackson, D. (1968). Mirages of Marriage, New York: W. W. Norton.

Ray, W. & Watzlawick, P. (2005). The Interactional Approach - Enduring Conceptions from the Mental Research Institute. Journal of Brief Therapy, 6, (1), 1-20.

Ray, W. (Ed.), (2005). Essays from the Dawn of an Era—Selected Papers of Don D. Jackson, M.D., Volume I, Phoenix, AZ: Zeig, Tucker, Theisan, Ltd.

Ray, W. (2004). Brief therapy with a couple in “alcoholic transaction” the Don D. Jackson way, Journal of Brief Therapy, 3 (1), 1-20.

Ray, W. (2000). How to “Hear,” & “See” from Don D. Jackson’s Interactional perspective, The Brief Therapy Network, 1 (1), 5-7.

Ray, W. (1998). Introduction—The relevance of brief therapy in the current managed care environment. In W. Ray & S. de Shazer (Eds.).Evolving Brief Therapies: In Honor of John H. Weakland. Iowa City,IA: Geist & Russell, Ltd.

Ray, W. (1995). The interactional therapy of Don D. Jackson. In J. Weakland & W. Ray (Eds.), Propagations, 30 Years of Influence from the Mental Research Institute, p. 37-70. New York: Haworth.

Ray, W., & Keeney, B. (1993). Resource Focused Therapy, London, UK:Karnac

Ray, W. (1992). Our future in the past: Lessons from Don Jackson for family therapy with hospitalized adolescents. Family Therapy, 19 (1), 61-72.

Satir, V. (1964). Conjoint Family Therapy, Palo Alto, CA: Science & Behavior Books.

Selvini-Palazzoli, M., Boscolo, L., Cecchin, G., & Prata, G. (1978), Paradox and Counter Paradox, New York: Aronson.

Stewart, R. (1980). Helping Couples Change. New York: Guilford.

Sullivan, H. S. (1953). Conceptions of Modern Psychiatry, New York:W.W. Norton, p.10.（中井久夫、山口隆訳『現代精神医学の概念』みすず書房、一九七六）

Watzlawick, P., Beavin, J. & Jackson, D. (1967). Pragmatics of human communication, New York: Norton.（山本和郎監訳『人間コミュニケーションの語用論』二瓶社、一九九八）

Watzlawick, P., Weakland, J., & Fisch, R. (1974). Change-Principles of Problem Formation and Problem Resolution, New York: W. W. Norton.（長谷川啓三訳『変化の原理』法政大学出版局、一九九二）

Weakland, J., Watzlawick, P., Fisch, R., & Bodin, A. (1974). Brief Therapy: Focused Problem Resolution, Family Process.（小森康永監訳『解決が問題である』金剛出版、二〇一二所収「ブリーフセラピー」）

Weakland, J., & W. Ray, W. (Eds.), (1995). Propagations: Thirty Years of Influence from the Mental Research Institute, p.37-70. New York: Haworth.

4

1959

統合失調症症状と家族相互作用▼原註一

ドン・D・ジャクソン
ジョン・H・ウィークランド

統合失調症患者の症状と患者の（それが過去のものであれ現在のものであれ）人生経験との関係をめぐる見解については、数多くの批判が寄せられてきた。その見解が、一人の患者のインテンシヴな精神療法に基づく場合は、特にそうであった。統合失調症患者の家族についての集中的な研究が始まる前は（それとて高々数年前のことだが）、患者の述べたことと治療者の勘だけが、利用可能なデータであった。なぜなら、治療者が家族と会うことは不適切だと考えられていたし、家族が病院に近づかなければ、そのほうが病院側にとっては喜ばしかったからである。

しかし、今や私たちは、家族について利用可能な三種類のデータを手にしており、それらは、そのときどきの患者の症状行動との関連において直に研究が可能である。しかし、それが最終的に、統合

▼原註一　The A. M. A. Archives of General Psychiatry, Dec. 1959, Vol. 1, pp.618-621. より再録承諾済み。

失調症の病因に関連するか否かは定かではない。

一　家族についての心理学的、社会学的、文化人類学的情報／標準的な心理検査、Qソートテスト、養育行動質問紙、社会経済水準の異なる家族における役割研究などが、このカテゴリーに含まれる。

二　家族員との個人面接から得られたデータの収集と照合／リッツとフレックの研究が最も良い例である。

三　家族と患者の（しばしば合同治療を伴う）合同観察／ボーエン、ウィン、ベイトソン、およびジャクソンなどの論文が、このタイプのデータを報告している。

家族面接の中で、患者の症状と家族の相互作用にどのようなつながりが見られるかを示す特異的な例を記述し、それから、多くの例で見られた関係性の一般的性質について、いくつかポイントを指摘したい。

家族A

患者は三二歳の離婚女性で、一八カ月の娘がいる。緊張型統合失調症による最初の入院は一九歳のときで、精神科病院への入退院を繰り返し、通算五年の入院治療を経験していた。今回五カ月の入院後に、彼女は夫と別れて両親と同居することになったため、家族療法が実施された。子どもは遠く離れた養護施設にいたが、いつかその子も一緒に住むことが想定され、個人療法では彼らの複雑な状況を十分に扱えるとは思われなかったからである。

両親がもっとも強く訴えていた症状は、患者の優柔不断であった。彼女の決定は、どんなに簡単なことでも、すべて問題となった。例えば、どちらのドレスを着るか決めるのに、午前中一杯かかった。周りの人々をイライラさせるこのような行動は、どのように適応するのだろう？　家族面接では、両親が（患者の決断できなさの証拠に反応するときは特に）自信「過剰」に見えることが、注目された。治療者が、両親の無感動で行き過ぎた単純化について質問すると、彼らは大いに優柔不断を示し、彼らの生活歴も優柔不断に満ちていた。例えば、赤ん坊が来たら子育てでどのように協力するか家族で話し合うよう求め、その間、治療者がワンウェイ・ミラー越しに見ていると、両親はまったく話さず、ただ患者を見ているばかりであった。すると遂に患者が、うまく赤ん坊を世話できるか三人とも心配だと言った。彼女は、自分は子どもの世話などしたことがないし、両親にしても子育てをしてからもう何年も経っていることを思い出させた。いつ子どもに食べさせたら良いのか、いつ入浴させるのか（夕方か朝か？）などなど。母親が娘を速やかに安心させようとすると、彼女はさらに話を続けた。中でも、「父さんは喜んで手伝ってくれる？」と訊いたのである。そのとき、父親の顔に一瞬影が差したが、彼は口を開かず、後半、妻が患者は幸せだと話しだすと、それに加担した。治療者は面接室に戻り、父親が自分自身の子どもの世話をしたことがまったくなかったことと、遅ればせの子育てにはさほど魅力を感じていないことを自覚するのを援助した。

もしも患者の優柔不断という症状が一つの適応であるなら、それを失うことは家族に変化をもたらすに違いない。この仮説が支持されるように思われたのは、母親が、自分は患者の世話をしていること、患者の兄が「神経衰弱」のあいだは彼女が看護師代わりをしていたこと、そして夫がうつ病になるたびに病欠すると母親代わりをしていたと話し始めたときだった。治療者は母親に、これまで一度でも体調不良を許されたことがあったたか、常に強い人間でなければならなかったのではないかと訊ねた。彼女はまるで、喉に魚の骨がつかえたように見えた。なんとか話せるようになると、それはもう終わったことで、過去のとるに足らないことだと言って、その質問を避けた。しかし、何が終わったのかは決して明言しなかった。患者はそこまでずっと熱心に話を聞いていたが、満を持して口を開いたかと思うと、娘のところに飛んで行って家に連れて帰りたいと言った。その日の午後、彼女は治療者のオフィスに立ち寄り、治療者の手紙を受け取った。それは、患者が子どもを家に連れて帰ることができるだろうと児童養護施設に請け合うものであった。母親は牧羊犬のように娘の後をついてきたが、その姿は彼女の無力感を映し出していた。母親が治療者に「切符はどうすればいいんです？　私には手持ちがありません」と訴えると、患者が、もう旅行会社に電話して小切手で支払うことになっていると言って、母親を安心させた。患者のこの決断力は、すぐに、この家族の中ではまれな三つの出来事をもたらした。すなわち、父親が、あるパーティで女性といちゃつき、妻と激しい口論をし、その夜、性的に役立たずとなった。聞くところでは、それは結婚後はじめてのことであった。

患者の決断力に対するもう一つの反応を紹介しよう。そもそも母親が招待したのに「患者の友達」と称される客を迎える準備をしていたときのことだ。患者は、子どもに対する自分の行動をこの客が元夫に報告するかもしれないという恐れをあらわにした。両親はそれを軽くあしらったが、彼女の恐れは無理もないことであった。なぜなら、そもそも患者はこの人物に元夫を紹介されたのだし、元夫が子どもを取り戻そうとするかもしれないという恐れも、もっともだったからである。治療者は、この女性の訪問を短期間にしたり、近くのモーテルに部屋を取ってあげて、患者の都合が良いときにだけ彼女に会うのはどうかと示唆した。しかし両親は、それは礼を欠くことになると激しく抗議した。治療者は最終的に、患者の方を向いて本人はどうしたいのかと訊ねた。母親が患者の望むことは何でもすると言ったからである。彼女はとても小さな声で「シンプルな方がいいわ」と言った。そして両親の方を見て、「でも、それを無礼だって思う人もいるかしら?」と続けた。すぐさま父親が、「そうだろう、彼女も私に賛成です。無礼になると思っているわけです」と口を挟み、母親も力強くうなずいた。そこで治療者は、実際に患者は「シンプルな方がいいわ」と言ったし、両親の顔色をうかがって言葉さえ選んだではないかと反論した。結局、治療者は録音テープを再生することになったのだが、両親が患者の実際の発言を聞いてわかるまでに、三回を要した。父親は二回目の半ばまでしか聞かなかったが、母親が「私の声って、魔女のようだわ」とか「男の声みたい」とたいそう自分の声に驚いて、言わば彼女のからだが反応したおかげで、ふたりは三回目にようやく、患者が決断に至ったことを聞き取ることができたのである。

この家族には、両親が複雑な問題を単純化し過ぎるそのときに、患者が決断できなくなるという実例が、数多くある。患者は、両親と口論しないこと、両親の論理的な誤りを指摘しないことによって両親を守るのだが、同時に、彼女の他ならぬこの行動が両親を混乱させることになる。統合失調症患者を演じ、「統合失調症ことば」を話しているときだけ、彼女はより直接的なやり方で両親を非難できる。しかし、そのうちにやり過ぎるため、両親は、彼女は気が狂っていると言うことになるわけだ。

家族B

患者は、二五歳の独身男性。ここ五年間、統合失調症で入院治療中である。入院半ばに、四カ月間自宅への試験外泊をしたが、その間に、患者の症状は悪化し、家族も大変混乱した。個人精神療法も含めすべての治療が患者には効き目がないと両親が不安を漏らしたので、家族療法が開始された。その頃の患者の最も目立った症状は引きこもりであり、なにか質問されても沈黙するか「うーん、わかりません」とおざなりの返事をするだけだった。両親は、この引きこもり行動について、いくつもの心配を繰り返し述べた。例えば、週末外泊の際、彼には家族でやることにもっと参加してほしいとか、もっと家族に協力してほしいとか、彼が何か気に病んでいるようだが、両親にはそれが何かわからないし本人も言いたがらないといったことである。これらすべては、患者への批判というよりは、むしろ親の愛と心配を示しているとされた。

家族面接の経過の中で、引きこもりという患者のはっきりしない事態とそれへの両親の懸念がかなり繰り返し強調されたが、その中で以下のことがわかってきた。（一）患者が無口であることが、両親が無口であることをいくらか隠してはいたものの、実は患者同様、両親も私的なコミュニケーションを避けていた。（二）患者がはっきりものを言うと、両親は当惑し、はぐらかしていた。

初めの頃、両親は実際、患者と同様、家庭での自分自身の気持ちや関係について、まったく話さなかった。父親は長々と話すのだが、ほとんどとりとめもなく、繰り返しの多い、うわべだけの話し方であり、おまけに、ケースにはもっと本腰を入れて取り組むよう治療者に頻繁に要求するのであった。また、彼が妻の代弁者か「表看板」のように見えることもしばしばであった。いつも母親は、礼儀正しい社交的な会話レベルの感想以外は、ほとんど話さなかった。後になって、いくつかの家族葛藤が明るみに出ると、母親はその態度について述べた。私的なことを議論するのは好きでないし、それは（彼女が一所懸命に保とうとしていた）家族の「調和」を乱すだけだと。この文脈が、患者の沈黙と時折の発言に関連していることを示すエピソードがある。患者は、病棟医長が外出許可を取り消してくれたらなあと口にしていた。そこで治療者は、両親が彼との約束を破ったことがあるかどうかと訊ねた。これを受けて患者は、いつもより多弁となり、こんなことを聞くなんて治療者は「気違い」に違いないと言ったのである。

もう一つの例は、私的・対人的なことを単に遠ざけておくだけでなく、そうすることに積極的に加担していることである。患者がしばしば、「精神病はすべて物理的で化学的な問題ですよ」と、包括的かつ一般的な言い方で、彼の私的感情に近づく議論を遮る一方、両親は、精神病について言及されると、遺伝、ショック療法、手術、精神安定剤といったテーマを頻繁に提示した。このことの重要性が、ある家族面接で、特に明確になった。その面接で、母親は、患者には考えもあるしはっきり述べることもできると不安げに訴え続けていたが、患者が突然、「母さんは、精神病のことで、僕をガンガン責め続けるんだ」と叫ぶと、口を閉じた。しかし、その後、患者は平静になり、「精神病はすべて物理的問題だよ」と元の主張に戻った。テープに録音されていたこのやり取りは、次のセッションで再生された。それを聴いた母親は、すぐ後に「彼に賛成だわ。全部、物理的な問題よ」とコメントした。それがどういう意味か問われると、彼女はとてもあいまいになった。

これらの例により、患者の引きこもり症状と個人感情に触れないことが、両親にもおおかた共有されていることと、彼らが普通に、よりうまくそれに因習的なふたをしていることが、示唆される。したがって、患者の行動は、基本的に似かよった彼らの困難にふたをするものとなっている。この見解は、両親が（息子への心配か怒りか何かそのようなものへと焦点をずらすことによって）自分たち自身の問題を回避する状況において患者の沈黙と引きこもりが生じたり増強するという観察記録からも、支持される。この焦点のずらし方は初めからとても型通りなので、後になると、とてもわかりやすい例がもっと簡単に見つけられるようになる。かなり治療が進んだ時期のある面接で、両親は、外泊中の患者の行動を見れば、彼が何か悩んでいるのがわかるのに、彼はそれを言いたがらないのでとても心配していると述べた。治療者は、彼の考えや気持ちに関する親自身の考えや気持ちについて話し合うよう求めた。しかし、両親はしつこく話の焦点を患者に戻すので、ついに患者は怒って出て行ってしまった。両親との話し合いは続き、終わりがけに以下の二点が明らかとなった。第一に、家での患者の行動が、ぼんやりした引きこもりと表面的で礼儀正しい発言との入り混じったものから、あからさまに怒りを帯びた回避行動へと変化してきたこと。第二に、母親はそのことで大変困っているけれども、父親は個人的には母親とは意見が違って、愉快とは言えないまでもそれを改善と捉えていることである。しかし、両親は息子の前では意見の相違を認めず、その代わりに、彼への心配を口にするばかりであった。

最後に、家族システムの中での患者の沈黙と引きこもりの評価と機能は、例外的に患者がはっきりものを言ったり、長く我慢した後に突然叫んだりしたときの両親の反応の仕方によって、際立って強調されることを示しておきたい。母親がどんなに息子に話してほしいか（もちろん、彼はうまく話すべきだ）と訴えた後の発言によって、この点が照らし出された。彼女は彼の「荒っぽさ」以外なら何にでも耐えられると言ったのである。しかし、表面上まったく「きちがいじみた」行動の例が、もっとも明確に事態を指し示している。ある時期、治療者は、父-子葛藤はしばしば強調されるけれども、母-子関係はほとんど話し合われていないことを指摘し続けていた。母親はこの解釈を嬉しがらず、患者は疑いの目を向け押し黙っていた。何が起こっているのだろうかと両親に問うと、父親は、息子を助けるためになされていることすべてを本人がまるで理解していないと彼に向かって講釈を始めた。患者は腹を立て、それに対して母親は、息子は自分自身を守っただけのことだし、最近は私的なことに触れられると苛立つのだと、わかりにくいやり方で仲裁に入った。治療者は、たぶん患者も母親を守ったのだ、と示唆した。患者は怒ってこれを否定し、母親には何か頭に来ることがあるんだと言った。彼女はショックを受け、怒って、「何ですって？」と声を上げた。父親はあわてて、患者は両方の親に腹を立てているんだと言った。すると、母親はいつもの様子に戻り、息子が何を言っているのかわからないと主張した。この時、彼は、冗長で怒りに満ちた大演説を始めた。それは、死と地域に襲いかかる破壊、そして家族がいかにそこから逃げられないか、についてだった。ロシア、原子爆弾、イラク革命などといった言葉で語られてはいたものの、関連する感情と直前の家族の言葉が、かなり明確になったように思われた。しかしながら、両親はこのすべてを避けて反応した。父親はまったく文字通りに、「お前は、今の世界情勢について話しているのかい？」と応じた。母親は、部分的には文字通りに応じたが、主には困惑を訴えた。「こじつけもいいところ。訳がわからないわ」このように、両親の率直な発言は、行きつくところがなかった。

コメント

いくつかの例で具体的に説明したように、私たちの視点は以下のようにまとめることができる。過去において、統合失調症患者の症状行動は、気が狂ったか、無分別なものだと見なされてきた。これは、「正常な」行動から統合失調症的行動を区別する二つの主たる特徴のどちらか、ないし両方を意味している。つまり、統合失調症的行動は、他の人たちの行動とは異なっているか、不適切で、無目的で、患者の生活状況と無関係なものであるかのどちらか、ないし両方だとされてきたのである。しかし、統合失調症的行動を家族コンテクストの中で考えると、むしろ私たちには、以下のように思われる。（一）統合失調症的行動は、ほとんどカリカチュアと言ってもよいほどに誇張されているかもしれないが、他の家族員の行動に似ている（または、まだ確かではないが、ひょっとするとときには逆の形になっているかもしれない）。（二）統合失調症的行動は、家族の中で有益で重要な機能を担っているように見える。これは、その行動がどのように現状維持に役立っているのかを直に考えるか、あるいは逆のアプローチとして、患者の行動変化が（少なくとも短期的には）いかに破壊的で憂慮すべきものかを考えれば、わかるだろう。

今までは、たぶんこれらの関係は理解され難かったと思われる。なぜなら、統合失調症的行動とその家族内での機能について、広く見られる二面性があるからだ。最後に、そのことを指摘しておきたい。

一　患者の症状特徴には二つの側面がある。

(a)　患者の症状は、その瞬間に起きている相互作用を覆い隠し、さえぎり、そして患者に焦点を当てる。一例を挙げよう。患者は治療者をスパイやＦＢＩのエージェント呼ばわりして、暴力的に脅かした。しかし、それは、母親が患者を婚姻外で妊娠したとき精神病エピソードがあったのかと治療者が詳しく聴こうとした、そのときであった。

(b)　患者の症状は、情報を伝達する。その情報は、もしも理解されるなら、家族について、または家族員の一人や治療者との患者の関係についての新たな情報へと導く力を持つ。前の例で言うと、「スパイ」という言葉は侮辱的な含意を伝達するが、「ＦＢＩのエージェント」にはその響きはない。後になってわかったのだが、患者は母親をかなり心配していたにもかかわらず、母親の情緒的病いは明らかにしておきたかったのである。

二　患者のコミュニケーションに二つの側面があるという事実は、両親（時に兄弟）の反応によって維持される。特に「気が狂った」側面は、以下のどちらかによって維持される。

(a)　笑い、嘲笑、面白がること、そして、誘導するような類の質問。

(b) 家族がそれを個人的に受け入れることを拒否すること。つまり、沈黙、聞き流し、あるいは患者にそういうばかげたことを言わないようにさせる試みによって、どんな意味も無視されるのである。

三　上記の如くメッセージは失われるのだが、もしも患者がメッセージをもっと明確に伝えることができたなら、さまざまな出来事が生じかねない。

(a) もしも患者がそれを一度しか試さなかったなら、停滞を続けるという、ある種の同意を得ることになるだろう。さもなければ、(沈黙であれ、物理的にであれ、そしてより重篤な精神病であれ) そこに逃げ込んだり引きこもるに至るまで、患者は組織化されていく。

(b) もしももっと明確な言い方が (有意な時間を越えて維持できるほどの) 患者の本当の変化を表しているのならば、そのとき私たちは、それまで見たこともない家族の連合や混乱を見出すことになる。

統合失調症の本質をわかりづらくすると同時に明らかにし、その精神療法の可能性と困難性を生み出すのは、まさしくこの二面性なのである。

5

1961

統合失調症患者の家族における家族療法▼原註一

ドン・D・ジャクソン

私は七年半ほど前に、家族療法に興味を持った。それは、私がチェスナット・ロッジからパロ・アルトに移ったときである。チェスナット・ロッジでは、統合失調症患者に精神療法を実施していたので、当然、パロ・アルトでもそうした。チェスナット・ロッジでは、統合失調症患者の家族を扱うなどということは決してなかった。私の理解では、今はいくらか変わってきているが、私が若い頃は、両親と会うということは、治療者にとってはまことに不名誉なことであったのだ。私たちはそれをせずに、いつでも管理医に任せてきた。しかし、小さな大学町であるパロ・アルトでは、患者の身内を避けることはできなかった。このことは、多くの驚くべき結果をもたらし、そこには時にあまり愉快ではないことも含まれた。私が家族ホメオスターシスの問題に興味を持つようになったのは、統合失

▼原註一 M. Stein (Ed.) (1961). Contemporary Psychotherapies, p.272-287. NY: The Free Press of Glencoe, Inc. より再録承諾済み。

調症患者が一緒に暮らせる場としての家族において、それがもっとも特徴的なことに思えたからである。もしも彼が精神療法を受けて、そこから利益を得たなら、彼の側のどんな動きもたいてい、あらゆる種類の混乱を家族にもたらすだろう。驚いたことに、このトピックについて書かれたものは、ほんのわずかしかない。家族ホメオスターシスは、精神療法家には確証できるものだ。それは、彼らが統合失調症患者の精神療法を引き受け、かつ患者の身内を無視するときに生じる、彼ら自身が抱くぞっとするストーリーに追加の一つなのである。

統合失調症患者は主として、身内から離れた病院で治療されてきたので、統合失調症それ自体が、部分的にであれ、家族病理に結びつく適応障害かもしれないというアイデアが十分な注目を浴びるようになったのは、ごく最近のことである。患者の症状を変化させる状況が、家族状況へのフィードバックを生み出すというアイデアが登場したのである。

いずれにせよ、実践的理由から、当時、私は患者の両親と会うことを始め、後になると主に研究目的で両親と患者に一緒に会い始めた。ほぼ同じ頃、私はグレゴリー・ベイトソンと彼のスタッフの一団に加わり、家族との合同面接から得られたデータに取り組むことにした。これらの面接は、通常、週に一度、一時間か一時間半行われる。最も長くフォローアップした家族で、約二年間である。私たちは、治療中の一五家族を取り上げ、さらにそれらと対照するために、これまでに非行少年の家族数組を加えることができた。だが、私たちは標準となるデータをまったく手にしていないも同然である。仮に正常な家族というものがあったとしても、少なくとも私たちが出会ったことがないのは、そういう面に焦点を当てたことがないからかもしれない。しかし、私たちは、自分たちのデータを敷衍し、これらの家族が他の困難を持った家族とどのように似ているのかを検討していきたい。

標準となるデータの欠落は、私たちが目指す一般化を制限する。しかしながら、いわゆる「進行性の」統合失調症患者の家族と「反応性の」統合失調症患者の家族を比較すると、著しい差異が明らかになったので、私たちは（必要な変更を加えつつも）、健康な家族へといたる連続体上に観察可能な差異があるだろうと仮定している。

当初、患者には、家族面接と同様に個人精神療法も行っていた。なぜなら、伝統的に、面接すべき患者は統合失調症患者自身だからである。しかし今では、面接が患者を志向するものにならないように、初めから家族全員と会うことが多い。入院患者だと、まず治療を始めてから、家族に面接に加わってもらうこともある。だが、どんな風にするにせよ、いつも私たちは、初めから家族をまさしく集団として考え、彼らには集団として会えるときにだけ会うことにしたいと説明する。もしも父親が旅の多い販売員のような職種の人だとしたら、彼抜きで会うだろう。しかし、そうするのなら、彼について話すことはできない。言い換えれば、面接は、統合失調症患者一人だけに焦点づけるのを避け、家族全体に焦点づけるように入念に構造化されるわけである。ルールがあるにもかかわらず、両親はいつもルールを壊そうとする。なぜなら、彼らは、病気の家族であるというよりは、むしろ家族に病気のメンバーがいると考えがちだからである。したがって、初めの数回で最も特徴的なことと言えば、「もしも可哀想なジョンがこんなにひどい状態でなければ、私たちは何も言うことがないんですけどねえ」という趣旨の言葉で面接が始まることだ。だが、これもそう長くは続かない。

私たちは初めから家族の映像も撮るが、これも構造化された状況の中で行う。役者が揃わなければ、ゲームはできない。トランプで言えば、次の人が切り札を出すか、総替えするかはわからないし、まったく関係のないことを考えていることだってある。私たちが映像を撮るのは、（データを比較目的に使われる）病気ではない家族に、何度も合同面接に来てもらうより、短期間でよいので映像を撮る面接に来てもらうほうが頼みやすいからである。これらの映像は、家族がどのように機能しているかについてのデータを提供する。これまで、治療の研究的側面に関する言及なしに、治療をしてきて約三年半になるが、私の経験から言えば、この時点で見込みはありそうである。私たちは、何人かの患者に起こった数多くの変化に驚かされた。もしも家族とその困難がなんらかの形で関心を向けられていたならば、患者がひどく病的になったとしても、再入院せずに済むことに驚かされた。しかし、合同家族面接が常に精神療法に寄与すると言うのは、時期尚早であろう。

今のところ、私たちの目標は限られたものである。私たちの主な目標は、家族に離れて生活してもらうことだ。と言っても、例えば一人をシカゴへもう一人をニューヨークへ飛ばしたいわけではない。ある程度自律して生活でき、その上で一緒に住めるようになってほしいだけだ。しかし、これを達成するのはとても難しい。まず、何か月もの間、どれほど患者が家族全体を掻き乱しているかというストーリーを聞かされることだろう。そして、患者が良くなればすぐに、例えば部屋を借りて一人暮らしがしたいと言い出せば、両親にそれを許してもらうのに、普通はさらに数か月かそれ以上がかかる。この点は、こうした家族の本当に際立った特徴の一つである。彼らは、患者が家にいるときは、お互いの存在なしで済むようにはとても見えない。逆に、患者がかなり長く入院している家族もいる。結果的に、その両親は患者に対抗して連合を作り、それで患者は家に帰れない。こうした家族が患者と離れるのに、入院は無難な方法の一つとなる。このとき、患者が病気——普通は、精神的な病いよりもむしろ器質的な病い——というラベルを貼られるのは、明白である。私たちは主に、家族がどれだけ相互に絡み合っているかを当人たちに理解してもらえるよう努力する。私たちは、深い人格的変化を起こそうとは思わないが、彼らを分離させようと試みる経過の中で、かなりの変化が起こり得る。次に、ある家族に生じた変化の例を示そう。

第一例は、母親、父親、三二歳の娘（実際は一八歳か二〇歳くらいにしか見えない）と、一八カ月になる彼女の子どもからなる家族である。娘は、一九歳の時から緊張病発作が続いていて、入退院を繰り返し、合計で五年間入院した。退院中のほとんどの間、彼女は働けず、家で世話されていた。今から二年前に彼女は結婚し、子どもを産み、その直後に病院に逆戻りした。だから、彼女にはこの子の世話をする機会はまったくなく、会うことさえほとんどなかった。退院すると、彼女は夫と離婚の手続きを進め、実家に戻ってきた。その間、子どもは、彼女が夫と住んでいた町の児童養護施設に預けられた。私がこの家族とかかわり始めたのは、一九五八年一〇月の半ば頃だった。五、六回会うと、いつもはほとんど無言でこわばって動かない患者が、答えを返すようになってきた。患者は、面接では、いつもより活気と関心があるように見え、ときには発言することもあった。母親によれば、とても長いこと患者の世話をしてきたので、彼女はアーティストになるチャンスをことごとく逸した。患者だけでも厄介だったが、社会的にとても成功した患者の父親までもがまいってしまい、仕事に行けなくなる時期があった。そうなると、彼女は夫を森の中の丸太小屋かどこかへ連れて行って、夫が健康を取り戻すまでの二、三週間、彼と一緒に過ごすのだった。さらに、韓国に行ったばかりの患者の兄にも似たようなエピソードがあって、娘や夫の他に、よくなるまで兄の看護師代わりを務めたとも語った。私は母親に、これまで倒れる権利があったかどうか、あるいは常に強い人間でなければならなかったのではないかと訊ねた。彼女は胃を蹴られたような顔をした。彼女は息が止まって、赤くなり、ほんの少しの間、喋れなかった。やっと何か話せるようになると、率直に不平を口にした。「でも、もう過ぎたことですけど、とにかく本当に馬鹿げていたわ」と言ったきり、その話題には二度と話を戻させなかった。患者は、もうじき面接が終わると察して、言った。「私が赤ちゃんを受け取りに行けばよいのかしら？」。私は「もちろんだよ。君が望むならね」と応えた。彼女は驚きながらも、どこか自制しているように見えた。母親は強く抗議した。なぜなら、患者が一段落したら、自分が赤ん坊を受け取りに行くことになっていたからだ。事実上、祖母が赤ん坊の世話をする予定だった。子育てができるほど十分に患者が改善するとは、想定されていなかったのである。だが、その日の午後遅く、患者は母親を引き連れて、私のオフィスにやってきた。彼女が児童養護施設から赤ん坊を連れて飛行機で帰れるほど改善したという内容の児童養護施設宛の手紙を手に入れるためだ。母親は哀れみを誘うような言い方で、「私は小切手を現金にできたことがないし、チケット代の手持ちもないのよ」と言った。彼女は、お金の問題ではないのだと訴えかけてきた。すると患者は穏やかに、旅行案内所には自分がもう問い合わせており、小切手は受け取ってくれるから、何も問題はないと母親に話した。こうしてふたりは帰っていった。来たときのように、母親は患者の後をついていったが、足取りは少し軽かった。その後、患者は子どもを迎えに行った。

私が書き取ったこの家族との初回面接を示したい。そこには、正真正銘の病気がある家族や、不良なまま安定した家族と私が呼ぶ家族と行ってきた初回面接のすべてに共通する点がある。つまり、両親が完全に患者の病いに焦点づける一方で、両親自身の問題にはまったく注意を払わないという特徴である。普通、患者もこうした試みに協力しており、結果的に、患者の病いの犠牲になっている家族という印象を与える。事実、何カ月も経って例外なく判明するのは、両親自身に問題があるだけでなく、患者の病いが彼らの生活の仕方の説明になっていることである。

母親――（父親に）――何か喋ってよ。
父親――――お前の出番だよ。
治療者――――いいえ、あなた方全員ですよ。

母親―とっても気分良かったわ。とっても良い週末でした。バーバラがゴッホ展を観たがったので、日曜の朝に私が町まで車に乗せて行ったんです。とても良い週末でした、そうよね、パパ？

父親―うん、そうだ。

治療者―（父親に）ご一緒だったんですか？

父親―いいえ、日曜の朝は家で仕事をしていました、いつものことです。

治療者―家で仕事をするのがお好きなんですか、専門的なお仕事で？

父親―はい。

治療者―（母親に）どうして気分が良かったと思いますか？

母親―娘が昔のバーバラみたいだったんです。

父親―展覧会を観に行こうと、バーバラが言い出したんです。

母親―彼女の提案です。

父親―それが嬉しかったんですよ。

治療者―えー、幸せであれ不幸せであれ、家庭がどんな状態か決めるのが彼女の責任なんですか？　彼女はあなたがたの風見鶏なのでしょうか？

母親―（笑いながら）あのう、ともかく、娘が幸せなら、私たちも本当に元気になりますし、そうなれば、何もかもうまくいきます。

治療者―思うに、その立場は彼女にとって随分苦しいものではないでしょうか？　うーん、「私が落ち込むと他の家族も落ち込むし、もしも私がまた元気になれば家族も一緒にまた元気になる」という感じでしょうか。重たい体を引きずって歩き回るようなものですね。それがつらいことだとは思いませんか？

父親—うーん、それほど大差はないでしょう。若い娘がショックを受けたら、自然と。
母親—娘が展覧会に行きたがったのは本当に嬉しかったし、娘と絵を観て帰ってくるのはとても面白かった。そうあることじゃありませんからね。みんな元気一杯でした。ご存知のように、娘が家にいるのは六年ぶりですからね。
治療者—えーと、他に何かありますか？　日曜の朝に美術館に行ったんでしたね。
母親—帰ってから遅い夕食をとって、バーバラがテレビを観ていたので、家族みんなで観ました。
治療者—みんなで観た。
母親—（話をさえぎって）——それから、私たちが寝ている間、バーバラは親友に手紙を書いていました。私たちがうたた寝したのは、土曜の夜に外出したからです。バーバラは気を使ってくれて、私たちに外出したらって言ってくれたんです。それで、八時半から一〇時半まで出かけたんです。
治療者—あのう、何をしたんですか？　どこに行ったんです？
父親—ああ、友達の家、そのアパートに行っただけですよ。
母親—私たちが娘を置いて出たのは、初めてです。彼女が望んだことだし、とてもうまくいきました。
治療者—えー、それは良かった。（患者に）ご両親が出かけている間、あなたは何をしていましたか？　テレビを観ていたんですか、読書か何か？
患者—読書だと思います（とても小さな声で）。
治療者—（好ましく思いながら）少なくとも、ご両親が出かけている間、集中できなくなるほど悪くはなかったんですね？（両親に）お二人そろって外出されたのは、どれくらいぶりですか？

母親―私たち三人で？
治療者―いいえ、お二人でと言ったんです。
母親―そうねえ、娘がうちに来て以来じゃないかしら、ねえ？
父親―うん、もう一回あったな。
母親―ああ、そうだったわ。土曜の午後、カクテルパーティのときね。家の掃除をしてくれる女性がいるんです。とても良い人で、若い人や子どもたちが大好きなんです。来れるときはいつでも伺いますと言ってくれたので、最初のときも二時間いてもらったんです。このときが、バーバラが一人で長くいられた最初です。
治療者―では、それで、また試してみようという気になったのかもしれませんね？　どうですか、バーバラ？
父親―はい、私たちが外出できるのは、彼女のおかげです。
母親―その通りだわ。
父親―彼女はとても協力的ですし。
治療者―（父親に）ところで、あなたはこのことに少々巻き込まれたと感じているんじゃないでしょうか。奥さんは非常に説得力のある方ですから。
母親―（笑う）
治療者―彼女に言ったように、あなた方のここでの存在価値というものをおわかり頂くのに時間がかかりすぎたのは、多少なりとも私の責任でしょう。あなた方に来て頂くだけでは、部屋に頭数が増えるだけで何の意味もありません。私のより良い理解のために伺いますが、あなた方自身の状況について、今の時点で何か変えたいことはありませんか？　他の人へのあなた方の反応という点では、どうでしょう？

父親—問題は、単純に言って、バーバラが生活に順応できるように手助けすることだけですし、私たちは努力に見合った進歩をしていると思います。良い結果に向かっています。すごい問題という重荷を背負って堂々めぐりしているわけではありません。もちろん、何とかうまくやっていかなければなりません。

治療者—バーバラの困難さ以外、すべて良好でしょうか？

父親—はい、そう思います。どこにでもある問題で、心配するようなことではありません。

母親—そうです、バーバラのことは私たちには大きな問題ですが、彼女の順応も最終段階に入りました。

治療者—（母の方を向いて）あなたのご意見は？

母親—私は夫に一〇〇パーセント賛成です。彼らは同類項ですから。（娘を見ながら）同じことを楽しんでいますし。もしも娘が本当に良くなって、聴くレコードをほしがったり、一緒にピアノを弾きたがったりしたら、もう、一〇〇パーセント夫に賛成ですわ。

治療者—あなたは、本当にご主人に賛成なのでしょうか。うーん、私の言ったことがおわかりでないようです。あなたのご主人は、自分自身か自分の生活については何も問題はないとおっしゃったんですよ。バーバラの問題が解決されれば、すべてが良くなる、とね。

母親—娘は病気なんですよ。もし良くなったら、何も問題ないでしょ。

父親—まったくだ、私たちはそのことでは一致してます。

治療者—もしもバーバラが良くなって、どこか他のところに住んだら、どう感じますか？

母親—そうなるとも限りませんが、もしも娘がそうしたいなら、オーケイですよ。でも、このまま私たちと一緒でも完全にオーケイです。私たちは同じもの、同じ人が好きなんです。何も問題ありません。

父親―火のないところに煙を立てないでください。

治療者―いいですか、私もそんなことはしたくありません。そうではなくて、存在するものを一つも見逃したくないだけなんです。さもなければ、私はあなた方のお役に立てなくなってしまいます。私が少々困惑しているのは、もしもバーバラがもともと病気でもなければ、何か不都合なくして、どうしてバーバラは病気になったのかということです。私にはそこがまったくわからないのです。

母親―ああ、えーっと、たぶん、娘が経験してきたことの重みや、いろんなことが起こる前からずっと娘が病気だったことを、あなたがわかろうとしないからですわ。確かなというか、少なくとも物事が落ち着く時期だと願っています。昨日は、娘にとって悪い日でした。女友達に手紙を書こうとしたんです。娘は日曜に、私たちが寝てる間に書いた手紙を思い返し、書き過ぎたと思ったんです。いろいろ頼みごともしたみたいで。だから午前中一杯、その手紙を書き直していたので、私は娘一人を残して、外出しました。すると娘は、急に調子が悪くなったので、書くのをやめて休むように言ったんです。もう五時でしたから、その日の配達には間に合わないので、とにかく書く必要はないと言ったんです。書き始めには、そうは言いませんでしたよ、娘は本当に書きたがっていましたから。やりたいようにさせたんです。でも、書かせたら、まったくひどいことになってしまって。私は……。

治療者―話を脱線させたくないのですが、こういったことがとてもしばしば起きるのかどうか知りたいですね。つまり、この困難さの一因となる何かが、この家族状況の中にあるように思えるのです。

母親─オーケイ、だからお医者さんの助けがいるんです。私が娘に手紙を書かせたのがいけなかったんです。それで一日が台無しになりました。やっぱり、お医者さんに助けてほしいのです。私はベストを尽くしますが、出たとこ勝負なんです。うまくいくときも、いかないときもあって。だから、出たとこ勝負にならないように助けてほしいんです。そこで、私はどうすべきだったか、どうすべきか、教えて貰いたいのです。娘の思いどおりに手紙を書かせるべきだったのか――あなたならどうしましたか？　娘が生まれてから私のしてきたことはすべて、ベストを尽くすことでした。娘のためならすべて厭わずやってきたんです――眠りたければ、そうさせました――あなたならどうしましたか？　昨日は悪い日でした、他の二日ほどではありませんでしたが、それでも悪い方でした。昨日、調停の手紙が届きました。娘はあなたに、喜んでサインすると言いましたよね。もしも娘が今日それにサインして郵送できたら、とても嬉しいです。離婚とは何の関係もありません。サインがあれば、子どもは私たちのものです。X先生は、和解は子どもにとって大切だと言ってくれました。孫の父親の母親（義母）が孫の世話をしていたんですけど、父親のいないところでは、とても良い世話とは言えません。七月に私が行ったときがそうでした。義母は父親に、赤ちゃんをポリオの予防接種に連れていけ、靴を買ってやれと言うんです。あれでは、子どもがヒステリーになってしまいます。だから、娘にサインさせて、できるだけ早く子どもを引き取らなきゃいけないんです。バーバラには、昨日の夜六時に手紙が来たことは言ってません。調子の悪い日には、言うタイミングがなくて……。さあ、娘がこれにサインして、私たちが送り返せば、養母は礼儀正しく子どもを連れて来ると言ってくれます。彼女も、子どもが父親と一緒にさらに非難を受けることは、望んでいないのです。

読者は、この面接の抜粋から、いくつかのことに気づくだろう。一つは、母親の娘へのすさまじい献身である。患者が良くなってどこか別のところに住むことに私が触れるやいなや、母親がいくらか不安げな口調で、娘は家族と一緒に住んで差し支えないと話し始めたことに、注意してほしい。これに対する父親の返事は、とてもあいまいなものであった。彼は「火のないところに煙を立てないでください」と述べた。これは何を意味するのか？　私に向かって言ったのだから、彼は「妻と娘の間に介入して、面倒を起こすようなことをしないでくれ。私自身、そうしないことを学んだのだ」と言おうとしたのだろう。娘の病いが彼らの重大問題であることに両親が同意できたことにも注目してほしい。これは、彼らが唯一同意できたことである。その話題でさえ、どちらにより責任があるのか、彼女がどのくらい病んでいるのか、そして彼女の病いの性質が言外に伝える事柄をめぐって、完全には同意できない。父親が完全に器質的原因を考えている一方、母親は、娘が子どもの頃、自分たちが彼女から離れていたことが一因であったかもしれないと感じている。

この抜粋の最後に、母親が、バーバラにサインさせるつもりで手紙を持ち出したことにも注目してほしい。これは典型的行動であり、なぜ患者が両親を信頼することを学ばなかったかという理由の一つである。この件について私は、バーバラがサインすべきかどうかを示唆できるほどにはこの家族のことを十分よくは知らないという立場と、どちらの側にも立ちたくないという立場を取った。予想通り、母親はどちらかにつくよう執拗に求めた。私はバーバラに、この手紙を家に持って帰り、読み、考え、それからサインしたいかどうかを決めるように示唆した。

比較のために、他の家族面接の抜粋を検討しよう。それは、ジョン・ウィークランドが診ていた家族で、患者は、統合失調症の二四歳男性である。家族は、自宅で、構造化された状況で面接された。この構造化面接は、私たちが診ているすべての家族で同様に実施されるものだが、家族で一緒に何かを計画するようにお願いし、その話し合いの間、治療者はその場を離れる。次に治療者は、ゲームの文脈で、「この家族のボスは誰ですか?」と質問する。このゲームでは、カードを出すときに各々が質問を許される。そして次の人が、同じ持ち札でプレイするか、切り札を切るか、あるいは持ち札を換えるときに、その質問に答えるわけだ。「この家族のボスは誰ですか?」という治療者の質問は、いつでもまったく陰惨な地獄を引き起こす。私が以下に示す抜粋では、治療者は、母親、父親、姉、そして患者に、彼らが一緒にしたいことを細かく話し合っていただきたいと言い、部屋を後にしている。

娘―私にすばらしいアイデアがあるの。
母親―ブリッジね。
娘―いいえ、違うわ、グアイマス(メキシコ、ソノラ州の観光地)で魚釣りをするのよ。
母親―あら、それがしたいの?
父親―何だって?
娘―グアイマスへ釣りに行きましょうよ。楽しいと思うわ。ポール(患者)は釣りが好きだし。
父親―好きだね。
母親―でも、ちょっと高くつくと思わない? 入り江でならできるかもしれないけど。
娘―(ポールの方を向いて)ああ、ポール、あなたも釣りの楽しみを覚えると良いわ。M家の人たちはそこへ釣りに行って、四五ポンドのバショウカジキを釣ったの。どれも九フィートあったのよ。ワクワクしたわ。クロカジキか何かみたいに、水面からジャンプしたのよ。
（発話の重複により発話者不詳）―ああ、スリリングだなあ。
娘―そう、本当にそう。それでね、バショウカジキは決まった時期しかいないのよ。彼によると、そこへ行って……
母親―それ、食べられるの？
娘―いいえ、食べられないと思うわ。吊り上げて、写真を撮ってもらって、地元の人にあげるの、たぶん、そんなようなことよ。それでも、ワクワクするのよ。
母親―釣り上げるのにどれくらい時間がかかるの？
娘―え？
母親―釣り上げるのにどれくらい時間がかかるの？
娘―ああ、四〇分か五〇分だと思うわ。
父親―（患者のポールに）今までにバショウカジキを釣ったことある？
ポール―いや、ないと思う。
娘―あなたと私で何かそんな楽しみを見つけるのを、想像してるの。もちろん、私のアイデアだけどね（笑う）。
ポール―僕も気に入ると思うよ（笑う）。
母親―（短い笑い）
父親―あのな、ポール、母さんも言ったけど、ちょっと金がかかるなあ、一度行ったことがあるし。釣りにしては高級な方だよ。
母親―それは……。

娘―良いときに行くべきなのよ。魚がいるときに行ってないでしょ、って言いたいの。魚がいるときに行けば、きっと何か釣れるわ。誰でも……全部の船が沖に出て、なんだかんだして、クロカジキとバショウカジキが何匹も釣れるんだから。クロカジキは少ないかもしれないけどね。他の魚が釣れるかどうかは知らないわ。でも、ワクワクするでしょうね。私はただ、釣りが何か面白いことなんじゃないかって言いたいわけ（笑う）。これが、私のアイデア。

父親―（笑いながら）カタリナ島なら、もっと近くて安いよ。

母親―そうね。

娘―だったら、川かどこか。さっきのは、M家の人たちがよく話してたから言っただけよ。

母親―どんな……思うに、年に一度だけでしょ……暑すぎない時期に。

娘―ええ、そうよ。実際そうだと思うわ。魚が獲れるとわかってる、えーと、場所に行けたら、きっと楽しいわよ。

母親―ポールは、何がしたい？

ポール―え？

母親―もしも選択肢があるなら、何がしたい？

患者―ああ、どちらでもいいよ。

母親―一緒に計画しましょうよ。メアリーは「ブリッジ」と言いたいに決まってるわ。

娘―いいえ、ポールは魚釣りが好きだと思うわ。実際、ポールは釣りをするし。

ここに提示した相互作用も、典型的なものである。そこでは、患者が中心的立場を占めている。彼が多くを語らないからわかりにくいが、コミュニケーションを分析してみれば、明らかである。これが最初に再現した面接とそっくり同じなのは、家族が合意する唯一のものが患者の病いであるという点である。これは、患者の好みを根拠に娘が釣りを提案する事実によって示されるし、両親とも（互いにそうしているように）娘の意見を認めず、話題を患者にそのまま返すことから断言できる。このことの一つの小さな兆候は、両親双方によって示される。母親は患者に「もしも選択肢があるなら、何がしたい？」と言う。知っての通り、ゲームのポイントはしても良いと思うことを計画することなのだが、その最中に、患者には選択肢がないという事実によって、彼の立場が示されているのである。そのとき、彼は適切にも「ああ、どちらでもいいよ」と答える。

「今までにバショウカジキを釣ったことある？」と父親が訊ねるときにも、同じようなことが起きている。患者は入院中以外は常に家にいたのだから、バショウカジキ釣りのようなすばらしい経験の有無について父親が無知である理由を説明するのは、難しい。また、両親がいかに娘の発言を無効化するのか、さらには彼女もいかに自分自身の発言を無効化するのかにも注目すべきである。もしも彼女が何かをポジティヴに述べたら、たとえゲームの枠組みの中とはいえ、彼女は意見を引っ込めなければならなくなるか、あるいは両親が彼女の足元をすくう。例えば、M家が過ごした時間がどれほどワクワクするものだったかを彼女が述べると、母親は彼女に、バショウカジキは食べられるのかと訊ねる。彼女がその問いに答えようとすると、今度は「釣り上げるのにどれくらい時間がかかるの？」と訊くのである。

この娘が家族の中で自分自身を無効化していると言った以上、きょうだい問題について補足しておきたい。だが初めに、私たちが使っている装置について説明させてほしい。そうすれば、読者は、面接環境と家族の期待を正しく理解できるだろう。家族はテーブルを囲んで座り、その上にはマイクが垂直に吊るされている。ワンウェイ・ミラーがあり、その裏にはコントロール・ブースと録音装置があることを説明される。彼らはときにそれらによって観察されるのであるが、観察される面接の間隔は不規則である。彼らは、これが研究だとわかって協力してくれている。なぜなら、たいてい他のすべての治療を試して、どれもうまくいかなかったからである。入院患者もいれば、外来患者もいる。通例、患者には管理医がいて、薬や就職の問題などを引き受けてくれるので、治療者は自由に家族全体を一度に扱えることになる。私たちの研究グループには、グレゴリー・ベイトソン、ジェイ・ヘイリー、ジョン・ウィークランド、ビル・フライ、ヴァージニア・サティア、ジュールス・リスキン、そして何人かの精神科レジデントが含まれるが、彼らはみな多少異なった基本原則を持っている。例えば、私自身は、もしもある家族員の欠席理由がもっともなものであれば、他の家族員と会うことにしているが、その場合、欠席した家族員について触れないよう申し合わせている。

では、きょうだいの話に戻ろう。ご存知のように、統合失調症患者のきょうだいについて書かれた論文はいくつかあるが、一般的結論として、きょうだいは健康だとされている。きょうだいのたった四人に一人くらいしか発症しないのだから、統合失調症は劣性遺伝形質障害であることが証明されるというわけだ。しかし、私たち自身の経験は、そうではなかった。患者は両親と特殊な関係を持っているが、きょうだいとて完全にはそれを免れないことを、見出したのである。きょうだいを治療につなげておくことは難しかったが、彼らが面接に参加したケースで言えば、きょうだいが考えるほど、彼らは患者に似ていないわけではなかった。最初に提示した家族を取り上げよう。両親は、患者の兄を美徳のお手本だと語った。彼はインドで会社勤めをしていたが、幸いなことに、面接が三回実現した。当初、私も彼に両親と同じ印象を持った。つまり、患者とこれ以上違う人間が存在し得るだろうかと感じたのである。しかし、家族がそろうと、この外見はすぐに崩れた。彼は私に、インドで働くのは家族から離れるためだとはっきり話した。彼は自分の母親と同じ芸術家気質の娘と結婚し、彼女は彼を徹底的に管理したのだった。ここに、彼が最初に面接したときの短い抜粋がある。それまで彼は、自分の妹の思い出などまったくないと言っていたが、直接会って聞いてみると、「私たちは、よく喧嘩をしたものです」と答えた。

兄―私たちは、よく喧嘩をしたものです。何歳までだったか、たぶん一二歳くらいまでです。
治療者―あなたが一二歳だったとき、という意味ですか？
兄―はい、たぶん、そんなに後までではないですね。それくらいか、それまでです。
治療者―どんなことで喧嘩したんですか？
兄―たぶん、私がほんの少しからかっただけです。今思えば、何か具体的な事柄について喧嘩するほど、私は成熟してはいませんでした。うーん、何かすることを探していたんです。退屈で。
治療者―（父親に）喧嘩していたのを覚えていますか？　原因は何だとお考えでしたか？　からかうようなことをしていたと感じていましたか？
兄―（割って入って）私としては、まったく悪気はなかったと思います。覚えている限りでは、うわべだけ面白がっていたんです。
父親―（黙ったまま）
治療者―（母親の方に向いて）喧嘩を覚えていますか？
母親―そうねえ、覚えていることと言えば、ときどき車の後部座席でお互いにすねを蹴りあっていたことくらいね。戦前は車を持っていませんでした。ニューヨークに住んでいて、必要なかったですから。それで、思いがけず、一九四〇年、いや三九年だと思います、車を買ったんです。そのとき、何歳だった？

兄―九歳くらいかな。三九年なら、九歳だね。
母親―まあそれくらいね。船の上での喧嘩はぜんぜん覚えがないわ。その頃、あなたはもうちょっと年いってたよね。二年後くらいかな。
兄―四一年に母さんが船を処分したから、あの頃は、それくらいの年だね。
母親―夫は船にはまったく興味がなかったわ。関係ないって感じで、下調べするどころか、寄りつきもしなかった。家族の誰も興味がなかったと思うわ。ヨーロッパには行けない時代で、ちょうどその頃、偶然、私にちょっとしたお金が手に入ったので、それで船を買って、私、海育ちですから、それで船で……。
治療者―ヨットの類いですか？
父親―三二フィートのクルーザーです。
母親―私が夫を説得して、それにしたんですけど、実際には、夫は私よりもよっぽど熱中したんです。私のほうが先にうんざりしちゃって。手入れするのも大変だし、私たちにはその時間もないし、夫にそう言ったんですけど、それでも夫は船に飽きなくて、私はもう見るのも我慢できなくなって、どちらの子も船を好きにならなかったし……。
治療者―小さな船ですね。
兄―ええ、三二フィートです。
治療者―どこを走らせたんです？
兄―ミシガン湖を、運河を横切って、それからミシシッピー川、それにセント・ポールにも。そこの農場にいた夏のことです。
母親―家族をミシシッピーから連れて行ったんです。

治療者―（バーバラに）えーと、あなたが話してくれた、キャンプをしていた夏というのは、このことですか？

母親―（割って入って）そうです、ミネソタでした。それから、バーバラはかなりまいってしまって、家に帰ってきたんです……。

兄―（割って入って）戦争中で……。

母親―ミネソタでした。子どもたちはミネソタにいました。だから、その夏、私たちが子どもたちをヨットで送り迎えしたんです。

治療者―えー、あなたもクルーザーを持ってた？

兄―ええ。

治療者―そのとき、ヨットも持っていたのに？

母親―いいえ。

兄―両方ともクルーザーです。

母親―もちろんです。始終走らせるわけじゃないけど、楽しかったですよ。

治療者―クルーザーを持っていた……。

父親―クルーザーは売りましたけどね。

母親―そう、ヨットよね。

兄―三九年か四〇年に、ヨーロッパから帰ってくるまで、クルーザーはどちらも手に入れていなかった。

母親―四〇年よ。水門を通れなかったから、クルーザーでなきゃいけなかったんです。

兄―うーん、その頃は（ためらいがちに）毎夏、キャンプ農場か農場キャンプかそんなようなところに行ったね。

母親—彼がしたがっていたことは、いつもそれでした（しっかり息子を見て）。

兄—えっと、そう、妹が年を取るにつれてね（妹を見て）。

治療者—いったい何のことですか？（話題がころころ替わることに困惑して）

母親—あのう、そのとき、娘は行ってないんですよ。ええ、息子は通い続けましたが、娘は行ってないんですから、行ってないんですよ。子どもだましですよ。もうこの話は嫌だわ。

兄—うーん、全部思い返してみても、バーバラは、私の人生の中でそんなに大きな役割を果たしていないと思います。どう見ても、思い出せる分にはそうです。と言うのも、一二歳かそこらまで、彼女がどう振る舞い、どう感じていたかを思い出すのが、本当に難しいからです。

治療者—あなた方は、普通のきょうだいよりも、少しだけ近しくなかったのでしょうか？

兄—たぶん。

母親—年の差が、約三年三カ月あります。

兄—えー、思い返すと、その頃、彼女が特に幸せだったとは思いません。一一歳か一二歳まで、いつも一緒にいた頃のことです。その頃の夏のキャンプ中とか、他のときも。

治療者—それに、彼女も自分がかなり落ち込んでいても、それをあなたに知らせようとはしなかったのでしょう。だから、どう彼女が感じていたかについてあなたが話し始めたのは、何がきっかけだったのか不思議です。

兄—うーん、私たちは、普通は違うキャンプだったし……、思い出すのが難しいです。

この話し合いがどれほど混乱しているか、お気づきだろう。それでも、母親は何カ所かで幾分大きな声で、かつ、はっきりと述べた。特に、次の二カ所である。一つは、兄が夏ごとに患者とキャンプの類いに行っていたと述べ、母親が彼がそれを望んだのだと応える場面である。二つ目は、彼が話の矛先を自分自身から妹に向けると、母親がそれは禁じられた話題だとはっきり述べるところである。兄は妹について多くを思い出さないと言うことによって、それに従う。補足するなら、三回目の面接に彼が訪れた頃、結婚生活をめぐって彼は母親と口論が絶えなかったようだ。このとき彼は、明らかにしたい問題があるので、できればもっと長くいたいとほのめかしていたが、両親は、彼には時間がないと力説し続けていた。

家族療法を行って最も意味のある見返りの一つは、患者の症状とその症状を説明する家族相互作用とのあいだに一致をみることである。この意味で、私は、統合失調症ないし統合失調症症状は適応行動だとする。例えば、バーバラの両親は、他の何よりも彼女の不決断について、より多くを訴えた。確かに、彼女が朝起きると、何を着るかということから始まり、すべてが問題となり、日中も同様の危機が訪れる。何回かの面接を聴けば、バーバラが決断すると、両親はあるやり方でそれを否定し、彼女が身を引くという過程が、際立つ。だが、両親は決して自分たち自身が彼女の不決断と関係があるとは思っていない。それが際立った例は、彼女の前夫の友人が彼らを訪れようとした出来事である。母親はこの人をバーバラの友達だと言ったが、実は、その女性を招待して家に泊めようとしたのは、母親自身であった。バーバラが妄想症状を呈し、スパイについて言い始めたので、母親は彼女の両手を固く握り締め、「バーバラが悪くなってきた」と言った。その面接の中で、私はバーバラに「あなたは、ご主人のスパイとして活動しているジェヌヴィエーヴのことを話しているんですね？　彼女が、家の中で起こっていることを彼に話すとか、あなたの子育ての仕方を良く思うかどうかとか、そんなことを気にしているんですね？」と訊いた。これに対して、バーバラはすぐに「はい」と答えることができた。両親のほうは、その女性はバーバラの友達であり、バーバラが言うことは馬鹿げた考えだと主張し続けた。しかし、私は、離婚はまだ決定していないし、夫が子どもの親権を要求してくるかもしれないのだから、ジェヌヴィエーヴに疑いの目を向けることはたぶんそれほど馬鹿げたことではないと示唆した。そして、その女性には、すでに人で一杯の患者の家ではなく、近くのモーテルに泊まってもらうよう提案した。両親はまた、彼女がどれほどの期間滞在するのか知らなかった。その点を、明らかにしそびれていたのだ。

しかし両親は、彼女にモーテルに泊まってもらうことは無礼だと感じていたので、私はバーバラに、どう思うか訊いてみた。彼女は「シンプルな方がいいわ」と言った。それから、両親を見て、「でも、それを無礼だって思う人もいるかしら」と述べた。父親はすかさず言った。「そうだろう、彼女も私に賛成です。無礼にならないわけです」。そこで、私は「えーと、バーバラは『シンプルな方がいいわ』と言ったと思います。再生してみましょう」と述べた。録音装置があることの利点の一つは、面接室のスピーカーを通して音声を再生できるので、その日の会話をチェックできることである。ただ、それをすると、私たち全員がテープ・レコーダーを気にするようになるので、この方法は頻繁には使わない。それでも、この状況ではそうする価値があると思われた。母親と父親が、バーバラが「シンプルな方がいいわ」と言ったのを聞き取れるまでに、私はその部分を三回再生しなければならなかった。父親が初回にその部分を聞き取れなかったのは、「彼女は私に賛成だ」と言い続けたからで、母親もやはりそれを初回に聞き取れなかったのは、「私の声って男みたい。私の声って男みたい」と言い続けていたからである。このとき彼女は、生まれて初めて自分自身の声を聞いたのだった。

この種の事態のもう一つの例は、ジョン・ウィークランドの患者である。彼はほとんど喋らず、口を開いても「わかりません」か「精神病はすべて物理化学的問題ですよ」と言うだけだった。彼の両親が絶えず、彼の言ったことをすべて無効にするので、彼が「わからない」と感じるのはもっともだった。また、母親はあるとき、文字通り精神病は物理化学的問題だと述べた。家族療法が始まって数カ月後に、ある面白い事件が起きた。その頃に、患者はずいぶん良くなっていた。私たちの印象では、これは、両親が自分たち自身の関係について話し、患者が初めて家族の問題を耳にしたからである。いわば、彼への追求は止んだのだ。そのとき、ふとしたことから母親は、管理医が患者にクロルプロマジンを投与していたことを知った。患者が見かけ上良くなり始めた頃であった。すぐさま彼女は、患者に変化をもたらしたのは薬物であり、家族面接ではないと主張した。その投薬は少量であり、私たちはそれによって彼の変化は説明できないと考えたが、それを立証する手立てはなかった。ところが、ある日、彼のベッドサイドを通りがかった看護師が、彼が何カ月もかけて溜め込んでいた膨大な量の薬を発見した。薬はまったく飲んでいなかったわけだ。そんなことができるほど患者が賢明だったかどうかは私にはわからないが、彼の両親には、まったくもって驚くべき効果をもたらした。

家族療法についてたぶん最も印象的なことの一つは、家族構造の硬直性と、患者が改善に向けて変化するときに認められる、困難である。患者の症状改善が両親にとってとても有害なのかもしれないと思われるのは、良くなることを患者自身が放棄しなければならない場合があるからである。例えば、上記の若い男性には、際立ったエピソードがあった。彼と交わした約束を病棟医が忘れやすいことに対して、彼は明らかに暴力で反応し始めていた。そのとき治療者は、患者の両親が今までも約束を破ってきたという彼の認識の文脈の中で、この件を取り上げた。すぐに、患者はとても混乱し、怒り、治療者をののしった。さらに、治療者は気が狂っている、危険人物だ、自分が何をしているのかわかっていないと話した。このテープが次の面接で再生され、どれほど患者が両親を恐れているかを、患者と両親に示すことになった。患者が「精神病はすべて物理的問題ですよ」と答えたとき、母親は「すべて物理的問題という彼の意見に賛成です」とコメントした。それを明確化しようとすると、彼女はあいまいになるばかりであった。そして、「えっと、まあ、新聞に書いてあるようなことです」と詳しく語ろうとはしなかった。このように、彼女は息子側が彼女たちに立ち向かおうとする試みをことごとく阻止した。引き続いて、両親側の無礼にならないことが重要であるという点が、以前にも増して強調された。この話題がとても強調されたので、結局、治療者は機会を見て、「いいですか、あなた方には選択肢があります。無礼を許すか、あなたの息子さんを病気のままにしておくか、どちらかを選べます」と言わざるを得なかった。すると、母親は答えた。「選択肢なんてありません。もし彼が無礼になるくらいなら、良くなる意味はありません」。この手のことは、突破するのが非常に難しい。前述したように、映像化セッションでは構造化面接を用い、そこでは「家族の責任者は誰ですか？」とか「家族のボスは誰ですか？」と問われる。安定はしているが十分には改善していない家族とより平均的な家族との間のこの質問に対する反応の差異は、大変顕著である。例として、バーバラの家族のこの質問への反応を挙げよう。

治療者―さて、今からみなさんに提案したいのは、「この家族の責任者は誰か？」という質問に答えていただくことです。

父親―（わずかに笑って）えーと、簡単に答えることができるのは、うーん、もしも家族のある側面に限って責任者が誰か質問してもらえれば、それならとてもシンプルでしょう。なぜかと言うと、その日その日の家事を進める責任者は明らかに妻です。で、うーん、私は小切手帳の責任者です。

母親―（わずかに笑う）

父親―たくさんの質問がもっと実際的な面に関係していて……。

母親―それは、とってもねえ……（わずかに笑う）。私はいつものように、買い物に行って、家族がよく食べるのをこの目で見て、だって、私、よく食べるのが好きなんです（少し笑って話し終える）。

父親―（わずかに笑う）

母親―それから、夫のシャツと洗濯物をクリーニング屋に持っていって、彼がきれいなシャツとズボンを身に着けているのを確かめるんです。

父親―そうだね。

母親―……クリーニング屋。クリーニング屋へ持っていって、そして、彼がきれいなシャツを着て、ズボンはプレスされていてとか、そういったことを確かめるんです。私が準備するパーティや何かもかなり多いのです。もちろん前もって夫に相談することなしには、できません。

父親―ふーん。

母親―なぜかと言うと、夫はこういうことを相談してほしいからです。もちろん、相当たくさん相談しました。夫に相談しない限り、それをうまくやりきれないでしょう。

私―（患者に）家族の責任者は誰かということについて、何かコメントはありますか？

患者―（いつもより小さい声で）私の母が物事を進めています。

両親がお互いの役割を定義するのに、どれほどためらいがちで用心深いかわかるだろう。彼らは普段、物事を管理して維持することをまったく文字通りに行うので、解釈するのが難しいのである。「私の母が物事を進めています」という、バーバラの意見が何となく優れていることにも気づくだろう。それは否定しがたい意見だが、しかし歪曲され得るかもしれない。私たちが発見したのは、こうした患者たちが（脳の悪化とはまったく関係のない）巧妙な爆弾を取り扱っていることである。

私たちの仕事がまだ完成には程遠いことを述べて、本論を終えることにしたい。私たちは、数多くの統合失調症の家族と、彼らについての数多くのデータを研究してきたが、まだ多くの対照研究が必要である。正常な家族や非行家族などの研究が必要であり、それらが手に入れば、統合失調症の家族の独自性を記述するのに、より好ましい立場に立てるだろう。「両親の反応が、患者の病気に起因する可能性はないのだろうか？」という疑問が出るのは、確実である。私たちが縦断的研究を行うまで、この問いには最終的には答えられない。私の現在の見解は、母親、父親、子どもが反響する回路の中に捕らえられている、というものだ。そこからは誰も、兄弟でさえも、例外なく逃れられないし、統合失調症になったその子どもが患者に選ばれるのには、数多くの理由がある。

6

1961

合同家族療法
理論、技法と結果についての考察▼原註一

ドン・D・ジャクソン
ジョン・H・ウィークランド

本論は、パロ・アルト・メディカル・リサーチ・ファウンデーションにおける「統合失調症の家族療法プロジェクト」の成果の一つである。したがって、プロジェクトのスタッフおよび関係する治療者全体のアイデアと経験を反映している。ここでは第一に、統合失調症患者の合同家族療法において特別に経験した所見を報告したい。それは、患者とされている人とその家族の他のメンバーを一堂に集めて、自然な機能的集団として治療するものである。私たちは、この治療形式に向かう動向が増大していることを認証し、描写する以外には、他人の仕事についてほとんど言うべきことはない。こう

▼原註一　Psychiatry, 24 (Supp 1. #2), 30-45, 1961. より再録承諾済み。この研究はグレゴリー・ベイトソンに指導され、パロ・アルト退役軍人局病院とパロ・アルト・メディカル・リサーチ・ファウンデーション、メンタル・リサーチ・インスティテュートによる、アメリカ合衆国公衆衛生局国立精神保健研究所から精神保健プロジェクト交付金 OM-324 の後援を受けた。

した仕事ですでになされたものは、未だにほんの限られた量であるし、公にされたものも少ない。だから、たぶん、何か新奇であるに違いないものを紹介する一番良い方法は、読者に、私たち自身の探求と発見の航海に一部同行していただくことである。あわよくば、私たち自身がこの方法に沿って学んできたことを、より体系的に公式化してみたい。

私たちの研究グループは、合同家族療法を偶然に、少なくとも本筋とは関係ないところで発見した。一九五四年、私たちは統合失調症患者の（病院ではなく）日頃いる場所でのコミュニケーションと行動を調べたかったので、必然的に、統合失調症患者の相互作用を調べるのに適切な環境として家族に目を向けた。この方向に私たちの考えが推し進められたのは、開業セラピストとしての患者の身内との経験、個人療法をしている統合失調症患者の（何らかの事情によるたまたまの）家庭訪問、そして退役軍人病院のさまざまなスタッフから聞いた家族についての体験談などによる。

患者の両親やきょうだいとの関係の中で直接患者を研究するためには、彼らに一緒に来てもらう必要があったし、さらに重要なことに、ある期間、彼らを一緒に観察する必要があった。この実践的問題への解答は、統合失調症患者とその家族を家族集団として面接することにあった。つまり、（面接がすべて録音されるため）私たちにはデータが提供され、家族には治療的援助がもたらされるという手続きである。本研究の開始時点では、家族治療の明確な計画はなかったし、当時どこか他の場所でどんな家族療法が行われているのかもわからなかった。しかしながら、経験的には、一度、統合失調症メンバーを含めて家族と直に話し始めると、自分たちを治療してくれないかという要望は急速に高まるのが常のことであった。面接者を彼らの問題に巻き込もうとする家族の傾向をある程度コントロールすると同時に、ますます明らかになる彼らの困難を手助けするために、治療的観点から家族を考えることが重要となってきた。こうして、私たち独自の家族療法が始まったのである。

こうした背景にもかかわらず、科学史において繰り返されてきたように、ほぼ同時期にあちこちで似たような試みが発展してきていたことは興味深い。今の時点で振り返れば、この広範囲な発展の理論的根拠と、その根拠の元となったニードを、より明確に描くことができるだろう。

ここ五年以上、私たちは家族に働きかけ、家族を研究することに、ますます深く携わるようになってきたが、驚くべきことに、その間、私たちとは無関係なところで似た仕事をしているさまざまな人たちがいることを知った。そのうちの数人は、私たちと同様、統合失調症に最も興味を持っていた。例えば、リーマン・ウィンと彼の協力者たち、マレー・ボーエンと彼のグループ（共に、もともとはＮＩＭＨであった）、フィラデルフィアのイヴァン・ボツォーメニイ＝ナギと彼の同僚たちである。他の研究者たちの興味は、精神的問題の範囲内であった。例えば、ニューヨークのネイサン・アッカーマン、シカゴのカルマン・ギャルファスとヴァージニア・サティア、アメリカ合衆国公衆衛生局のジョン・ベル、ガルヴェストンのユージン・マクドナルドのように。さらに他の研究者たちは、主としてまた別の特定の問題に興味を持ってきた。チャールズ・フルウェイラーのカリフォルニア州アラメダ郡での非行少年の家族との仕事が、その一例である。しかし、すべての研究者が、家族を一つのシステムとして理解し扱うという基本的方向性を共有している。

この発展の背景の一部は、十分に明らかである。フロイトの初期の仕事以来ずっと、患者の家族が重要であるという事実は、少なくとも概念的には認識されてきた。しかし、この事実は主に、患者と治療者を分けることと、いかなる身内も患者の治療に関与させないことによって、実践されてきた。しかしながら、重要でかつ増加の一途をたどっているこのやり方の例外は、子どもの治療である。そこでは、少なくとも母親が治療対象となることが増えてきている。だが、このやり方でも問題は残される。例えば、父親はどうするのか？　また、もしも両親と子どもが同じ治療者に診てもらえないなら、治療者と会う時間や適切なコミュニケーションをめぐって新たな問題が生じてくる。配偶者の治療でも似た問題が生じる。個人治療を行う上でも、深刻な実践的問題があり、それは入院中の統合失調症のケースで、特に明らかである。一方、身内を扱う必要がある場合に、病院職員はたびたび困難を経験する。例えば、身内が一緒に来る必要があるときに事実上来られないこともあるし、身内に入ってほしくないときにそうできないこともある。他方では、患者が病院の比較的隔離された環境の中でうまく援助されても、彼らがあまりに頻繁に家族の下へ外泊を繰り返すと、混乱が顕著になる。両親が不調になるか、患者が不調を来たして再発するか、あるいはその両方が現実化するのである。

よく知られた知識のすべてから集約される本質的ポイントは、精神科患者の治療は、直接的にしろ間接的にしろ、必然的に患者の家族員と家族関係への対処を含むということだ。明らかに、治療から家族を締め出すというルールの設定でさえも、この問題への対処を含んでいる。ただし、それは劇的ではあるが、あまりにシンプルなのである。したがって、ここで議論されている問題は、患者の家族員が扱われるべきかどうかではなく、どのように扱われるべきかなのである。本論では、特に統合失調症患者のケースにおいてこの問題に対処する手段として、私たちが行った合同家族治療が記述されている。

理論的背景

家族を治療し、治療的アプローチを公式化しようという私たちの試みを理解するためには、私たちが基にしている理論を理解する必要がある。なぜなら、私たちの現在の実践と概念は、いくつかの大変幅広い独創的な方向性が交錯したところと、実際の家族の治療の試みを暗中模索するところから、発展してきたからである。

統合失調症患者の家族と仕事をするという私たちの計画の発端にある、二つの主要な概念は、（一）ダブルバインド（Bateson, Jackson, Haley, & Weakland, 1956）と（二）家族ホメオスターシス（Jackson, 1957）である。家族ホメオスターシスの概念は、ある家族の中の一人との治療的取り組みが他のメンバーの行動によって妨げられる、あるいは、あるメンバーが治療で改善すると他のメンバーが悪くなるという観察から生まれてきた。これらの観察がホメオスタティックな一般システム論と結びつけられて、家族がそうした力動的定常状態システムを形成することが、示唆された。つまり、（患者とされている人と彼の病的行動を含め）メンバー全員の性格特徴と彼らの相互作用の性質が、その家族に典型的な現状体制を維持しようとし、（どのメンバーの治療による企てであれ）いかなる変化においてもその現状体制の復元に向けて反作用するのである。

ダブルバインド概念は、人の相互作用と影響力の主要な手段としてのコミュニケーションについて、私たちが最も基本とする概念である。実際の人のコミュニケーションにおいては、唯一の単純なメッセージというものは存在せず、コミュニケーションは常にかつ必然的に、異なったレベルの多様なメッセージを同時に含んでいる。これらのメッセージは、言葉、口調、表面上の表現といったさまざまなチャンネルを通して伝達されるか、ありそうな文脈に関連したあらゆる言語的メッセージのさまざまな意味や指示対象によって伝達される。これら関連したメッセージの間の関係は、とても複雑であろう。異なるコミュニケーション・レベルにおける二つのメッセージがまったく同じということは、あり得ない。それらは、似ていたり異なっていたりするだろうし、調和していたり矛盾していたりするわけである。差異と矛盾は、人のコミュニケーションの豊かさの根本であると思われる。例えば、皮肉やユーモアに見られるように、言葉と口調の特定の組み合わせが表現スタイルを定義する。しかし、差異と矛盾はまた、多くの精神病理の起源であり、特徴である。例えば、「不適切な感情」という症状は、言葉と口調ないし表現との間の明らかな矛盾と考えられる。さらに、二つのレベルのメッセージの使用は、後述するように、だんだん治療の中心になってきているようだ。

ダブルバインド概念は、異なるレベルにわたるメッセージのペアないしセットのパターンに当てはまるのだが、そのメッセージは密接に関係しているものの明らかに矛盾しており、かつ同時に発生しているものである。そして、隠蔽、否認、ないしその他の手段によって、メッセージの受け手が（例えば、その矛盾を指摘することによって）その矛盾を明らかに認識するか有効な手段を講ずることができない状況を示している。受け手は、その影響力ないし矛盾に気づくことさえ禁じられた中で、矛盾した行動反応へと動かされるのである。相手のメッセージを無視することも回避することもできない重要な関係において、こうしたコミュニケーションを浴びせかけられる経験を重ねながら、疑問を持たずに矛盾を受け入れることでそこに居続けることを学ぶならば、立派な統合失調症行動が作り出されるに違いない。

上記の主たる二概念が、実際の人の間に生じる、さまざまなコミュニケーション手段による（直接的に観察可能な行動レベルでの）相互作用の描写と特定化の双方に関わるものであることは、難なく気づかれることだろう。さらに、この焦点は、リアルなこと、および現在起きていて、かつ引き続き起きていることの重視を含意している。まとめると、これらの強調点は、精神科医にとって最も興味深い特別な種類の行動（症状行動）を含む、人の行動についての研究、理解、治療への、広範囲にわたる「コミュニケーション」的で相互交流的な方向づけを重視することも意味している。この方向づけは、初期の仕事（特にサリヴァン）に関連していて、現在ますます支持を集めているものの、精神医学の強固な伝統的方向づけとは相変わらずかなり異なっている。伝統的精神医学は、患者個人と、精神非現実ないし観察不可能なことについての構成概念（幻想や現実の誤知覚、過去（主に幼少期）、経験、精神内界構造とその内容といったもの）を強調しているからである。

簡単に言えば、私たちは、個人的、内的、イメージ的、幼児期的問題よりも、現在、直接的に観察可能な人々の間に生じる影響、相互作用、そして相互関係に、はるかに強い関心がある。基本的な方向づけにおけるこの差異を明確にしておくことには、価値がある。なぜなら、こうすることは、私たちの主たる特異的概念の本質を明らかにし、概念間の重要なつながりを示し、私たちの治療的アプローチ全体——私たちのすること、しないこと、特に他の治療の概念・実践と私たちとのいくつかの差異——を理解するための本質的な背景の提供を、助けてくれるからである。

家族ホメオスターシスとダブルバインド概念は、多少の拡張や変容を伴いながらも、▼原註二 家族との私たちの仕事における主要な柱であり続けている。これらのアイデア（特にメッセージのレベルにおける差異の重要性）が、他の人たちに以前から明瞭に理解されていたわけではないので、それらについてより具体的に議論することは、この場にふさわしいように思われる。私たちに批判的な人の中には、ダブルバインド状況とは本質的に、二者択一状況、やってもやらなくても非難されるようなどうして良いかわからない状況、あるいは両価性についての手の込んだ説明方法に過ぎないと感じている人もいる。▼原註三 実際のダブルバインド状況とは、そのすべてであり、それ以上のものである。その好例として、

▼原註二　例えば、John H. Weakland, “The ‘Double Bind’ Hypothesis of Schizophrenia and Three-Party Interaction,” pp.373-388, in The Etiology of Schizophrenia, edited by Don D. Jackson, 1960, NY : Basic Books.

▼原註三　Weakland, J., & Jackson, D.（1958）. Patient & Therapist Observations on the Circumstances of a Schizophrenic Episode, AMA Arch. Neurol. & Psychiat. 79 : 554-574.［本書第三章］における「二者択一の幻想」についての私たちの以前の議論にもかかわらず。

無実の人が嘘発見器検査を受ける困難な状況を考えよう。こうした検査では、たいていベースライン設定のための標準化された状況を誘発する。例えば披検者に、一組のカードから一枚を引き、それを見てから、元に戻すことをさせる。被検者は、たとえ検査者が自分の引いたカードを言い当てた場合でも、正解だとは明かさないよう求められている。被検者がカードを引き、検査者が答えを推測して言い、被検者が「違います」と答えると、被検者がどれくらい嘘に反応しているのかが、テープ上に曲線で表示される。しかしながら、嘘をついたことで罪悪感が誘発されるという理屈だけでは、この状況の複雑さは説明できない。この状況下にある被検者のほとんどは、自分の無実を確信することはできないのだ。なぜなら、人は先験的に自分の身体がどう反応するのかを知ることはできないし、検査者が権力を持つ文脈において被検者が文字通り無実であることは全く保障されないからである。検査者が被検者に嘘をつくように頼んだ以上、これは本当の「嘘」、あるいは真実ではないと言えるのだろうか――つまり、それは嘘発見器を作動させた事態を正しく知覚したと言ってよいのだろうか？二つのレベルの状況が、被検者を特に危うくする。なぜなら、もしも彼がしっかり知覚したものを否定するなら、彼は明確な境界を有していない自己欺瞞を働いたことになるからである。検査が終了すれば、検査者は被検者に「あなたは嘘をついていました」と言うだろう。そのとき被検者は、検査者が意図した「共同の」嘘のことを言っているに過ぎないと確信できるだろうか？　そのとき彼は自分が、自らに与えられるすべての情報を処理できる状態にはないのだから、自己欺瞞に支配されてはいない人間なのだと確信することができるだろうか▽訳註一？

治療過程——準備と技法

実践において私たちが話している「家族」は、普通、父親、母親と患者からなる。週一回、六〇分から九〇分、全員と会う。その部屋には、テープ録音のためにマイクが備えつけてあり、必要に応じて観察とスーパーヴィジョンができるようにワンウェイ・ミラーがある。面接は、必要なときには週に二回以上行われることもあるが、時間の制約により、それを定例化することは困難である。もっとも、それは本質的なことではないようだ。基本的グループ員による組み合わせは、旅行や病気などの外的条件によるか、治療者が技法的に賢明だと考える場合に変化する。私たちは、すべてのメンバーが出席できる場合に限り、面接をかなり厳密に行っている。現在、グループ全体で集まることが未だに強調されているが、この点については、治療者間でばらつきがある。

患者のきょうだいの位置づけは、しばらくあいまいであったが、未だに部分的に定まったに過ぎない。私たちは、きょうだいが、不快感を抱きかねない状況に渋々引っ張り出されるのを見てきた。今にして思えば、私たちは、彼らが実際よりも健康だと考えていたようで、無意識的に、彼らの性格防衛に合わせていたのだ。彼らは「これは、私には関係ないことです」と言っていた。例を挙げよう。

ある慢性統合失調症患者の弟は、ヨーロッパで仕事をしていたが、休みで一時帰国した。治療者は弟の到着前に、彼が滞在中、家族面接に三回参加するよう同意させた。治療期間中、彼は二度と来ることができないように思えたからだ。最初の面接では、弟は両親の望むものすべてであり、患者は望まないものすべてであるようだった。この面接中、彼は愛想の良い無関心を維持し、治療者が患者の人生において重要だと感じていたあらゆる出来事について、記憶にないと主張した。この面接の終わりに、母親は、彼が喜んで次回も参加するだろうと言ったが、治療者はがっかりしながら、弟の限られた時間では面接は相当な負担に思われると明言し、それとなく弟が手を引く好機とした。しかし、彼は次の面接にもやってきた。そして、彼が両親と数日過ごしたことで、期待以上の情報が得られた。三回目の面接の最後には、彼は自分が家族面接に参加し続けられないことを心から惜しみ、海外生活がおそらく自分を発病から守ってくれているとつけ加えたのだった。

今では、もしもきょうだいが実家で暮らしているなら、一人かそれ以上のきょうだいを家族面接に入れることに躊躇はない。もしも彼らが他に居を構えているなら、一般的に言って、面接への参加は時折要請する程度に留めている。それも、私たち自身が情報を必要とするから行う性質のものである。

少なくとも三人からなる基本集団があるとすると、治療者の方針と目標は何なのか？　言い換えれば、彼は治療過程をどのように思い描き、どのようにグループ状況を構造化するのか？

統合失調症治療において家族療法を試み始めたとき、私たちは今までの仕事から、患者とされている人は片親ないし両親からダブルバインドを受ける矢面に立たされていると推測していた。また、両親の協力が必要であることもわかっていたが、少なくとも然るべき期間、両親が面接に通い続けてくれるほどには協力してもらえないと困ると確信していた。それゆえ、私たちの最初の努力は、患者を両親から保護し、患者について両親が提供する情報から助けになることを私たちがいかに引き出せるかを両親に印象づける、粗削りな試みであった。しかし、以下のことが、相当早い時期に私たちにもわかってきた。第一に、患者はか弱いスミレなどではなく、むしろ両親をかき乱し、治療者の野心をくじく能力をかなり秘めていること。第二に、両親は不幸な人であり、精神療法から恩恵を得られる可能性があること。

現在までに、統合失調症プロジェクトに一〇人前後の治療者が携わってきたが、治療者と家族が同席する理由についての彼らの印象は、それなりにまとまっている。治療者は皆、経験こそ少ないが、患者志向であった。しかし、彼らはすぐに、自分たちの目の前の三人が相互に破壊的な仕方で共に拘束されているという理解を得た。また、三人全員によって呈される主たる症状は、ひどく有害な関係のもつれなのだが、それは表面的には患者にしか明らかではないことも理解された。両親も、初めはこの表面的情景を保とうとするので、どの家族でも初回面接は、可哀想なXと彼の不幸な病いについての意見で溢れかえる。しかしながら、いったん両親が、治療者は自分たちに好奇心を向けていることに魅力を感じると、その脆い表面は音を立てて割れ、(距離を置いて一緒に生活する二人によってしか経験され得ない)絶対的荒廃が下層からにじみ出てくる。治療者の思いやりのある関心が、それでもなお危急を救うのが、この時点である。この時点では、両親が患者のために面接に来るだけでは不十分なのである。初期の家族面接における、要約されてはいるが典型的な流れは、次のようなものである。

患者は三〇歳の男性で、五年ほどの入院治療経験があり、当時は実家で暮らしていた。両親は、彼の無為、だらしなさ、妄想に悩まされていた。彼を活動させたり、戸外に出す両親の試みはブーメランのように戻って来て、両親と患者との間だけでなくときに両親ふたりの間にも、不協和音を響かせた。初回面接では、患者は非常にだらしなく、無口で、家族に巻き込まれていない風を装っていた。両親は、患者の数多くの(もちろん、これらは病気というラベルを貼られた)失敗とは対照的な、両親自身の成功について注意深く語った。また、彼らと治療者との間では、面接の頻度など治療時間の詳細すべてにわたって、とても不愉快なやり取りがなされた。

二回目の面接の間、両親は患者の病いについて考え続け、彼らが原因として考えている家庭外での出来事や神の行為に関連した昔の逸話を披露した。例によって、学校と教師は罪人呼ばわりされた。

この面接で患者は、両親の明らかな激励によってようやくいくつかの症状について話した。

第三回面接では、治療者は両親、特に彼らの背景、出会い方、そして早めの結婚に興味を持った。彼は、スーパーヴァイザーの示唆のもとに、これらの話題を慎重に導入した。両親は、初めこそ現実的に報告し始めたが、そのうちに緊張が高まっていった。面接が進むと、とうとう母親が父親に「ニューヨークのことをお医者さんに話したら？」と言った。彼女は、父親のお世辞にも立派とは言えない突飛な行動を取り上げたのだった。それに対して父親は、不満そうな様子を見せながらも、自分の言動に潔く直面しようとした。しかし、話の焦点は両親には留まらず、またしても患者に当てられた。しかし、このエピソードの説明において、患者が一時父親と一緒に暮らしていたことが語られた。このこと自体は全く正しいのだが、多分に場違いな話題であった。その頃、息子はまだ一〇歳くらいだったが、両親が別居したので、息子は父親につくよう決められたのだった。もちろん、ここで議論された問題にからんでのことだった。しかし、いったん息子のことが話題になると、両親はすぐさま父親の問題から離れ、父親は難を逃れたのであった。

第四回面接で治療者は、前回に少し触れられた経験を明確にし、両親の結婚についてさらに検討しようと試みた。この面接の間、父親が自分自身をある特別なストーリーの笑いの的に仕立てたとき、患者は面白がり、実際に何回も心から笑った。彼らは不幸だけれども、ここでは何かを共有している感触があった。

その次の面接には、父親が一人で現れた。母親は体調を崩したようで、患者は車で待っているとのことだった。父親はただ、彼らが今夜来ないと言いに来たのだった。しかし、彼はすぐに席を立とうとはせず、治療者が驚いたことに、はぎ取り式の紙マッチのカバーに、自分と妻は猛烈な喧嘩をしていると書いた（どうもテープレコーダーに録音されたくなかったらしい）。それから、彼は紙マッチを取り返し、破った。父親は、感情を抑え切れなくなるなどということはほとんどありそうになかったし、治療者が夫婦不和に同情することも願い下げであった。それでも、突破口はあった。続く面接で、母親は病いではなく、面接前に家族喧嘩をして、来るのを拒否したことが明らかになったのである。こうして、患者の問題と同様、夫婦の問題がさらに考えられることとなった。

この例は、私たちが診る家族の典型的な特徴と、初めての合同治療に対する家族の反応をいくつか描いている。私たちは、そうした特徴によって引き起こされる問題に対処するために考案した標準的方針を列挙し、治療のさらなる経過について考える前に、それらの特徴を明確にまとめておくことにする。

私たちが診てきた家族のほとんど、たぶん特に中産階級の家族では、子どもへの心配を訴えることで、母親が治療の主な原動力となる。多くの母親は、子どもの病いにおける長い経験、プラス読書での知識獲得によって、統合失調症とその治療についての「素人の専門家」でもあるようだ。父親が前面に出ていることもあるが、よく調べてみると、通常、ほとんど母親の代弁者か表看板である。しばしば、父親は仕事で非常に忙しいので、家庭では物理的に不在であることも多い。事実、多くの家族において、家族員は個人として独立した生活をほとんど送っていないのに、治療室以外では全員がめったに揃わないようだった。

父親も母親も最初の話し合いでは、子ども（特に病い）の話題を中心に据える。このことは、こうした状況では自然に見えるかもしれない。但し、それは、焦点が極端ではなく、と同時に（患者の服装やマナーの詳細といった）病いの些細な面に話題が集中することがなければ、の話である。両親は、患者の病いが話題になっているときには、（二人ともが支離滅裂で矛盾したスタイルで話しているのだけれども）一緒になって、かなりうまく合意が可能である。つまり、患者はひどい病気なのであらゆることに責任が負えないと言っていたかと思うと、次には、責任の負えない患者の誤った行動について極端に不満を言うのであるが、それも、話が変わるときに普通生じる合図や話の組み立てなしに、突然、話が飛躍するのである。特に、他のあらゆる問題について、この二人がほとんど合意できないことがすぐさま明らかになる場合、やはりこの領域に限り合意できることは、異彩を放つことになる。一方で、患者の引きこもりや暴力は皆に影響を及ぼし、治療状況をいくぶん乱すために、患者は無力でどうしようもなく見える。このように、初期の面接を何回か観察すれば、さほど経験のない観察者でも、なぜ自然に「病気の」患者と「健康な」両親やきょうだいとの間に大きな相違を見つけることができるのか、容易に理解できるであろう。それでも、これらの家族にさらに密接にかつ生活全般に幅広く接してみると、私たちは、両親もまたひどい個人的困難を抱えているだけでなく、彼らの困難は基本的に、患者が症状全般を通して見せているものに近いという観察結果に衝撃を受けるのである(Jackson & Weakland, 1959)。

こうした特徴に関連した多くの問題は、治療において突然生じる傾向にある。両親が、自分たち自身と自分たちの関係について話すことを避けることで、患者を話の中心に置こうとし続ける一方で、患者はしばしば、自分がいかにも患者であるというラベルづけを保つような、あからさまなドジを踏んだり、度を越えたことをしたりして、両親を助ける。このことは、特に両親が自分たちにとってホットな話題に偶然近づいたときに起きる。それがあまりに強烈であったりすると、治療者さえもが、自分の行動に無自覚なまま、両親についてではなく患者の話をし始めるのである。

もしも治療者が家族に焦点を当てたり、両親を子ども同様に患者なのだと定義しようとすれば、別に困難が想定される。母親か父親のどちらかが、家族面接の前後に電話をかけてきて、治療者を個人的で私的なコミュニケーションに巻き込もうとするのである。父親は、遠ざかる方策を練り、家族療法への関与を回避する傾向がある。例えば、ときには面接を実際に休み、ときには沈黙したり、「客観性」の名のもとに知性化したりしてその場で引きこもるのである。母親は、子どもの病いへの自らのありそうな関与に対して罪悪感を抱きやすく、それに応じていろいろと積極的に動く傾向がある。ケースによっては、いったん「家族療法」のアイデアがあまりに明確化されると、母親は心配のあまり、治療を早々に切り上げるリスクがある。別の場合には、面接は続いても、治療者の立場を乗っ取る母親によって支配されるかもしれない。治療者の立場の乗っ取りは、治療者の発言をすべて支持したり、治療者よりも専門的で科学的になることによって達成されるのだが、後者の場合、普通、彼女の罪悪感を否定してくれそうな生物化学的理論が使われる。あるいは稀ではあるが、母親自身のあまりに強く見境のない自責の念によって、実際の家族相互作用の再吟味が不当に阻止されることもある。実際、こうした家族の何かを鮮明にすることは現実的なプロジェクトなので、そのような吟味が困難と評価されるのも致し方のないことである。さまざまなメンバーの発言は一致しないだけでなく、各々の話はあいまいで変わりやすくなる傾向、あるいは細部にこだわり過ぎる傾向のどちらか、ないし両方がある。特に重要なことは、家族員は外的状況への反応として行動するという事実である。だから、治療者といえども、彼らがどんなにお互いに反応するかを心に留めておくことと、彼らと共にいてこれを明確にし始めることは、困難なのである。

治療の枠組み

もしもこのような典型的な治療初期の問題が適切に処理されなければ、それらは先鋭化するか慢性化する。つまり、家族がさっさと治療を切り上げるか、もしくは家族のいつもの相互作用に似た行き詰まりへと繰り返し導かれるだけで、治療者とて勝者のいないゲームに引き込まれたもう一人のプレイヤーに過ぎない。逆に、こうした初期の問題への効果的な対処は、相応に役立つ。私たちが理解する限りでは、家族療法における「患者管理」は（それは治療状況に携わる家族員全員の管理を含むのだが）、治療の中心的部分であり、効果として決して表面的なものではない。このように、私たちが初回家族面接に役立つよう発展させてきた標準的手続きは、単に限られた特別な困難を避ける手段以上のものなのである。標準的手続きには、治療を全体性のあるものとして枠組みすることと、広範な基準と予測を継続する設定が含まれる。また、治療者がこの枠組みをするための手段は、私たちの技術的方向と実践の全体について多くを説明してくれる。

初回面接では、治療者は通例「私たちはお互いをよりよく理解するためにここに集まっているのですが、そうすることで、みなさん家族の人生が実り多きものとなるでしょう」と自らの哲学を表明する。こうした言葉によって言外に伝えられるのは、患者と同じくらいに両親も家族の不幸に（それが具体的であろうとなかろうと）巻き込まれていることと、両親も患者も同様に治療から何か得るものがあるということである。これは、面接で何を得たいかという質問によって初回面接を始める私たちの昔ながらの癖、つまり「かわいそうなビルを除けば、何も問題はありません」（患者とされている人にたまたまなった他の誰のせいであれ）という月並みな答えに終わるアプローチに、取って代わるものである。「よく理解する」という表現によって、暗示的に、コミュニケーションに焦点が当たるのだが、そのとき、コミュニケーションとは、彼らの難しい関係に深く関連していて、治療手段であるとされる。普段私たちが私的なコミュニケーションの問題を扱うときにも、似た意味がある。かつては、治療初期の数週間、患者に精神安定剤を服用させるべきではないのかとか、もっと運動させるべきではないのかなどという片親ないし両親からの問い合わせの電話を受けるのは、治療者にとって慣例であった。当時、治療者は、次の家族面談でその電話について取り上げるのを厄介と感じていただろうし、かと言って取り上げないのも、親のどちらかと共謀しているようで厄介と感じただろう。しかし現在では、初回面接で治療者が、すべての人が治療者とのすべての接触について知る権利があると伝えると、ほとんどのルールと同じように当然のこととして取り上げられ、受け入れられる。

また、治療者はときどき、同様の問題を、前もって準備した解釈枠組みに結びつけながら、ほのめかすよりは明らかな言い方で取り扱う。例えば、治療者はこう言うかもしれない。どんな家族にも、習慣的なコミュニケーション・パターンがあり、そこには、家族員がお互いを守るための回避パターンも含まれているので、治療者としては、それが家族員間の重要な障害を解明する邪魔になるのなら、そのパターンと回避行動を明確化しなければならない。たとえお互いを守る性質があったにせよ、問題の解決を逃さないことが――家族を中立的に治療していても、各々が治療者はえこひいきをすると、ときに感じるのも無理はないが――家族全員への治療者の責任である。こうして、ときにことを荒立てる治療者の姿勢が、家族の利益を目指した積極的な義務として定義されると同時に、家族は自らの良い意図を信頼されることになる。また、治療者は、以下のことも指摘するだろう。つまり、家族は(困難を抱えているとはいえ)、長い間一緒に過ごしてきたのだから、互いに重要な関係にある。つけ加えるなら、彼らは、治療者を含めた他の誰よりも実にお互いをよく知っている。したがって、彼らはお互いに最良の治療者であり得るし、実際そうなのだ、と。この枠組みは、すべての家族員に平等に、治療への参加を役立てる責任を負わせるので、引きこもった家族員には役割をもっと果たすように訴えかけ、治療者から状況を引き継ごうとする家族員には日頃の癖を止めさせることになる。

私たちのグループ・メンバーは、治療初期に持ち上がる問題について、同じように対処する傾向にある。例えば、私たちは普通、患者の病いにしか焦点を当てようとしない両親の試みに丁寧に介入することで、単調な時間を過ごさないようにしている。加えて、もしも患者が「僕は病人だから、僕に責任はない」といった策を用いるなら、私たちは彼を訓練する方向に向かう。次に例を示そう。

初回面接で治療者は毎日の生活について両親に質問していた。母親は明らかに、まだ触れられていなかったアルコール依存症のことを気にして落ち着きがなかった。このとき、統合失調症の息子が話に割り込み、病院でのショック療法のおかげでどんなに良くなったかを話した。すぐに両親は彼とその話を始め、父親は今後も続けたいかと息子に訊ねた。一方、母親は、たぶん彼には精神安定剤が必要だと述べ、すこし考えて彼に、今、薬を飲んでいるのかと訊いた。それに対して、患者は「いや」と答えた。この重大時に治療者は介入し、いくらか威圧的な口調で患者に訊いた。「ボブ、ショック療法はもう止めたのかね？　本当かね？」。患者はしていないと答えた。治療者はつけ加えて、「さっき、薬も飲んでいないと言ったね」と言った。患者は再び、そうだとしぶしぶ認めた。治療者は続けて、「だとしたら、今朝ここで君が君でいられるのは、幸運なことだ。つまり、君とお母さんとお父さんと私は、皆、自分の言うことに責任を持っていて、だからこそ、お互いに理解し合えるんだから」と言った。

より深く墓穴を掘ることになる患者の脱出作戦は、普通、初回面接の最初の数分に限られる。こうした試みへの治療者の批判と苛立ちは、それが許容できないだけでなく、患者がもっとうまくやれるのにやらないことを、暗に示している。そのような態度は、両親とは対照的だ。両親は普段、関わりのあるものはすべてばらまき、獲物を追う猟犬のように患者の介入を見届けるのである。（しかしながら、ときに実行可能なもう一つのアプローチは、患者の症状への興味を共有しつつも、症状行動を取り巻く家族環境と症状行動との関連性をもっと包括するように、質問を重ねることである）。初回面接で起きるもう一つの問題は、家族の誰かが面接を欠席したら、どうすべきかということである。

こうしたハプニングを懸念するのは取り越し苦労のように見える。しかし、私たちの経験では、誰かが欠席することへのおびただしい数の言い訳といったら、物知り顔で仕事をサボる役人を大喜びさせるほどである。そういうときには、来たくないときもあるだろうとか、こうした欠席は治療者や家族員に対してメンバーが使う大変強力な強硬手段なのだと家族に伝えるのが、より効果的であるようだ。あるいは、重要な進展が起きているときこそ、来たくないものだと伝えるのも良いだろう。こう伝えることによって、家族員がお互いに大きな影響を及ぼし合うこと、そしてたとえもしも沈黙や欠席によって「ノーコメント」と言おうとしても、コメントをしないということはあり得ないという私たちの哲学が、強調される。

要約ながら、家族療法の開始時に起きる典型的問題を扱う二、三の主たる手段を以下に列挙したい。治療者は、好みと状況に合わせて、それらの手段を個別に、一緒に、ないし交互に使うようだ。第一に、物事は、とても明確に、直接的に、そして明示的にすべきときがある。ただし、これがそのまま適用できるのは、面接予定の如く実践の細部のように、比較的限られた場面である。治療者がはっきりと明確にできない限り、そのようなささいなことも、長くて結論の出ない議論になりかねない。第二に、事実に即した見解を伝えることも、重要なメッセージが言外に伝わるものだ。第三に、治療のある側面について見解を伝える際には、抵抗を予測し和らげるようなコメントが付加されるようにする。例えば、「私は中立を心がけますが、ときには私がえこひいきしていると疑うかもしれません」と言う。これは、「あなた方が面接に来たくないと感じるときというのは、本当の進展がまさに起きている、そんなときなのかもしれません」といった「逆の意味」を伝える見解にまで、発展することもある。

今までの議論から、家族相互作用への積極的な介入と管理が私たちの初期治療の重要な部分であることは明らかであり、事実、このことは、家族療法がさらに経過しても真であり続ける。この積極的方針は、私たちの経験からきており、元々の志向性ではない。（ただし、統合失調症患者への個人療法経験によって、積極的でいろいろなスタイルの治療に向かってはいた。）家族と仕事を始めた頃、私たちは、治療者側の積極性が家族の動きを覆い隠し、研究の光を弱めるのではないかと心配だった。実際に、重篤な家族と関係を維持することや、あらゆる家族に特徴的な基本パターンの単なる反復ではなく変化を作り出すことは、あまりに困難であった。そのため私たちは、治療者が自分自身の計画と努力によってつまらないものであり続けるよう心を砕くよりも、家族によってこのような無益な立場に置かれることの回避に関心を抱くことになった。

もしも家族というものが垂直方向と同様に水平方向にも層を持つことを心に留めておくならば、治療者の介入への反応パターンは、この特別な家族交流の範囲のさらなる拡大として単純化することができる。垂直方向とは、時間を遡及することである。一方、水平方向とは、コミュニケーションの複雑性のことであり、同心円状の防衛層と呼んでもいい。初心の治療者が必然的に経験することの一つが、同じ問題を異なった形や外見で再三再四取り扱わなければならないことである。次の例が、それを示している。

初めに、パラノイア患者の父親は治療者に、息子の肥満を訴え、彼のダイエットを要請した。夫と妻は、「息子には何をしても」無駄だと言った。夫婦は、息子の怪しい性質を考え、ときに興味深い行動をとった。例えば、父親は朝早くにこっそり家を抜け出して、牛乳配達人に息子からどれだけアイスクリームを要求されても無視するように伝えたのである。治療者は、患者は用意が整えば自分自身で変化するという父親の助言を堅持した。何回か後の面接で、患者はいくらか痩せたと報告した。治療者が彼にお祝いを言おうとすると、母親が割って入って、自分自身の体重の問題を話した。おまけに父親は、人生の危機的な時期に突然しっかりした意識を失ったところを発見されて病院に連れて行かれたという、さらに奇異なエピソードを詳しく話して、母親の上を行った。

この流れは、この家族に特徴的であった。患者の発言は無視されるか、理論的に説明されて排除されがちであった。母親は普段から何かにつけ真面目な口調で話し、それに対して父親は自らのエピソードを披露して母親の上を行く。その話は劇的であり、決まって父親をいくらか愚かに見せる。いつも話は、父親と母親と息子の三人が父親をダシにクスリと笑うことで大団円を迎える。しかしながら、この種の結末への流れは、病理的家族ホメオスターシスを構成する。これを変化させることこそが、治療者の仕事であり義務である。

さらなる技法

家族療法が進むにしたがって、普通、私たちは、家族が話し合う話題や内容にあまり関心を払わなくなる。例外は、ある話題を話し合うことが明らかに何か他のことを避けることになっている場合である。実際、ときには、熱心な話題から、それほど重要でないが同じような家族の同盟と相互作用が見られる話題へと議論を移すことは、価値がある。なぜなら、比較的重大でない話題を扱ううちに相互作用の本質がよりよく見えるようになり新たにある修正がほどこされる希望が、現れるからである。

自己強化的で双方に破壊的な相互作用ネットワークの修正が、私たちの家族との仕事の最も一般的な目標である。それと軌を一にして、私たちは、家族面接での内容を調査したり、パターンをそのまま記述するよりもむしろ、それらのパターンに影響を与える手段を強調している。

この種の反復されるパターンに関する私たちの経験では、それをそのまま家族に指摘しても得るところは、ほとんどない。しかしながら、その意味、意志ないし焦点は、治療者の介入によって変更され得るし、そうした一連の介入の後には、そのパターンは高度にステレオタイプな反復性を失うのである。この手ごわい課題に関しては、さまざまな方法が試される。そのいくつかについては、すでに述べた。含蓄Implicationは、治療者の手の内にある強力な道具である。しかし、家族員が暗示的にだけコミュニケートしているものを明らかにすることは、同じくらい重要なことになり得る。メッセージの枠組みや解釈は――精神分析的な意味の解釈ではなく、コミュニケーション的な意味での解釈において――もっとも重要なことであり、さまざまな形がある。治療者は自分自身のメッセージを枠組みすることができるし、同じくらい重要なこととして、家族員のメッセージをリフレイミングし、再解釈することができる。この手段によって、家族内の困難な、ないし挑発的な行動の肯定的側面を見ることができ、狂気から意味が創造され、不調和から調和が創造されるのである。こうした反転は、変化への強力なテコである。ある種の肯定的かつ否定的な二重メッセージも重要である。例えば、鵜呑みにしやすい私的な関心を添えられた批判とか、優しい口調でのきついコメントなどである。この種の「静かな爆弾」については、私たちのコミュニケーション志向と、もっとオーソドックスな精神科的思考実践との間に明らかな類似点がある。

私たちがアドバイスすることもある。しかしながら、私たちがアドバイスをする目的は、家族員に正しいことをするように言うことではなく、むしろ彼らが関心、アドバイス、助けを受け入れることができるようにすることである。なぜなら、彼らは普段あまりに防衛的なので、たとえずっとほしがっていたものであっても、提供されたものは何でも不適切と見なして拒否するからである。もしも私たちのささやかなアドバイスが受け入れられるならば、家族は、専門家としての私たちからそれを受け入れ、今度はお互いから受け取ることに向けた最初のステップを踏むことになる。

治療技法としての具体的指示は、この領域でのさらなる見本である。私たちは、行動指示を与えることによって、直接変化を成し遂げることを期待してはいない。むしろ、普通、私たちはそれを避けている。実践上重要なことがらにおいては、私たちのアドバイスや指示が最も懇願される場ではあるのだが、特にそうしている。実際、私たちが選ぶのは、一見小さな問題らしいことであり、それは小さいながらも、重要な相互作用パターンに関連している。そして、その人にAをするようにと指示するのだが、私たちは、相手の反応に関する知識から、彼が実際にはBをするだろうと予測している。そして、それは家族関係において変化Cを引き起こすものである。次の例が、この理解しにくいが意味のある状況を、明確にしてくれるだろう。

一五歳の統合失調症の少年の母親は仕切りたがり屋で、ほとんど無口な息子から、そして静かな夫から、さらには奮闘している治療者からも、どんな話題でも奪っては占領していた。それでも、彼女はとても不幸で不安だった。ついにある日、彼女は夫が遠いところにいると感じて、取り乱していると言うことができた。彼女は夫に近づいて、からだに触れることができなかったのである。彼女は、たとえ静かに狼狽するだけでも、これに反応するのは間違っていると感じていた。主眼点は、彼女が自分の悩みにちゃんとした理由があると思っているときでさえ、コントロールできないほどに自分が間違っていると感じてしまうことであった。そのとき、治療者は、もしも彼女が真剣に望むならば、簡単な指示に従うだけで、間違っていると感じる問題の解決に向けて行動できると示唆した。少し考えて、彼女は同意した。治療者の指示は、次の週の間、彼女が間違いだと思うことを慎重にやってください、というものであった。そこで課された唯一の条件は、その間違いとは、現実に重大な間違いだということではなく、他の家族員を巻き込むことだった。他には、彼女が行為を選択することだけであった。次の面接で、彼女は、向こう見ずな行為を犯したと漏らした。それは、読書クラブと契約したことであった。

研究グループのメンバーたちは、テープでこの面接を聞いて、彼女がこんな些細な罪を犯すことにさえいかに縛られているかを思って、笑った。しかしながら、彼らは、この家族の行動制限を、正しく理解していなかった。なぜなら、父親は、その面接ではじめて母親がしたことを聞き、それが気に入らないと憤慨したのだから。彼の理由は少しあいまいだったが、かかった費用と関連があるようだった。事実、このことは大きなことではないものの、父親がコントロール手段として金を用いていたために、母親の自立が重要性を帯びたのである。このエピソードから、治療者とそのグループ全体は、なぜこの女性が、病気の息子の一挙手一投足をコントロールしなければならなかったかについて、前よりも少しだけ学んだ。彼女が厳しくコントロールしていたという事実は、彼女が、自分自身と夫のコントロールから自由だということではなかったのである。コントロールがそれだけ厳しい以上、小さな行動変化、評価の変化、そして（たとえ治療者の指示によって始まったにしても、この行為が示した）夫との関係の変化でさえもが、同様に重要なことになり得るわけである。

家族病理と治療——理論的要約

おそらく私たちは今、家族の病理とその治療についての自分たちのアイデアをもっと要約して一般的に述べるために、前述の素材を利用することができる。こうした理論的見解は簡略化され過ぎるに違いないし、現段階での知識では不完全に違いないとしても、私たちの理論的・治療的観点と他の研究者のそれとを比較する基礎が提供されるだろう。

大変大雑把にまとめると、統合失調症患者の家族は、病理的だが大変に強いホメオスタティックな家族相互作用システムに捕えられているようだ。つまり、彼らは、過去の歴史（それは啓発的ではあろうが）に関係なく、現在において、相互作用しているのである。その仕方は、すべての家族員にとって不満足と痛みをもたらし、少なくともそのうちの一人において多大な症状を惹起し、しかも強力に自己強化する。彼らの表面的行動は、さまざまであるか混沌としているようにさえ見えるだろうが、その下には、広くしみ渡った持続的なパターンが見出され、それこそが、変化を目指す外部の治療努力に対してさえ極めて抵抗性を持つのである。

どのように、なぜ、これがそうなるのか？　どんな基礎に基づいて、ホメオスターシスは明らかにされ、理解されるのだろうか？　少なくともそれを始めるにあたっては、私たちの基本概念であるダブルバインドと、すべてのコミュニケーションにおいて異なったレベルで生じるメッセージの必然的多様性という、さらに広範な概念を使いたい。これらのアイデアは、統合失調症行動の発生を理解するのに有益であり、またもっと基礎的な問題に着手するのにも有益である。その問題とは、「変化への圧力の下でさえ、なぜ病理的行動ないし病理的組織は持続するのか？」である。私たちはまだこの問題を解明していないが、二、三のアイデアについて述べることはできる。第一に、ダブルバインド・パターンは、たとえ私たちが不注意にも、それを「拘束者」から「犠牲者」への一方向性のものであるかのように言ったとしても、それ自体、自己永続的な形で円環的・相互作用的になる傾向がある。実際に、もしもAが矛盾したメッセージをBに送ったなら、Bがそれに答えるときには同様に矛盾したメッセージの組み合わせで反応するようである。彼らのコミュニケーションの間に存在しそうな何らかの主たる差異は、もっぱら悪循環を強化するよう機能する。もしもAの諸メッセージ間の矛盾が隠され、Bがこれに合わせるならば、Bの返事に含まれる矛盾は同様に拡大されがちである。これが統合失調症的な発話の典型例である。次には、これがAに影響を与えて矛盾がさらに拡大し、いっそう隠されたり、否認されたりする。三者状況でも、本質的には同じ過程が生じるだろう。▼原註四もしも親のAとBが子どものCに矛盾したメッセージを与えれば、たぶんCは著しく矛盾したメッセージによって混乱させられた仕方で反応し、家族関係について何かを言うだろう。このときAとBは、前述したように、彼らの考えや発言の間の違いを認めるよりは、むしろ彼らはまったく違いはないと、より強く主張する傾向にある。

第二に、明らかに、メッセージの多面性の存在によって、同意と反対の両方が回避されるために、何も明確化されない家族員間の相互作用が実現する可能性が増大する。矛盾したメッセージをもってすれば、メッセージのあるレベルでは反対していても他のレベルでは同意したり、同意しているのは本当はその話し手ではないと示唆することによって、相手に同意していないのに同意することが可能となる。反対についても同じことで、相手に同意しながら反対することが可能となる。統合失調症患者がいる家族のメンバーは主として、私たちが「資格剥奪 disqualification」と呼ぶコミュニケーションをしていることが判明した。つまり、彼らは誰か他の人が言ったことを効果的に否定するのだが、それは間接的にしか行われず、発言は本当には交わることがない。私たちが実験的に行ったいくつかの標準化面接では、この種のコミュニケーションとその麻痺の効果に特によく出くわしてきた。なぜなら、これらの面接は、家族の組織、リーダーシップ、計画立案に焦点づけていたからだ。初めに家族員に何か一緒にやりたいことを計画するように頼み、次に誰が家族を監督しているのかと問うのである。

この種の問題は、リッツ（Lidz & Flek, 1960）によって弁別された二種類の統合失調症患者の家族

▼原註四　原註二の Weakland の中で議論された。

について考察することにより、やや異なった角度から検討できる。その一つ（「歪んだ」家族"skew" families）においては、外見上は調和が伝わってくるが、その裏に頑固な不調和が隠されている。もう一つ（「分裂」家族"schism" families）においては、公然とした解体が不断にあるにもかかわらず、家族員はどういうわけか多年にわたって一緒に居続ける。どちらも病理的組織類型であろうが、それが安定しているのは、家族関係についての矛盾した二重メッセージと、家族員によるこの矛盾の認識および承認の回避と関連している。

最後に、変化へのあらゆる動きや治療は、今述べたことに似た困難と直ちに遭遇することになる。こうした家族のメンバーは、長きにわたって矛盾したメッセージに馴れ親しんできたのである。したがって、もしも行動や家族組織に何らかの変化を提案されたなら、同意していないことに同意するか、彼らはその問題については一枚岩だと力説する端から、あるメンバーからは同意されても他のメンバーからは反対されることで、反対していないことに反対したりなどということしか起こり得ないのである。もしも具体的な変化があるメンバーの行動にもたらされ得るなら、たぶん当人か他の人によって全体の文脈をすり替えられて否定されるだろう。例えば、「そうです。今では夫は私によくしてくれます。でももちろん、それはあなたが夫にそう言ってくれたからで、夫が今までよりも気遣ってくれるわけじゃありません」という具合である。あるいは、もっと全体的なすり替えが具体的な変化によって否定されたり、あるいは、両親二人が両方とも一度に変わってしまうので、たとえ彼らの元々の立場から逆になったとしても、彼らを分け隔てていた塀の反対側にいることに変わりはないことになる。これらすべてによって、（家族員自身がそれを了解したように見えても）家族行動の記述やラベルづけがなぜいつも効果がないのか、お分りになるだろう。こうしたことから、私たちは「洞察」よりも相互作用を変えることに、より大きな関心を持つのである。

言い換えれば、こうした家族は「変われば変わるほど、同じままだ plus ça change, plus c'est la même chose」という途方もない才能を持っている。彼らと仕事をするうちにだんだん明らかになってきたのは、治療が効果的であるためには、私たちは彼ら独特の土俵の上で、しかし彼らとは異なった方向づけを持って彼らと会わねばならないということだ。その方向づけとは、病気のシステムを防衛的に維持するのではなく、建設的変化を目指すものである。すなわち、治療者は扱うべき家族員のメッセージ全体の複雑性を把握すべく、矛盾を含んだ二重ないし多重のメッセージを使わなければならない。このことは、前述の技法再考によって容易に示されているかとは思うが、多くの人にとっては前々から明白なことであり、そうでない人にとっては暗黙の事実なのである。つまり、私たちが関心を抱くのは、隠された思いがけない暗黙の意味をも伝える明示的な発言を用いること、枠組みする発言と結びついた内容メッセージを用いること、そして指示の実行がさらなるメッセージを構成するような指示を与えることである。これについては他のところで「治療的ダブルバインド」として話したが、限定し過ぎたかもしれない。ここで記述した原理は、もっと広い意味で、多重的な（しばしば矛盾した）メッセージを治療的に用いることこそ、承認とさらなる探究が必要とされるものなのである。

私たち自身と他者――伝染性の病気としての家族療法

政治集会と野球の試合とボードビル・ショーを除いて、合同家族療法以上に治療者たちの熱意を呼び起こす可能性がある状況を想像するのは難しい。それがなぜかは完全には明らかでないので、私たちは新たな支持者を受け入れることに慎重になるし、だからこそ、なけなしの客観性でもって私たちの仕事を再検討しておきたい。

合同家族療法に触れることで、その人の精神療法的アプローチが診療と研究の両面において変化することは、まず疑いない。私たちの家族療法研究プロジェクトに従事した者のほとんどは、パートタイムの個人開業である。彼らの精神療法的アプローチが少なくとも次のような変化をこうむることは、興味をそそられることだが、想定内のことではある。

一　治療者は、個人療法においても、より「積極的」になるだろう。特に、患者と比較して、他の人々の行動の意味を示唆するようになる。

二　治療者は、診断や一般的に認められた力動的記述への興味が減退する。むしろ彼は、環境に結びつける観点から患者たちを記述するようになる。その環境は主に、目前の家族状況から成るが、拡大家族の文脈を引き出すこともあるし、時には民族的ないしサブカルチャー的な要素も含まれる。

三　治療者は、扱う夫婦の数を非常に増やすものだが、その大方で合同面接が採用される。私たちのプロジェクトの治療者で、いかなる患者の配偶者とも会わなかった者はまれだと思う。

言い換えれば、これらの傾向は、私たちの家族療法の方向づけにおけるいくつかの特徴的主張と並行している。受身的に聴くよりもむしろ積極的な治療者のあり方、「洞察」よりも行動の変化に関心を持つこと、過去よりも現在に強く焦点づけること、そして個人内体験よりも相互作用に注目すること。

簡単な例を二つ上げれば、家族療法菌がどのようにその犠牲者を冒すのか了解いただけるだろう。

例A——緊張病の若い女性が、カリフォルニアへの両親の転居に伴い、中西部の州立病院から退院した。彼女は地元での入院治療を勧められ、私たちの一人に紹介されてきた。患者は黙っていて堅かったが、家族療法を始めるなら、日中は経験のある看護師に母親を援助してもらいながら、彼女が家でうまく暮らせるかどうかしばらく様子を見るのもよいだろうと伝えると、彼女はほんの消え入るようにだが喜んだように見えた。彼女は今のところ二年間入院していないし、家での暮らしにかなり適応しているようだ。私たちが家族療法をする前には、うまく接触できそうにない緊張病患者が入院しないということは、考えられないことであった。

例B——緊急支援施設を訪れたとき、私たちの一人が、軽度の自殺企図のあった六〇歳の女性と会った。彼女は典型的な激越性うつ病のようであり、彼女をどこに入院させるか、電気ショック療法を受けられる施設にすべきかどうかが問題のようだった。数分間彼女と話した後、精神科医は一緒に住んでいた彼女の娘に問いかけた。そして、協力的で親切な笑みにもかかわらず、この娘と母親の間は全くうまくいっていないことに気づいた。このことに触れると、娘は、自分には夫と一七歳になる娘がいて心配であることと、母親は少し大げさなのだと述べた。すると母親はそれに食って掛かり、娘は夫とは正真正銘の恋愛関係にはなく、事実、これを期に母親に一時的にしろ同居を持ちかけたのだとほのめかした。患者は病院には送られず、彼女の娘、義理の息子、孫娘と一緒に合同治療を受けた。すぐに、家族内の遮断されたコミュニケーションは著しく改善し、母親は一人で暮らすことに決めた。振り返ってみると、最初の訪問の数分後に患者の娘を巻き込んだことと、治療者の方向づけが、正当に標準的な精神医学的措置にとって代わったのは確かである。

転移、逆転移、相互作用

多くの精神分析家が、家族療法のアイデアについて強い疑いを抱いている。家族療法がしばしば、転移と逆転移の基盤の上に乗せられるのである。したがって、彼らが、精神分析という非常に特殊な状況について厳密に述べていることを心に留めておかない限り、「転移と逆転移」という術語は厄介なものになる。私たちの治療者たちが家族員についてなんらかの感情を抱き、また逆もあることは、疑いない。他方で、私たちがこうした心の状態に転移と逆転移というラベルをつけても、何も明確にはならない。これにはいくつかの理由がある。

転移は、標準的な精神分析治療のために定められた無活動状態に関連した現象である。最小限の指示に基づいて、患者はある枠組みを創造し、過去の私的基準によってそれを潤色する。合同精神療法では、たとえ治療者が交通整理の警察官のようにただ動いているだけであっても、活動性は大いに存在する。もしもうまく管理すれば、相互作用の大部分は治療者との間ではなく、家族員間で動く。だから、私たちは、妻が夫をひどくこき下ろしているときには、「可哀想な男にあなたがしていることをごらんなさい」と言うのではなく、彼女はいつもこんな風に彼に愛情を示すのかと彼に訊ねることで適切に介入する。妻は彼の返事を待つことに興味をそそられ、反論で忙しくなるわけだ。

つまり、家族員間にあまりにたくさんの相互作用があり、これに積極的かつ治療的に焦点づけた場合、標準的な転移現象はまったく出現しないのである。私たちが見ているものは、パラタクシックな歪曲 parataxic distortion と名づけたほうがいい。なぜなら、このデータは、家族員の側の期待（治療者が果たすことも果たさないこともある）のばらばらの例から成るからである。これらの例のいくつかは、（「人は皆……」というように）治療に持ち込まれる説明概念から生じるように見えることもあるのだが、まさに治療者に正当に期待できるものについての無知と誤情報の組み合わせのように見える。

個人療法と家族療法におけるこうした現象の差異を説明するのは、その両方の精神療法を観察するか参加するかしない限り難しい。家族員の意見は、もしも個人精神療法の面接で述べられたならば転移の証拠と名づけられるだろうが、家族療法では非常に異なった意味を持ち得る。例えば、私のことを理解してくれたのは治療者だけだという妻の発言は、彼女の夫への不満の表現であることがよくあり、夫が取るべき方向を示している。そこで治療者は、これを父親転移と名づける前に、夫の反応、その上で子どもの一人の反応、さらに夫の反応への妻の反応、などという風に取り上げるべきである。

逆転移にも同じ難しさがある。もしも治療者が積極的であれば、自分が取った行動の性質を通して部分的に自分の感情に気づくことができる。それはしばしば、スーパーヴィジョン面接よりも前であろう。経験があり、かなり安定した治療者なら、感情とは逆の行動を取ることによって、自分自身の中で当初の感情の方向を変えることができる。例えば、もしも治療者が、母親が殉教者のような口調で静かにぶつぶつ言うことにいらいらしたとわかったら、父親の方を向いて、妻が話している間に夫自身が何を経験したかを問うても良いだろう。表面上は、治療者が単に父親に責任を押しつけているように見えるかもしれないし、この技法がかなり破壊的になりかねないと思われるだろう。他方、もしも父親が何年もの間妻の態度について何らかの考えを持ち続けていて、今が他の男性の援助をもらってその思いを表現するチャンスだと考えるなら、この状況に異なった側面が生じてくる。夫が発言するまでに、治療者は妻を再び受け入れ、彼女が不満を言わなければならないことを発見できるよう雰囲気作りをするだろう。このようにかみ合う交流は、通常の家族生活の部分であり、鳥のつつき順位からロール・プレイングに至るあらゆる事柄に関する論文で言及されてきたことでもある。

結論

私たちはまだ、家族療法が統合失調症のより日常的な治療技法よりも優れたものであるとか、それには及ばないものであると何らかの主張を支持する立場にはない。十分な時間が経過していないのである。そして、患者とされている人だけでなく両親にもきょうだいにも、特に家族全体としての機能にも私たちが興味を示すことによって、いつもの、そして困難な評価という問題が、提出される。しかし、そもそも、このレベルでの評価手段は、現在の精神医学では大いに欠落しているのである。したがって、本論での主張は、私たちのアイデアと手法についてであったというのが適切である。概観を試みるという方法で、私たちは家族療法が個人療法とは異なること、そしてこの差異が治療者の中の新たな方向づけを形成するのを手助けすることを指摘した。しかしながら、これまでの私たちの治療努力の確定はできないが期待できる結果について、簡単に議論して本論文を終えたい。

統合失調症からの回復の予後は重大なことに病歴（罹病期間、入院期間の長さ、成功しなかった他の治療など）に関連していることを、さまざまな研究が示してきた。したがって、患者とされている人に関する家族療法の評価計画は、（以前の病歴情報を背景として）家族療法前と現在の彼らの社会適応レベルの比較に基づいている。それによれば、まずもって私たちのケースが困難なものだと考えざるを得ない。私たちはこれまでに一八家族と仕事をしてきた。これらの家族の中で統合失調症患者とされた者のうち、一一人が一三歳から四一歳の男性で、七人が一四歳から三四歳の女性であった。また、初診年月日を見ると、一八人のうち、六人が一〇年から一六年前、四人が五年から一〇年前、そして八人が五年前未満であった。この八人のうちの四人は、当初ほとんど新規か急性期のケースであった。しかし、私たちの一八人の患者のうちの一四人は、私たちが初めて会ったときには既に慢性期症例とラベルされていたはずである。数ケースは三歳ほどの幼児期初期に診断されていた。初診時の最高年齢は二五歳であった。患者のうち一一人には入院歴があったが、その期間は最短で二カ月、最長で六年間、平均三〜四年間であった。七人は一度も入院していない。たぶん三〜四人が臨床上は入院を正当化するのに十分なほど病的であったが、とても若かったからか、彼らの行動がなんとか家庭内で耐えられるか扱えるような受動的——ひきこもり症状であったという理由だけで、入院が回避されていた。

入院以外の以前の治療についての情報は、確かに完全ではないけれども、少なくとも七人の患者が電気ショック療法を受け、一人がインシュリン・ショック療法を受け、八人が精神安定剤を服用し、一二人が最短三セッションから最長九年間の断続的な検査と治療を含めた個人精神療法を受けていた。いくつかのケースでは、家族員(普通母親だが)も個人精神療法を受けていた。家族治療が始まるまで、何の治療も受けていなかったのは、四例(すべて若者で新しいケースだった)のみであった。

本論執筆時、家族は、通常週一回、基本的に一時間か一時間半、一ケースにつき最短三カ月から四一カ月、平均約一二カ月の治療を受けてきた。私たちのアドバイスに反して中断した四家族を除いて、ほとんどの家族が今も治療中である。

家族療法開始時点で、七人の患者が入院していた。そのうちの一人はまだ入院中だが、三人が家に住んでいてつき添いなしで外出できる。一人が家にいて仕事にも行っている。一人が一人暮らしをしつつ子育てをしているが、未だに金銭的には両親に依存している。そして、一人が一人暮らしでパートタイムで働いているが、金銭的には両親に依存している。このように、七人中六人が社会的適応と自立の面で著しい改善を見せた。残りの患者のうち九人が若者だったが、ほとんど入院したことがなく、両親と一緒に住み、活動は家に限定されているか、外出するとしても生産性のないことであった。つまり、働くでもなく、学校でもうまく行っていなかったのである。しかし、この中の二人を除くすべての患者が、再び登校し始めるか、合格するか、働き始めるか、あるいは少なくともつき添いなしで外出し始めるような程度に改善した。残りの二人というのは、退院後、家に引きこもっていた人たちである。

両親ときょうだい、そして家族全体についての結果を述べるのは、まだとても難しい。しかし、大変大雑把に言えば、他の家族員は患者とされている人ほどには目立たないが、概して改善してきたと言える。父親の半分以上は、彼らの治療者によって改善したと判断された。残りは明瞭な変化を見せなかった。母親の状況も、二例を除いて同様であったが、その二例はより悪くなったと判断された。きょうだいについては限られたデータしかないが、悪くなったと判断された一人を除いて、改善と変化なしに、ほぼ均等に分かれた。

最後に、治療の道のりはしばしば困難に見えるが、間違いなく、私たちの治療者すべては助けられてきたと思われる。

文献

Bateson, G., Jackson, D., Haley, J., & Weakland, J.（1956）. Toward a Theory of Schizophrenia, Behavioral Science 1（1）251-264.（ベイトソン、G（佐藤良明訳）精神の生態学、新思索社、二〇〇〇所収）
Jackson, D.（1957）. The Question of Family Homeostasis, Psychiatric Quart., Suppl. 31 : 79-90.［本書第一章］
Jackson, D., & Weakland, J.（1959）. Schizophrenic Symptoms & Family Interaction, AMA Arch. Gen. Psychiatry. 91（1）,618-621.［本書第四章］

Lidz, T., & Fleck, S. (1960). Schizophrenia, Human Integration, &the Role of Family, in D. Jackson, (Ed.) , in The Etiology of Schizophrenia, NY : Basic, pp.323-345.　他の文献とより幅広い議論については、原註二の Weakland を参照。

▽訳註

訳注一　嘘発見器を用いた標準化された検査状況では、被検者は心拍数、血圧、皮膚電気抵抗などを調べる器具を装着され、検査者から「質問と同じカードでも、『違います』と言ってください」と告げられる。何枚ものカードを順に提示されて、それぞれについて「これは○ですか?」と訊かれ、カードが○であってもなくても、「違います」と答えなければならない。提示されたカードが○であったときに、「違います」と言うと、被検者は嘘をついたことで緊張感が高まり、種々の生理学的指標に変化が現れる。例えば、犯罪容疑者が嘘発見器を適用される場合には、カードの中に犯人しか知らない事実などが忍び込ませてあり、そこで生理学的指標に変化が出れば、その容疑者が犯人だという証拠となる。ジャクソンは、この嘘発見器を使用する検査状況をダブルバインド状況の好例として挙げている。嘘発見器検査状況下においては、生理学的レベルでは、被検者はその生理学的仕組みを先験的に知っているわけではないし、たとえ知っていても、生理学的反応を意図的にコントロールすることは極めて難しい。そこでは、検査者から「嘘をついてもばれるぞ。体は正しく反応するものだから」という無言の圧力をかけられているという状況下に、被検者は無防備なままにいると言える。一方言語的レベルでは、カードが合っていた場合、被検者が「違います」と意図して嘘をついても、それは検査者の言うとおりにしたのであって、二人の間での真実を言ったままでのことである。しかし、検査者の求めに応じて生理学的・言語的両面で正しい反応をしたはずの被験者は、検査者に「約束通り嘘をついてくれましたね」と言われても、自分の知覚したことについては意図して嘘を言っているので、自然な反応をしたであろう生理学的レベルとの間で矛盾を生じることになる。これがジャクソンの言う自己欺瞞である。このように、他者との関係の下で「正しい」とされている行動をとりつつ、それが自己欺瞞・自己矛盾となり、しかし本人はそれに対処も言及もできないという意味で、ダブルバインド状況と言える。(山田)

訳注二　残念ながら本論文は、セオドア・リッツほか著（高臣武史ほか監訳）『精神分裂病と家族』（誠信書房、一九七一）には収録されていない。

7

1961

相互作用的精神療法▼原註一 ▽訳註一

ドン・D・ジャクソン

ここ二、三年の間に、短期精神療法 brief psychotherapy と長期精神療法 long-term psychotherapy のどこかで利用できる技法への関心が高まってきているが、これは精神分析療法が創始された頃から存在しているのであり、フェレンツィ、ランクらにその例を見ることができる。ただし、この領域において精神分析家による仕事は最近ほとんどなく、治療期間を短くする具体的技法を示唆する論文の大部分は、非分析家か伝統的な手法を放棄して異端者のように見なされた分析家によって記されている。精神分析の長くなり過ぎた治療経過を変えようという試みは、性格分析に関するライヒの画期的な仕事以降、それほど多くはないのである。

一例をあげるなら、フランツ・アレキサンダーの修正感情体験の導入と患者の依存性に関連した治

▼原註一 M. Stein (Ed.), Contemporary Psychotherapies, N. Y. Free Press of Glenco, 256-271, 1961 の再録許諾済み。

療期間の長さを短期化することの導入に端を発した騒乱を思い出すことができる。しかし、現在この仕事について何か聞くことがあるだろうか、誰かが後を継いだだろうか？　誰かが彼の考えを証明しようとしただろうか？　第一の問題は、フロイトの言葉を言い換えるなら、純金を質の悪い鉄と混ぜ合わせるべきではないとするほど、精神分析の技法は完璧なのかどうかということである。もう一つの問題は、革新が唱えられるときにはいつでも引き起こされる何がしかの議論が、革新者になることを望む人を激減させているのではないかということだ。このひどい論争に対する嫌気は、（たとえ実験的研究であろうとも）技法変更の試みがこれほど少ないことの一因になっているに違いない。しかし、技法変更が少ない理由は他にもいくつかあり、思うに、徐々にそれらは重要になってきている。一つは、精神分析の結果が必ずしも注ぎ込んだ時間と金とエネルギーに見合わないことが、明らかになってきたことである。さらに、精神分析の訓練を求める若い精神科医の数が急増していて訓練所に空きがなくなっているのに、それでも力動的精神療法をしたがる者は多い。ちなみに、非医師の精神療法家がかなり増えており、彼らは、より伝統に縛られた医師の治療者よりも精神療法の実験に対して自由であり得る。

もう一つの要素は（評価が大変難しいのだが）、たぶん精神分析がずっと修正され続けてきたということである。例えば、精神分析技法に関するグローヴァーの本の最新版を読んで推測するよりも、もっと多くの修正技法が発表されている。つまり、長期間かけて変化が技法にゆっくりと入り込んできたのである。その技法は、決して形式化されることなく、十分には認められることもなく、それでもそこにある。現在のところ、最も明らかなこうした累積的変化は、逆転移の重視と治療者のパーソナリティの重視である。

精神療法における解釈

ところで、分析技法の修正やそうした修正の短期精神療法への応用といった変化の試みの中心にある争点の一つは、解釈が真にパーソナリティを修正するものだという考えである。つまり、適時の転移解釈によって経済論的・局所論的にもたらされた変化が、不確かな意味からアドバイス、示唆、そして技法的操作を作り上げるのだが、それらは負の価値さえ与えられる。しかし、もしも解釈は不当に高い価値を与えられており、分析状況は還元主義的に評価不足だと考えるなら、他の治療的革新の活用可能性が有望視されることになる。私は分析的に訓練されたけれども、後者の視点を固守しないのであれば、このような論文を書いたりしないのは明らかである。ケースによっては、精神分析的治療においてさえ技法的介入をし、そうした経験から得られた理解を短期精神療法に応用することが、可能かつ有用だと思う。そもそも、そうしなければ、治療者は、自分たちが行ったことの効果を解析する機会を逃すことになる。

問題とすべきは、変数ないし新たな技法の導入に関する効果研究をする際、精神分析において患者との間で打ち立てられた長期的かつ集中的な接触は、一つの優れた資源になることである。他方、もしも精神分析を受けているなら、新たな技法を導入する自由は失われがちである。それに加えて、熟達した分析家を育成するための厳しい訓練そのものが、彼が思いつく新たな技法の導入をひどく制限するかもしれない。外科的解釈が強調されるとき、専門家にコミュニケーションへの興味を持たせるすべての相互作用はないがしろにされることになる。

私たちの短期療法における介入

私自身のコミュニケーション理論への興味は、統合失調症患者との仕事と、グレゴリー・ベイトソンとの長きにわたるつながりから来ている。後述する介入の理論的根拠は、二重レベルのメッセージ、文脈、メッセージとしての行動、そして人間のまねる能力といった概念に私が見出した重要性に厳密に沿うものである。

しかしながら、精神療法的介入は一連の条件に依存しており、その条件がなければ、その使用が無意味になったり害になりかねない。私は、自分が奨励するものとしないものを明確にするために、その条件をはっきりと定めておきたい。ある意味、すべての人にいくつかの介入を実践努力するよう提案しているのである。第一に、治療者は、できれば教育分析を通じて、自分自身について十分な経験を積んでいなければならない。そうすれば、治療の中で自分自身の欲求を認識でき、患者を助けることへの関心ともっと権力志向的な動因とを区別できるようになる。また、ある示唆やアドバイスが患者の欲求から来るのか、ある原因を採用したいという治療者自身の願望から来るのかをチェックするために、治療者は自分自身の価値判断に気づいていなければならない。第二に、患者は変化を望み、それから得る利益について理にかなった期待を持っているのでなければならない。患者は必ずしもあからさまに援助を望んでいる必要はない。なぜなら、「自分自身でやること」を主張する多くの患者は、ある特定の技法にはことさら適さないからである。ここでのポイントは、患者の社会的活動の場こそが拡大されなければならないということであり、治療者は▽訳註二丸い穴にだけ近づく四角い杭を削ってはいけないのである。家族適応的価値を持つ症状は、他の家族員の反応に当然払われるべき配慮をせずに、取り扱ってはならない。

では、以上の基本前提を受けて、次に、なぜ介入が行われなければならないのかについて、理論的見解を考察したい。精神分析におけるはじめの重要な介入は、たぶんフロイトの恐怖症の分析における発見であった。そこでは、精神分析家が患者に、行為に出る、つまり恐怖症に直面するように言わなければならないときに、決定的局面を迎えた。精神療法や精神分析を修正する多くの試みは、言葉での表現を行為へと変化させることによる。何かに対処しない方法として何かを語るということは、単純な事実だ。彼らの言うことをただ聴くだけの治療者は、知らず知らずのうちに患者がグズグズするのを許してしまう。簡単な例を挙げよう。ある若い男性がしばらく治療を受けていたが、母親に対する敵意の表現は見事なものであった。ちなみに、都会的な人たちの間で、それはかなり一般的な屋内スポーツである。彼の誕生日に、母親がマフラーを送ってきた。しかし、引き出しの中は、それまでの誕生日プレゼントである母親からのマフラーですでにいっぱいだった。彼は、これを母親の興味の欠落の表現だとした。そこで、マフラーを何か彼が使えるもの、もっとカリフォルニアの気候に合ったものと交換してほしいと書いたメモと共に、マフラーを送り返すことが提案された。彼は、今すでに何枚かマフラーを持っていると母親に念を押さねばならなかった。しかし、たかだか五ドルか一〇ドルの品が、母親とのあいだのなけなしの関係を妨げるのを彼は許すわけにはいかなかった。患者は文字通り、それを実行できなかった。彼は、こんな安物を返送したことで、母親に批判と受け取られかねないのはナンセンスだと反論した。そして何時間も考えた末、こんなに些細なことも処理する能力がないのかと自覚し、自分が思っているよりももっと自分が母親を恐れていることを認めた。さらに重要なことには、自分が今まで考えていたほどには従順で「良い」患者ではなかったことも認めたのだった。この例では、以下に述べる大多数の例のように、アドバイスの機能は正に、解釈と同様、問題領域を強調することである。しかし、アドバイスには、他にも二つの目的がある。第一に、患者が知的理解を行動に変えるのを助けること。第二に、患者が、アドバイスを拒否するか受け入れるかに関わらず、治療者との関係に焦点を向けられることである。

私たちの介入における理論的根拠と実例

私たちの研究グループがダブルバインド・コミュニケーションに興味を抱いていることを知る人もいるだろう。それは、すべてのコミュニケーションは多重レベルであるという事実に基づいている。あらゆるメッセージは他のレベルのメッセージや文脈によって限定され、こうした限定は一貫しているか矛盾しているかになる。もしも私が自分は怒っていると言いながら私の口調も怒っているように聞こえれば、それは一貫したメッセージであるが、あるレベルで自分は怒っていると言いながら微笑んでいる場合に発せられるのは矛盾したメッセージであり、両者は全く異なるのである。たぶん、催眠状況でのメッセージに関して矛盾を考えるのが最も簡単である。ここでは文脈が重要である。例えば、被験者の腕が浮き始め、驚いた口調で「なぜか私の腕が上がっている」と言うとき、彼は催眠下で不随意運動を行っていると仮定できる。彼は何かをしているのに、彼がそうしていることを彼が否定しているのである。催眠の文脈では、このような矛盾がふさわしいのは、被験者が、腕が上がる原因は本当は催眠術師にあると感じているからである。

ダブルバインドというアイデア、そして多重レベル・コミュニケーションという一般的アイデアを精神療法に応用してみて、私たちが気づいたのは、治療には患者を自動的にダブルバインド状況に拘束する数多くの要因があること、そしてこの密着が（私たちが治療的ダブルバインドと呼ぶ）巧妙な操作に利用され得ることである。ここで治療的ダブルバインドという術語は雑に使われている。なぜなら、治療者は、ダブルバインド状況に典型的な（一方が他方を否定する）二つの次元のメッセージを表現する必要はないからである。しかし、治療者は患者が自分自身の両価性を刺激される状況下でそのようなメッセージを表現する事実を利用することができる。治療の中で、私たちは「コインの裏」という表現をいかに多く使うことか。もしも治療者が患者にコインの裏を見てもらいたいのに、それが意識的・無意識的な抵抗のために言語的探求では成し遂げられないのなら、患者が示しているものへの背理法的 a reductio ad absurdum アプローチ▽訳註三によって、この「裏」を出すことが可能になるだろう。治療者たるもの、患者が隠しているものを態度や質問によって捜し求めるよりは、むしろ患者が提供してくれるものを利用する、いや利用し過ぎるべきである。論法はこうだ。もしもAがBの機能の一つであるがBのすべてではないとき、Aをその究極まで絞り込めば、それを含まないBが明らかになるだろう。この状況は、未経験な治療者に不意に起こるかもしれない。患者は一様に楽しい陽性転移を維持し、その転移の存在は患者と治療者によって絶えず議論されているのだが、患者は治療の外で、ありとあらゆる地獄を生み出している。患者が自らの批判的感情を隠すために否認を用いている場合が、この技法を慎重に使うべきときだ。彼は、誰か他の人に批判的になれるまでは、その人を本当に好きにはなれないのだという考えを、提示される。もしも何か批判的なことを考えるように求められたなら、彼は治療者への苛立ちを強いられ、批判的になる過程において彼は実際に批判を感じるかもしれない。加えて、他者に向ける批判が、治療者に対しても同様に経験されてきたことは、ほぼ間違いない。

　典型的な精神療法的状況は、治療者が聞きたがっていると患者が思うことを話すことによって、患者が治療者を喜ばせようとするときに生じる。しかし治療者は、喜ばせることは抵抗だと患者を責める。患者は、痛みを感じているに違いなく、治療者の言うことは何でもすると言うばかりである。しかしながら、もしも治療者が患者に本当に、もっと喜ばせるよう教えることに重点を置くなら、患者が本当には喜ばせているのではない領域を患者に説明することができるかもしれない。そうすれば、患者は治療状況において治療者を喜ばせる標準的技法の使用を妨げられる。実際の臨床例として、ある若い女性を上げよう。彼女は結婚して数年が経つが、原因不明の疲労と元気のなさのために数年間、錠剤と注射を処方された後で、主治医に促されて精神医学的援助を求めて来た。彼女はまるで殉教者のようで、夫を喜ばせるのに最善を尽くしていると純粋に感じていた。しかし、彼女の努力にもかかわらず、夫は満足しなかった。彼女は、愛されていないことには気づいていたが、憤怒らしきものには気づいていなかった。そこで、「不満」程度の柔らかい言葉でその領域にアプローチしてみると、彼女は、そうした感情があり得ることに文字通り同意できなかった。こうした抵抗に直面して治療者は、結婚が彼女にとって大変に重要であるし、夫の気分が彼女に際立った反応をもたらすので、本当の意味で夫を喜ばせることを学ぶのが重要だと忠告した。夫の好き嫌いと、回復した活動力でそれらをどう満足させるかに、多くの議論が費やされたが、結局、彼女の殉教者的苦悩が初めて軽減されたのは、彼女が本当には夫を喜ばせていなかったという情報を得たときであった。本当に満足させることを学ぶべきだという治療者の示唆を暗黙のうちに受け止めたことで、彼女は、自分の喜ばせ方に確かな欠如を認めた。また彼女は、自らの古いパターンに囚われてもいたので、治療者の言ったことは少なくとも実行しようとした。夫に対する彼女の新たな努力に夫が好感を持っているとわかったとき、彼女は、本当にすばらしい頑張りを見せた。だが、それによって夫は、居心地の悪さを感じ、彼女に何かすることで自分自身を守りたい気持ちに駆られた。その過程において、二人は二、三の嬉しい驚きを経験した。二人が今までで最も緊密な協力に至った、そのやり方は、治療者に対して連合を組むというものであった。二人はお互いに、治療者は何て馬鹿げたことをさせるのだろうとか、(ずっと深層にある）彼らの問題の真の原因になぜに到達できないのかという話で盛り上がったのである。そこで二人は、精神療法を続けるために一緒に来ることに同意した。このように、もしも、患者がすでに相手を「喜ばせ過ぎ」ているのに、その努力が十分に認められていない状況で、患者がもっと相手を喜ばせるよう教えられるなら、いくつかの出来事がダイナミックに起きる。患者は、治療者を喜ばせるために、治療者が言ったことをしなければならないのだが、彼女は相手を十分喜ばせてはいないのだと暗黙のうちに了承している。おまけに、治療者を喜ばせようとしているのは、彼女が本当にそうしたいからではなく、ただ治療者に命令されたからだけなのである。もしも彼女が自分で思うほど喜ばせてはいないという含意に腹を立てているなら、それは治療状況に現れる。そのとき、私たちはコインの裏を見ているのである。

もしも彼女が苛立ちを示せば、彼女は本当の意味で治療者を喜ばせていることになる。なぜなら、治療者は調和した感情を求めているからである。普通、治療者の介入は、二つの反応のうちの一つを引き起こすが、どちらであれ、配偶者ないし他の重要な個人の役に立つ。もしも患者が治療者に苛立つなら、二人は治療者に対して連合を組むことができ、配偶者は自らの罪悪感の荷を下ろすことができる。一方、配偶者が不平不満を変え、その際、もしも患者が「喜ばせキャンペーン」を続けることができて、その結果、彼らの関係の問題は喜ばせるというやり方では解決できないことが明らかとなれば、そこで初めて彼女は、夫の不平不満は二人の間の根本的な問題ではないことを悟るだろう。

メッセージが多重なレベルで意味を伝達し患者の力動に影響を与えるというアイデアは、足の裏に重症なイボを持つ患者を対象にして私たちのグループが初めて体系的に探求した。数年にわたる皮膚科治療にも反応しなかった足底イボを持つ患者は、良いトランス状態に入るにもかかわらず、単純な暗示によってイボを取り除くことはできなかった。ご存知の通り、足の裏は体重を支えなければならないので、このイボは歩くたびに絶えず痛み、それはいわゆる青少年の問題よりずっと治療が難しいのである。

その中に、小柄で、魅力的で、見た目も女性的なのに、強くて男まさりの努力家である女性がいた。彼女と話していると、イボのおかげで（彼女にはとても対処できそうにない）夫から多くの配慮と苛立ちがもたらされていることがうかがわれた。イボはまた、疼痛時の彼女の元気のなさを説明してもいた。このように、彼女は、不快感の原因として自分の他の状況因を無視する傾向にあった。あまりに続けてイボが腫れたので、彼女はダンスに行けなくなり、夫と彼女自身の両方ががっかりした。彼女はかわいらしい良いダンサーだったからだ。他の女性患者と同じように彼女も、不思議なことにイボを妊娠や子どもと関連づけ、女性が子ども（特に男の子）に感じる両価性を抱いていた。▽訳註四

この患者は、特別に、夜に夫の目の前で九日間パイプを吸うよう指示された。治療者は、彼女にパイプと刻みタバコを用意した。（ここでは省略するが）詳細な指示が彼女に与えられた。そこには、パイプの火皿をリーマーで掃除することと、タバコの残りの葉の抜き取り方（ここに彼女の精神力動に関する多様で可能な意味がある）が含まれていた。患者はトランス状態から醒めても、急いで帰ろうとはしなかった。彼女は、一回パイプを吸うのにどのくらい時間がかかるのかと懸念し、そんなにも長く「夫を釘づけ」にしなければならないのかと言った。彼女はここで不快そうな笑みをわずかに浮かべ、これで病気にならなければいいのだがと言った。彼女はタバコの缶を見て、「マイルドタバコ」と言った。三日後、彼女は治療者に電話をかけてきたが、その第一声は「あなたの道具をお返ししたいわ」であった。続けて、パイプを吸うことを考えるだけで吐き気がするし、仕事場にいるところれまで感じたことのないような吐き気がすると言った。さらにこう言った。「こんなことをしていては、気分はよくならないわ。たぶん問題なのは、これでなんとかなるとは思えないことです。事がうまく

いくためには、まず、それを信じることができなければならないと思うんです。あなたは、私の一部を裏庭に植えれば、牛ほど大きくなると言うこともできるでしょう。でも、明らかなのは、その手のことを私は信じないってことなのです」。会話が進むにつれ、彼女はだんだん怒り始め、二カ月以内に小手術を受けなければならないし、何よりもパイプを吸うのが耐えられないと言った。「何よりも、これは酷すぎるわ。なぜ私がこんなに手こずらなくちゃならないんです？」彼女はますます怒って、パイプを吸うことが家族全体（特に夫）をかき乱すと言い、パイプが何のためのものなのかを夫に話すことを許されていないので、それがさらに揉め事を引き起こすと言った。「もしもあなたがブラジャーとパンティを着けて家の周りをウロウロしたら、あなたの奥さんも困らない？　それに、夫を九晩も釘づけにしておくには、最低六週間はかかるわ。長過ぎます。こんなことを実現させるために、私は、恥をかかなきゃならないんですか？」結局、彼女は、あの暗示が彼女のパーソナリティに合わせて作られたものであり、彼女に恥をかかせるものではないこと、そしてそれを実行するかどうかは彼女の決断次第であることを保証された。数カ月後、彼女は電話をしてきて、他の女性に私の「道具」を置いてくるよう頼んであると言った。彼女は、六週間ほど、パイプと刻みタバコを彼女のドレッサーの上に置きっぱなしにして、新たな試みをやり遂げることができなかった。だが、今やそれをやり遂げる必要はなくなった。なぜなら、イボは治ったからである。道具（これは彼女の言葉だが）はドレッサーの上にあり、彼女はそこで毎日それを見たし、他の家族も間違いなく同じようにそれを見ていたであろう。

行動暗示により力動的洞察を展開する原理は、もちろん、催眠症例以外でも同様に利用される。こうした見たところ馬鹿げた暗示が基づいている理論は、わずかに異なる枠組みで描写することができる。それは、人々は絶えず彼らの関係の本質を確定しようとしているという考えである（Jackson,

1958; Haley, 1961)。これは、何らかの行為に出るか一貫したメッセージを口にすることによって最も直接的に、そして隠されたメッセージを口にすることによって最も間接的になされる。

すべての症状は、隠されたメッセージと考えられるだろう。つまり、関係において何かを起こす試みなのである。私が「考えられるだろう」と言うのは、症状がこの目的のために無意識に発展したのかどうかは、重要ではないからである。例えば、もしも頭痛が後頭部の筋肉の持続的な緊張によって生じるとしても、それにもかかわらず、それはメッセージになる。なぜなら、それは個人がどのように感じるかということについての報告であり、反応されるべき命令だからである。また、その意図は重要ではない。なぜなら、もしも頭痛持ちとなんらかの関係にあれば、メッセージの受け手は影響されるからである。受け手は苛立ったり、同情したり、自分たちの関係とは一切かかわりがないと否定したり、他にもそのようなことをするかもしれない。しかし受け手は、メッセージとしての頭痛に、明らかにであれ隠された形でであれ、反応しているのである。

症状が隠されたメッセージに見える場合、理論的には、もしも患者がメッセージを明らかにするよう説得されれば、彼は症状を必要としなくなるだろう。したがって、もしも治療者が、のどが疲れやすい女性に家族と話すのを禁じ、それを家族に伝えるよう指示したなら、患者が自発的に何らかの不公平に対する抗議をしなければならなくなったときに、彼女の声が大きく、かつ明確になることに気づくかもしれない。治療者の指示が、彼女のメッセージを明らかにしたのである。メッセージのレベルを変える効果は昔から知られてきたが、こうした用語では考えられてこなかった。フェレンツィ(Ferenczi, 1955)によれば、もしも患者が自由連想への試みができなくなったなら、治療者は患者に空想させると良い。彼がこう示唆したのは、無意識の素材が治療者の手に入り続けるようにするためである。しかし、この示唆にはさらなる面がある。もしも患者が自由連想できないなら、彼は無意識の力の無垢な犠牲者に過ぎない。しかし、もしも彼がコミュニケーション・レベルを変える試みもできないというのならば、彼と治療者にわかってくるのは、彼が単に相当な頑固者だということである。つまり、患者がなんらかの症状ないし症状群を認めるのはよいとしても、もしも治療経過中に症状が増強するならば、それが治療者と彼との関係についてのコメントだということは、明確になってくる。

暗示が基づく理論を読者にどれほど明確に伝えられたか定かではないので、もう一つつけ加えておきたい。もしも患者が頭痛で精神療法にやって来たなら、患者は抑圧された怒りというラベルを頭痛に張ることを学習する。ひとたび彼がこのラベルづけを受け入れれば、もはや頭痛は、かつてそうであったのと同じ意味を彼に対して持たなくなる。もしも彼が頭痛になれば、今や彼には自分が怒っていることがわかるので、彼の怒りは隠されていないことになり、症状はその意味を失うのである。

ラベルづけを学習する経過において、患者は変化への抵抗を経験する。それは、彼が新しいラベルづけのシステムを学んだからだけでなく、主に古い問題が治療者との関係の中でまた経験されているからである。つまり、彼が面接室の外で持っていた、隠されたコミュニケーションと同じニードが、再燃するのである。しかしながら、もしも治療者が症状をそうしたものとして公然とは扱わず、またその意味を患者に公然と明確にすることもせず、その代わりに、患者がメッセージ・レベルを変えるよう援助介入するなら、治療状況において治療者に向けて症状を使いたいというニードは避けることができる。この考えは、またもや催眠において、最も容易に明示されている。舌のチックがある患者がいて、彼女が立てる舌打ち音のせいで、夫は苛立っている。そこで、患者はこの症状をどこに移したいかと問われた。つま先のぴくぴくする動きくらいなら悪いものではない、なぜなら人は自由につま先をぴくぴく動かせるし、誰もそれには気づかないのだからと、微妙に暗示がなされた。彼女はこの暗示を受け入れた。ひとたび症状が移動させられると、それは数日か数週間の間に消褪した。なぜなら、つま先をぴくぴく動かすことは夫を苛立たせないし、つま先は舌と違って、話すことに関係ないからである。

こういった暗示がどのように働くのかを記述する中で、私が第一に強調したいのは、患者は症状を持つことを承認されているということだ。一方、患者の以前の症状は想定外のものであり、他者を苛立たせるがゆえに、再強化されていたのである。第二に、治療者は症状を他者を苛立たせるための隠された試みとして、暗黙のうちにラベルづけし、「つま先を動かすことについては、あなたに責任がありますす」と実際に言うことで、メッセージ・レベルを変化させている。(つま先のぴくぴくのような)症状に対する責任を負うことは、チックとはまったく異なる。チックは、患者にとっては単に不可解なものであり、もちろん、彼女には治すことはできない。このことは、治療者の暗示を受け入れるべき人を喜ばせるものであった。ひとたび彼女が、症状は移動させることができるという考えに同意すれば、暗黙のうちにそれに対する責任を受け入れたことになる。言い換えれば、彼女はメッセージ・レベルを変えたのである。同時に、彼女が頑固に症状を引き起こしていたことの含意が、彼女に他のやり方を認めることによって、避けられたのである。

短期療法の予備的研究

短期療法ケースのいくらかにおいてフォロー・アップが可能だったが、予想通り、原症状は再発せず、症状置換も認められなかった。しかし、単純な暗示によって症状転移のみが行われたケースの大部分では、そうは行かなかった。もしもメッセージ・レベルにおける変化が達成されていれば、そしてもしも目に見える行動が症状の隠された意味を明らかにした上で起きたのであれば、効果のより長い継続が期待できる。例えば、舌にチックがある女性には、夫を面接に連れてくるよう指示するのもいいだろう。そこで、治療者の命令に従う形で、夫を批判するよう求められる。両者は、本当に相手を気遣う人こそが相手を批判できるのであり、十分に相手を知る人こそが相手の欠点を見つけられるのだと説明を受けるので、患者が批判的になるのはそれほど難しくはない。ひとたび批判的になれば、たとえそれが治療者の庇護の下であっても、患者はそれを完全に撤回することはできないし、配偶者もそれをずっと忘れることもないだろう。このやり方で、症状は目に見える行動の一部分となり、行動は、家族員の中に持ち込まれるか、治療者と向き合う中で適切な行動にされることによって、相互作用的なものとなる。

では、症例報告によって、これらのアイデアをより完璧な仕方で説明したい。ここに示す技法は、短期療法の中で、そしてインテンシヴな分析治療のどこかで治療者が利用するものである。

症例一

六四歳の女性が、義理の娘によって診察室に連れてこられた。義理の娘は、患者の抑うつ的な精神状態を大変心配していた。患者はここ一年間不安発作があり、二カ月前に夫が亡くなってから重篤なうつ病となった。彼女は、息子夫婦と二人の子どもが暮らすかなり小さな家に身を寄せるために、遠い街からやってきた。彼女は常にベストを尽くしたかを気にする良心に支配された女性だった。また、ある種の無力さをたたえていて、治療者と保険会社職員の双方に訴えるので、息子夫婦も彼女を追い出すわけにはいかなかった。彼女の不断の自己非難が他の人を苛立たせたが、本人はそれを正当だと感じていた。なぜなら、彼女は、自分が夫の死の一因かもしれないと感じていたからである。夫の心臓発作を防ぐためにできることが何かもっとあったはずだと、漠然と感じていた。夫が一二年間アルコール依存症であったこと、それが彼女にとってひどい時期だったこと、しかし彼らの結婚生活の最後の一〇年間、夫は酒にまったく手を出さなかったことが、質問によって明らかになった。また、夫のアルコール依存症は、金曜日の夜から日曜日の朝までに厳密に限定されていた。余計な治療的指導なしに、彼女は、夫が家にいるより働いているときの方が心地よさそうだと、気づいていた。彼女はまた、病弱な母親を一三年間世話したが、夫の圧力により、結局、母親を妹のところへ送らざるを得なかった。その妹は、以来、患者への怒りを決して隠そうとはしなかった。彼女の母親の病気は夫のアルコール依存症の時期と大方重なっており、患者は夫と母親との間で引き裂かれるような思いを味わったと話した。夫はいつも彼女の母親に親切だったが、母親が家に来ることはひどく嫌がっていた。

心臓発作による夫の死の一因が自分にあるという感覚は、彼の死の一年前に始まった彼女自身の不安発作に関係があるのではないかと、彼女は考えるようになった。彼女の元気がなくなって、夫の世話が前と同じようにはできなくなると、夫は明らかに不機嫌になったのだ。彼女の抱える困難に夫が耐えられないというほのめかしはあったが、彼にできることはほとんど何もなかった。家庭医が彼に、彼女には冠動脈の攣縮▽訳註五があると請け合ったからである。続いて、数人の専門家が彼女の状態を過呼吸と診断し、心臓病があるという医学的証拠はないと述べたが、彼女に心臓発作はあり得ないという保証はなかった。結局、彼女は、夫の死去までの数カ月間、自分が本当に病気なのか、あるいは神経質なだけで夫に甘えているだけではないかといった疑問がないまぜになった気持ちでいた。彼女は、自分の歴史のすべてを次のような言葉で締めくくった。「私はベストを尽くします、先生、自分が恥ずかしいのです。私はベストを尽くしますよ」。

初回面接の後、治療者は、彼女が洞察療法の理想的な対象ではないと考えた。彼女は、深く宗教的で、良心に打ちひしがれたが、特別、洗練されてはいなかった。彼女は内省的であることに慣れておらず、もしも彼女が無期限に込み合った息子の家に留まるなら、たぶん憤りが増大しただろう。今のところ、この状況は善意によって隠されていたが、義理の娘と、後には電話で息子からもほのめかしがあった。彼らはあまり楽しくないようだったのだ。彼女の生来の恭順さと「これは克服できる」という信念は、彼女に明確な指示を与えることによって、開発されるだろう。また、息子が、彼女は彼の前ではほとんど裸に近い状態でいると訴えたので、治療者は彼女が一定の軽薄な冷やかしに反応するだろうと考えた。

彼女には、義理の娘に朝食を運ばせるのではなく、毎朝ベッドから出なければならないこと、家事の一部をしなければならないこと、段階に分けて家を離れる一連の旅に出ることが伝えられた。最初の旅はおよそ一ブロック離れた地元の商店への買い物で、最後の旅は、電車を使って数時間離れた他の都市へ行き、ランチを食べて帰ってくるというものであった。彼女は、ここでの要求をかなえること以外、この町で過ごす必要はないことを確信していた。

実際には、治療者に対する彼女の挑戦的態度と愛着によって、最後の旅は一時間半延長され、その間、彼女は買い物をした。息子と義理の娘は、そんなに優しくしないようにと指示された。なぜなら、母親は罪悪感と抑うつをもっと感じることで彼らの優しさに報いようとするが、彼女はこれにそれ以上は耐えられないからである。特に、彼女に許されたお楽しみの時間は、息子が帰ってくる夕方であった。彼女は、息子と一緒にカクテルを飲むように指示された。息子は普通にこれをし、母親は決してアルコールに触れなかった。そこで、彼女は、現代の精神安定剤同等、アルコールはうつ病の特効薬であり、少なくとも二オンスのバーボンを夕食前に飲まなければならないと伝えられた。これは、彼女が夫とアルコール問題の受容を促進するためになされたが、息子との同席を楽しむ構造化された文脈を彼女に与えるためでもあった。はじめ彼女はバーボンの味は耐えられないと訴えていたが、何とか飲めるようになった。この処置が開始されてから数週間後に、息子と娘は彼女がカクテルを飲む間本当に輝いていると報告し、その後には、彼女が治療者に笑いながらイライラした様子で、「ねえ、思うに、あなたが慎重に私に飲ませたのは、私に夫のことを思い出させたかったからでしょ」と伝えた。それに対する再保障はほとんどされず、彼女の好奇心をそそり、かつ苛立たせるような、からかったり怒らせたりするやり方が採用された。秘書によると、彼女は待合室で、あの藪医者が言うことは全部やったが、彼は一言も褒めなかったとつぶやいていた。

この治療形態が開始されてから二週間の間に、彼女は著しく良くなり、誰とでもつき合えるようになったが、息子と義理の娘だけは例外だった。見知らぬ人や近所の人といれば、彼女は陽気で面白く、不平や泣き言も言わず、自己批判に没頭することもなかった。特に家の掃除をめぐって、彼女と義理の娘との数回のちょっとした喧嘩(私が彼女に何か家事をやるよう言ったときに予測されたことだが)の時期には、自分が借りものの時間を過ごしているような感じが増した。その後、彼女は、故郷に帰ることと独りで住むことへの恐れを認めることができ、治療者は、彼女が空っぽの家で友達と一緒に最初の一週間を過ごす準備を手伝うことができた。六週間後、彼女はどれくらいで帰宅できると思うかと訊ねられた。彼女は二週間だと即答したが、治療者は三週間かかると主張した。彼女が帰るとき、目立った効果もないまま薬を数カ月続けていたのだが、治療者は、毎日六錠のメプロバメート(安定剤)を飲むようアドバイスした。彼女は以前、依存の可能性を恐れた精神科医との戦いに明け暮れていたことがあった。再び、彼女の長老派教会会員らしい良心がはっきりと現れてきた。二週間後に家に帰ると、電話をかけてきて、メプロバメートを一日四錠まで減らしたが、まだ薬を飲んでいることについて私に許しを乞うたのである。

まとめると、激越性うつ病に特徴的な兆候を示した六四歳の女性に、二カ月以上にわたり五回の面接をした。治癒したとは宣言されなかったが、その裏に隠された精神力動的要因についての推測に従って発展させた治療形態に反応したようだ。以下に、三つの意識的・無意識的洞察の証拠となる事実を示そう。第一に、彼女がバーボンを飲むことと夫のアルコール依存症の時期を結びつけたという事実。第二に、息子との長い対話の中で、二人は彼女の夫がやや難しい性格であったと判断した。第三に、彼女は、寝たきりの母親を一三年も介護した後でようやく妹にまかせたにもかかわらず、妹はおそらく母親を押しつけられたと感じていたこと、そして彼女がカリフォルニアにいようと他のどこにいようと母親の死は避けることはできなかったのだということについて話した。患者がどんな手続きを自力で実行したのかを知ることがこの種のケースで難しいのは、フォロー・アップを欠いているからである。この患者の約六カ月後について私が知っているすべてのことは、同じカリフォルニアでも息子の家とは別のところで、まだ彼女は自分の家に住んでおり、彼女によれば、うまくいっている。相変わらず楽しくはないけれども、抑うつ的でもない。

症例二

次は、若い男性が意識的洞察をした例である。彼は、数年間精神分析を続けていたのだが、主に両親に対して繰り返される控えめな逆襲のせいで、その進展は遅々としたものであった。親元から離れて暮らしていても、彼はしばしば、過去と同様に、今も親から虐待されていると感じる一方、他の人たちとの関係の中でもこの状況を何度も繰り返した。分析者は、知的理解以上の状況分析には、ほとんど成功していなかった。分析者にやっとわかりはじめたのは、患者が両親を恐れていることと、そこには、深い宗教的な含みがあるだけでなく、両親が無意識的に（ある程度は意識的にも）世界のすべてだと認識されていることだった。予想されるように、この種の依存と敵意への巻き込まれは、彼を他の人たちから引き離し、両親を崇高な位置に置いた。

ある面接で、彼がいつも通り絶望的に、非生産的に訴えを続けていると、治療者が割って入り、こう訊いた。「ご両親との関係の中で、あなたが放棄したいものは何でしょうか？」彼はずいぶん驚いたが、少し考えた後、相続権を放棄したいと言った。彼は、そもそも自分に愛情をかけなかったような人との関係において何かを放棄するというアイデア自体に、明らかな苛立ちを表現した。それは説明しがたいもののようであった。しかしながら、彼は、両親は比較的若いので、相続権の放棄は彼にとって無理な話ではないと説明した。金は母親に行き、それから彼と他のきょうだいに来る。その頃には、たぶん彼自身にもまずまずの収入があるだろう。また、彼のきょうだいに子どもができるので、彼よりも余分な金がもっと必要になるだろうとも感じた。治療者の質問の要点は、患者の父親があらん限りの金額の預金を彼の高等教育に使い続け、患者も月ごとにこの金を返済するよう約束させられていたという事実から来ていた。患者はこの父親の行いが公正だとは思わなかったが、それでも月々の割り当てを払い続けていた。もちろん、このことが彼と両親とをお互いに深く関わらせ続けていた。患者が遺言の中の自分の部分を放棄したいと述べると、治療者は、彼は何かを諦めたのだから今や何かを要求できる立場にあると指摘した。こうして、彼は両親に手紙を書くことになった。その内容は、これ以上自分の教育費を払い続けることはできないので、彼は父親の遺言の中の部分を放棄するつもりだが、それは自分と両親との関係を妨げるからだし、金のために親子関係を犠牲にするのは無駄なことだからだというものだった。この手紙を書かせようとする治療者の圧力を感じつつ、彼は二週間近くかけてそれを書いた。彼と治療者は、課題を共有しながら、この手紙を注意深く完成させた。患者は書き終えると、大きな不安を経験し、それから著しい自信の増大を見せ、治療において初めて、彼自身が父親になる夢を見た。明らかに、遺言における部分を放棄したことにより、彼は、息子であることを放棄し、自分自身の息子を持つことを想像することができるようになったのだ。治療者は、両親の息子への思いのゆえに、父親はこの手紙に好意的に反応するだろうことをほとんど疑わなかったし、結局、それは正しかった。父親は、患者が支払いをそんなにも重く感じていたことも、それを取り消したがっていたことも知らなかったと述べた。しかしながら、父親は、患者の相続放棄は望まず、単純に彼の相続分から教育費を差し引くことを提案した。父親は患者に、彼も他の子どもと同じく自分の息子なのだと請け合った。

もちろん、患者はこの反応に喜び、その経験はすぐに、仕事と女友達を含む領域でのもっと有益で積極的な冒険へと彼を導いた。治療者が自分に与える影響力についての不安は、最小であった。手紙をもらった直後に彼はある反応を示したが（それは、自分を虐待した父親を他の人に置き替えたことで生じた恐怖によるものであったが）、その件は分析され、それに加えて、治療外での他の成功によって、患者は独力での改善を実感できたのであった。

不安がどのように姿を現したかという例を示そう。手紙を書いてから父親の返事を聞くまでの間、彼は熱心に自分の家の景観を整え始めた。自分が始めた仕事の規模の大きさを心配し、精神科病院に入院する夢を見た。夢の中で、彼は混乱して取り留めもないことを言い、看護師によって連れ戻される。治療者が、手紙によって生じた変化を取り消すにはもう遅過ぎることに触れると、彼は急に自然に笑い始めた。このような患者の回復は、以前よりも大きな不安に帰着するものである。治療者は、それを予期し受け入れるのである。

結論——意義

ほとんどの精神分析家は確かに、このような技法の使用が転移状況を回復不能なまでに歪曲するという理由から、私が記述した類いの介入を批判することだろう。治療者が自分の行動によって患者を満足させ、患者の信頼を侵害しているがゆえに、私の技法は動機づけする力としての禁欲の効用を妨げていると言うのである。私は確かに、「こうした患者の親が望むのは、操作ではなく絶対的な誠実さだということくらい、君もよくわかっているだろう」などと遠慮なく言われてきた。これらの点に、私なりの回答をさせてほしい。転移の歪曲について言うなら、治療経過に治療者のパーソナリティと逆転移が及ぼす効果についてより良い情報が得られるまで、転移状況が故意に混乱させられた場合に洞察を深めることがどれほど大きな害を与えるのかという判断は保留しておきたい。もしも治療者が密かに患者の進歩に不満を抱いているなら、私は、(転移を最小限に留めようとする非常に熱心な試みにもかかわらず)転移が歪曲されるのではないかと危ぶむ。また、私が知る限り、転移現象の恒久的性質と反復強迫の強さのせいで、ほとんどの患者は、自分自身の過去の生活という枠組みの中で介入するよう導かれてきた。▽訳註六 しかし、多くの分析家は、そうした介入が治療過程における不断の妨害だとは見なさないのである。

介入もまた、操作性ないしトリッキーな技を根拠に批判されるだろう。いかなる精神療法ないし精神分析も、患者に影響を与えようとする事実を無視するかどうかは、価値判断だと思う。精神分析においては、カウチと沈黙と非-満足の活用が、患者に影響を与えるために利用される技術的仕掛けである。フェアバーン(Fairbairn, 1952)は最近、カウチの使用が患者にとってあまりに屈辱的だと感じたので、カウチを使わないことにしたと述べた。私は、ほとんどの精神療法家が、患者を「一段下」の立場に置くことで潜在的に操作していると思う。もしも患者が自分自身を解放することができれば救われ、もしも解放することができなければ彼は匙を投げる。幸福な結果とは、成長して家を離れるというようなことであり、対等な地位に到達することである。私の考えでは、もしも以下の二、三の規則に従えば、患者が利用されたか騙されたと感じる可能性を減らせるだろう。

第一に、操作や介入をしてはならないのは、治療者が患者に何らかの陰性感情を抱いている場合と、それが、ある種の治療の行き詰まりから抜け出す道として、特に患者から示された場合である。つまり、治療者が何が進行しているのかわからないと感じるときには、事態が行き詰まり、そして輝かしいアイデアが彼の頭に浮かぶのである。このときこそ、介入してはならないときである。第二に、治療者は、彼が勧める行為の意味を理解しようとして患者がするあらゆる質問に、率直に答えなければならない。第三に、治療者に対して連合を組んだ夫婦の例で述べたように、治療者は、介入が失敗したときや患者が怒ったときには、自分のしたことが間違いであることを認める心の準備をしておかねばならない。治療者は、防衛的にならずに自分の立場を受け入れなければならないし、患者を失うことに囚われてはいけない。

私は、これらの見解が、精神療法の徹底的な訓練を受けなくても済むように用意された、「料理本コース」であると解釈されないよう望んでいる。実際のケースはまったく逆であって、手練れの治療者だけが、各々の個別の患者に合わせて介入を仕立てることができるのである。

これは精神療法における、一つのパラドックスであり、躓きの石である。経験ある治療者は、革新的なことを最もうまく思いつき実行することができる。それでも彼の経験は、彼を椅子に縛りつけ、彼自身のスタイルの信者にする傾向をもたらすのである。

文献

Alexander, F.（1952）. Dynamic Psychiatry, Chicago, IL : University of Chicago Press.

Fairbairn, W.R.D.（1952）. Psychoanalytic Studies of the Personality, London, UK:Tavistock/Routledge.（山口泰司訳『人格の精神分析的研究』文化書房博文社、二〇〇三）

Ferenczi, S.（1955）. The Problems & Methods of Psychoanalysis, NY : Basic Books.

Glover, E.（1955）. The Technique of Psychoanalysis, NY : International University Press.

Haley, J.（1961）. Control in psychotherapy with schizophrenics. The Archives of General Psychiatry, October, 4, 340-353.

Jackson, D.（1958）. Guilt & the control of pleasure in schizoid personality. Manuscript Nov. 5, 1957. British Journal of Medical Psychology, 31, part 2, 124-130.

Reich, W.（1942）. The Function of the Orgasm, NY:Orgone Institute Press.（渡辺武達訳『オルガスムの機能』太平出版、一九七〇）

▽訳註

訳註一　本論は「相互作用的精神療法」と題されているが、後日、ＭＲＩにおいて展開されるブリーフセラピーの原基であることは明らかである。天才ジャクソンとはいえよもや一気呵成に書き上げたのではあるまいが、本論は大見出しも小見出しもない。しかし、それではあまりに読者には読みづらいであろうから、老婆心ながら大見出しを補足した。その作業において気づいたのは、本論がジョン・ウィークランドらによる一九七四年の「ブリーフセラピー――問題焦点解決」のひな形にもなっていることであった。よって、それに合わせた大見出しをつけてみた。ちなみに、後者の大見出しは以下の通りである。「心理療法――その前提と実際」「私たちのブリーフセラピー――実例と比較」「主な治療原理」（ここには一一の項目が列挙されている）「ブリーフセラピー・センターの運営」（ここには、治療体制への導入、質問と問題の定義、問題を存続させている行動の見極め、治療目標の設定、行動介入の選択と実施、終結という六つのステップが具体的に記されている）「評価と結果」「結論――意義」。邦訳収録のフィッシュ、レイ、シュランガー編『解決が問題である』（金剛出版、二〇一二）を是非一読されたい。

訳註二　英語圏で不適応者を指す一般的な言い回し。

訳註三　ある判断の否定を真としたとき、そこから不条理な結論が出ることを明らかにして、原判断が真であるとする証明の仕方。

訳註四　イボが女性の体にできるとき、女性の体から生じたという点で「妊娠や子ども」のメタファーであると、ジャクソンは考えたのではないか。さらに、女性にとっての男の子どもは、自分の身体から生じたとてもかわいいものである一方で、自分とは性が異なったとても理解しがたいものでもある両価的存在だ。イボも、自分の身体から生まれたどこかいとおしさも感じるものである一方、歩くたびに痛む始末に負えない理解しがたい異物であり、これが女性にとっての男の子への思いと重なる、とジャクソンは考えたのではないだろうか。（山田）

訳註五　つまり狭心症のこと。

訳註六　ジャクソンは、古典的フロイト派の分析技法を前提にして語っている。フロイト（そして、当時の多くの分析家と現在の一部の分析家）の治療の基本は、患者の願望を満たさずに連想を聴くことだ。例えば、患者が「先生とセックスしたい」と言ったり「これについてどう思いますか？」と訊いてきても、分析家はそれには応じずに、治療者とセックスをしたいことや、その件について質問したくなったことについての精神分析的解釈をすることで、応じるわけだ。これが「禁欲原則」である。患者の（質問に答えてほしいということまでをも含めた）すべての欲望は、直接満足させない。その際に分析者は「真っ白なスクリーン」として、患者の内的願望を映し出す鏡として機能することを期待されている。患者は質問や願いに応じられることがなく（願望は満たされず）、自分の防衛や内的願望に直面させられ続け、患者の内面にどんどん焦点が当たっていく。そのプロセスが進む中で、患者の過去に重要だった人物との関係性やイメージが、治療者との関係に投影される。それが「転移」である。この「転移」を分析解釈することが、洞察に至る唯一の道なのである。以上が、古典的フロイト派の分析技法の概要だ。上記のように、禁欲原則に基づいて治療者が行動することで分析治療が進むとしたら、ジャクソンのように「パイプを吸いなさい」などと課題を出すことは、禁欲原則に反しているし、分析治療は進まないことになる。患者の治りたいという欲求に対して課題を与えるという形で、患者を満足させたのだから、分析治療は台無しになり、患者の信頼を裏切ったことになる。旧来の分析家にとっては、禁欲原則を守ることこそが「絶対的誠実さ」であり、課題を与えることは「操作」なのだ。「そんなことは治療者の常識だろ？」と、ジャクソンは批判されたわけである。このように、「禁欲原則に反することは、スクリーンとしての治療者の機能を歪め、転移を歪めることになる」とされてきた。そのことについてジャクソンは自分の観点から「回答」を試みた。「転移状況が故意に混乱させられた場合（治療者が課題を出すなどをした場合）に、洞察を深めることは大きな害になる（分析治療が間違った方向に進んでしまう）」と、従来は言われてきたが、それについて結論を出すのは、「治療経過に治療者のパーソナリティと逆転移が及ぼす効果について、もっとデータが集まらなければ判断できない」とした。つまり「治療者が真っ白なスクリーンではない仕方で治療した場合に、どんなことが起きるのかを今後詳しく調べなければならない」と主張したのだ。続けてジャクソンは、「治療者が進歩に不満を抱く」だけで「転移は歪曲する」可能性があるし、それはいくら治療者が努力しても避けられない、と言う。そんなことは従来の分析治療の中でもしばしばあったはずで、それでも転移現象の強さのおかげでほとんどの患者はうまく分析されたし、分析家もそうやって分析することを分析への「不断の妨害だとは見なさない」と言う。つまり、ジャクソンは、今までだって治療者は「真っ白なスクリーン」ではなかったし、それでも患者は良くなったし、分析家もそれで良しとしてきた、と主張しているわけである。（山田）

8

1964

家族ホメオスターシスと患者変化▼原註一

ドン・D・ジャクソン
アーヴィン・ヤーロム

ブロイラーの時代以来、慢性統合失調症でさえも影響を受けることや、ときに突然、劇的な改善を認めることが知られている。文献報告によれば、そのような変化はたいてい、患者の人生における普通ではない出来事、例えば外科手術、火事、溺死しかけたこと、あるいは重要な他者の突然の死などと結びつけられてきた。共著者のひとり（ＤＪ）も、隣のベッドの患者がロボトミー後に亡くなり、その二週間後に退院することになった患者を経験したことがある。その患者は、五年間統合失調症（緊張型）として入院していたのだが、翌週、隣の患者と同じ術式の手術を受ける予定であった。

しかしながら、回復のドラマは、そのような症例における発見に役立つ側面をあいまいにし、治療的洞察というよりも逸話として残るばかりである。本論で、合同家族面接の後で顕著に回復した慢性

▼原註一　Current Psychiatric Therapies, Volume IV, J. Masserman (Ed.), NY : Grune & Stratton, 1964, pp.155-165 より再録許諾済み。

統合失調症の症例を提示するからといって、合同家族療法の絶対的な有効性を主張するつもりはない。その代わり、その面接後に生じ、引き続く面接でも継続した全体的な家族変化を描写しておきたい。もしも家族がシステムであり（Jackson, 1957；Bateson, 1960）、その家族において私たちが観察した変化が本物なのであれば、患者の変化も期待されると考えて良いだろう。たとえ変化がつかの間のものであっても、これは真実である。なぜなら、さまざまな社会的および家族の力によって定常状態に引き戻されるからである。私たちの主要な仮説として、家族は患者がそこから抜け出られないほどに絡み合っていて、患者に影響を及ぼしている一つのシステムであるというものがある。具体的には、統合失調症家族の文脈とは、患者だけが困難を抱え、反対に、家族における彼の立場が問題にされるものである。この状況が単に、重度の（しばしば慢性化した）病んだ家族メンバーに対する家族の心配による単なる結果と思えないのは、他の家族によって他のいかなる個人的問題も完全に排除されているからである。本論は、この仮説に関わるデータを簡単に提供しようという試みである。

患者とされている人は、デイヴィッド・ブラウンという二五歳の未婚男性である。共著者のひとり（I Y）による治療が開始されたとき、入院治療後すでに一年半が経過していた。振り返れば六年間にわたり病いの予兆する多くの不穏な徴候はあったものの、彼が統合失調症と診断されたのは、二〇歳のときであった。最初の退院後は、家庭に戻り、父母と唯一の兄弟である七歳下の弟と四人で暮らした。そこでの生活パターンは社会的にも職業的にも多くの失敗に彩られていた。当時、精神科医による個人療法が続けられていたが、治療は無効であり、入院治療が推奨された。

一八回にわたる最初の家族面接の要約

精神科医による個人療法と集団療法は続けられたが失敗に終わり、デイヴは合同家族療法を受けることになった。両親がデイヴと一緒に週に一度、九〇分の面接を受けた。弟のチャールズは学校が忙しく、二、三度参加したのみである。（補足すると、家族は車で三時間のところに住んでいたので、両親にとって面接はかなりの犠牲を伴うものであった）

合同家族面接が始まると、治療者はまず家族と、なぜ家族療法が必要なのかを確認した。家族は治療者から、デイヴが大きな苦痛を抱えているのはあきらかだが、そのような状況では他の家族も決まって困難を抱えていると聞かされた。また、彼らの苦痛は、デイヴのよりあきらかな苦悩によって目立たなかったりカモフラージュされているかもしれないとされた。家族は、患者を助けたいという強い気持ちを表明し、その方向性がたとえ軟弱で奇妙なものであろうとも受け入れることにした。毎週の面接において、家族の歴史が、両親の生育史も含め、その始まりから議論された。しかし、その説明は奇妙にも私的な感じに乏しいものであった。人間であれば生活していく上で特有の当たりまえの問題が抹消されているのは、共謀によるものかと疑えるほどであった。デイヴの病いの心配という当然のもの以外には、幸福、協力、愛情、そして不動の社会経済的成功しかなかった。ある時点で、デイヴはこれに大きく反応し、テーブルを叩き、叫んだ。「なんてこった、僕は完璧な家族の出だってことか！」母親は答えた。「どこかに嘘があると言うの？」デイヴはこう返した。「いや、ただ、自分が何て役立たずなんだと思っただけさ」

もう一つ欠けていたのが、両親のあいだの「もちつもたれつ」という関わりである。彼らはひとりの人間ないし一つのシステムのように機能していた。面接が六回目を迎えるまで、個人の相違のようなものは明かされなかった。その面接中に父親が、デイヴの最後の仕事は自分の友人の好意によるもので、実際、給料も父親が代わりに払っていたのだと語った。これを聞くと母親は、それは言うべきではなかったと泣き崩れた。ずっと後であきらかな意見の相違が起こったのは、父親が息子は怠惰で働かないとなじったときである。母親はそれに反論し、息子と父親とのあいだのムードメーカー役を果たした。母親を多次元的に理解することは特別に困難であった。彼女はいつもにこやかに笑い、決まり文句を繰り返す、捉えどころのない人物であったからだ。治療者がこれについてコメントすると、家族は信じられないとか理解できないといった様子であった。治療者は、本当の気持ちを表に出さない父親と息子にとって自分はいいカモだったのだと、不可思議で気が変になりそうだった。

治療者が伝えた理論的立場にもかかわらず、家族は、患者のためばかりではなく自分たちのためにも面接に来ているとは考えられないようだった。面接を覆い尽くした感情は、デイヴのためにわれわれはここにいるというものであり、会話を続ける重荷は彼ひとりの肩に重くのしかかった。およそ一八回の面接後、患者はすっかり「話が尽きた」ように感じていた。言うべきことはなくなっていたのである。面接は、治療者の士気も低下して、参加者全員にとって、ますます非生産的になっていった。

コンサルタントの面接

このタイミングで筆頭著者は、家族と面接しもしも機会があれば治療的に介入するよう依頼された。▼原註二

▼原註二　介入主義者の役割は、別に考察の価値がある。この役割には、多くのメリットとデメリットがある。

慢性統合失調症の家族の多くに見られるように、ブラウン家は防衛が強く、ほとんどのエネルギーは患者を病人の役割に引き止め、それによって家族関係の定常状態を維持するように焦点が当てられていた。そこで、治療的拘束が計画された。つまり、家族は、「もしもデイヴが改善したら、どんな問題が起こるか？」という質問によってのみ、面接が構造化されたのである。

精神療法の通常の枠組みは修復にある。提示された訴えを解決し、患者とその近しい人たちがその障害なしで生活を送れるようにしてやるのである。しかしながら、臨床経験はしばしばこのようには行かない。他の家族員に対する現実的そして／あるいは精神病理学的な影響を幾度となく観察したことを根拠に、私たちは、自分たちが現在進行中のシステムの一部に手をつけ、あるメンバーのラベルされた症状を取り除く中で、その「正常」状態自体を変えてしまうのではないかと考えるようになった。▽訳註一 結局、患者とされている人が改善すると物事はすぐに「正常に帰する」という通常の仮説は、患者の症状行動が家族関係のバランスを維持する上での現存機能を持っているという可能性を見えにくくしているのである。

面接は、コンサルタントが礼儀正しく上記の質問をすることで開始された。家族ははじめいぶかるようであったが、患者はその質問に興味をそそられたようだ。そして、大きな転機が訪れた。父親が、息子が退院して実家に戻れば、自分（父親）が社会的に恥ずかしい思いをするだろうと認めたのだ。一方、母親は夫の主導による入院治療にいたく傷ついており、いつもの親連合はうまく働いてないように見えた。

デイヴは、自分の改善に引き続くいくつかの困難を示唆するのに一役買った。例えば、もしも自分が恋に落ちて結婚したい人ができても、両親に紹介することは問題になるだろうと。ブラウン夫人は、反対に、それは喜ばしいことだと述べたが、次のように補足して感情を抑えた。「だって、私はいつもそうなることを願っているのよ」。コンサルタントは、息子を愛する母親は誰でも、相手が息子にとってほどよい女性なのか、あるいは彼女は息子にでき過ぎた相手ではないのかと自問して戸惑うものだと、母親に賛同の意を示した。しかし、母親が結婚は「ギャンブル」だからとコンサルタントに同意したときには、母親以外の家族は、それは「自然のなりゆきとして生じる」問題であり、いずれにせよ「たいした問題ではない」と却下した。

両親は、退院後は「自立」させるよう多くの医師から言われていると述べ、だから家族には何も問題は生じないと結論した。コンサルタントが、家族から完全に離れるのは現実的にも治療的にも困難だと両親に認めさせようとすると、患者は助け舟を出した。(治療者が話から脱線したら、主張を通すために法的立場を支持するリスクを負うような議論を避ける上でも、笑いのような「非言語的介入」は解釈と同様に有効である)

デイヴ—もしも、それが完全に逆転したらどうなるだろうね、例えば、僕が両親の顔は見たくもないとか(間)

コンサルタント—(笑い)

デイヴ—(笑い)

母親—(笑いに加わり)何ですって?

コンサルタント—うーん!

デイヴ—(まだ笑っている)

コンサルタント—どのくらい遠くに行かなくちゃならない……

デイヴ—(笑いで遮る)

チャールズ―タヒチ、とか……

コンサルタント―（遮る）そう、そう。私はね、例えばティンブクトウとか……それでも問題にならないとは思わないよね。

デイヴ―（まだ笑っている）確かに、それでも問題だね。でも、わからないのは、家族関係に問題があって、それは、例えば精神科医のところでなければ聞かされたくないことで、もしも自分がその立場にあったらね、厳密にどんな風に物事が悪くなるかなんて、現実的にどうかなんてね、家族に知られたくないよね。少なくとも、二つの線で考えると、もしも自立して家族から離れれば離れるほど、僕がさらに自立できるんじゃないかな。少なくとも、僕の考えでは、僕が元気になれば、家族との関係は切れることになるんじゃないかな。

コンサルタント―うーん。

母親―他の人はそんなことしないわよ。

ここで、母親のコメントは統合失調症家族に浸透している典型的なダブルバインドを示している。つまり、デイヴは、家族から自立してトラブルを回避するよう権威的に指示される一方、もう一つのレベルでは、彼が改善して家族の絆を切れば、不自然で愛情のない振る舞いをしていることになる。この「もっと近くに寄って離れて」という立場に加えて、両親は、もしもデイヴの改善によって困難が生じるなら、それはデイヴ個人の問題であって家族の問題ではないと主張する。

デイヴ―もしも、もしも偶然にでも、僕が父さんより成功したら、父さんはどう感じるだろうね？

コンサルタント―そうだね、たぶん、お父さんは「でかしたぞ！」って言うだろうね。

デイヴ—うーん。
コンサルタント—でも、お父さんはどう感じるだろうね？
デイヴ—そこなんだ。
父親—私に答えてほしいということなら……私は、ドキドキするよ。（デイヴ、チャールズ、そしてコンサルタントは笑う）

このようなあきらかに上滑りな答えが示しているのは、デイヴが家族問題の容れ物としての役割に捉えられているだけでなく、（デイヴが所与の状況のネガティヴな側面を受け入れるべきであるように）他の家族もポジティヴな側面だけを感じ語る義務があるということだ。もしもこのシステムがいったん動き出したなら、「悪い」気もちが適切で必要でさえある多くの状況において、それを認めざるを得なくなる。ここでは、コンサルタントの気さくな笑いによって、息子二人は、父親の立場のもろさについての前言語的理解を示している。親孝行をするよう責められない限り、笑いはユーモアとしてパラドックスからの解放をもたらすものであり、家族が自分たちのいつもの相互作用パターンにおいて何かが曖昧であることを理解させられたことは、急いでつけ加えさせてもらおう。

デイヴの改善による不都合についての議論のあいだ、弟は黙ってはいたが、会話に興味は抱いていた。（患者がたいていかなりイライラして帰院することになる）デイヴの週末の外泊について訊ねられると、チャールズは控えめながらもデイヴについてこう語った。「兄が帰ってくるまでは、僕はすこし神経質になる。兄がどんなムードなのかどのくらいユーモアが通じるのかまったくわからないから」。コンサルタントは、まるでデイヴは家族の連帯にとっての耐え難い重荷になるよう誰かに頼まれているみたいだと指摘した。彼は、良い週末かひどい週末かを決めるバロメーターだった。驚くべきことに、患者はこれに食いついてきた。

デイヴ―そうだね、ときどき、両親とチャールズは、僕がどんなふうに感じているかにとても敏感だよね。たぶん、僕の気持ちに過敏なんだよ。だって、僕は、家に帰るときは大騒ぎしたりしないし……

母親―ええ。デイヴは車を運転するようになってから、そういうことはなくなったわね、でも、以前は、あったじゃない。

デイヴ―ああ、そうだね。

母親―（同時に）ええ、でも、そう、最近でも、前回だったか、車を運転するようになってからも二回はあったんじゃない。

デイヴ―うん。そうだ。多少ね、そう（ため息）だから、その、あんなふうにならないといいんだけど。思うに、趣味とか、何かあればいいんだけど……（ため息、間）

コンサルタント―真ん中で話を変えたね。お母さんが君にやさしくしたとき、わかる？　それは、理解できるけど、君の立場だとまだ無理だよね。

デイヴ―うん。

コンサルタント―余計、変わり者になるよ。それじゃ、自分の考えにも気づいていないことになる。

母親―何を変えたのですか？

コンサルタント―いや、彼の心は読めませんよ。ただね、彼が何を言おうとしているのか正確にはわかりませんが、これは一般的な考えというか、経験的には……

デイヴ―そう、ただの話だけど、僕は家族の中の病人で、だから、みんながいい人になるチャンスを与えるわけで、僕の気分が必然的に落ち込んでいようといまいと、みんなが僕の気分をよくする側になるわけだよ。それがときどき積もり積もってさ。言い換えれば、僕は自分でいることしかできないわけ。そして、もしも人々が彼らの、じゃなくて僕の在り方が気に入らないなら、それを指摘してくれるか、それに似たことをしてくれれば、感謝しますよ。

患者の言い間違い（*if people don't like me the way they am–ah, the way I am…*）は、彼が操作されている操り人形術を表現している。彼は「自分でいることしかできない」と言うけれど、問いは消えない。自分でいることとは「僕」なのか「彼ら」なのか、どっちなのだろうと。

ここで、コンサルタントは、第二の戦略に出ることを決める。兄の引き立て役としての弟に焦点を当てるわけだ。生気のないほどに礼儀正しく、微笑み、そして一八歳の少年にしては抑制の効き過ぎた弟である。彼をくつろがせるのは、本人のためだし、患者の行動も家族にとって目立たなくなると考えられた。さらに、初回面接の目的は洞察ではなく家族の力を動かすことにある。それによって、これまでずっと安定していたものの健康的ではない家族相互作用パターンを変えることだ。もしもチャールズが問題だとラベルされたなら（それがたとえコンサルタントへの協力に過ぎなくとも）、デイヴはほっとするばかりか、家族はチャールズとの新しい関わり方を探らなければならなくなる。そして、こうした変化は、その他の家族関係へと反響していくことだろう。

チャールズが不機嫌になることはあるのかと問われると、その質問は、患者と父親の大笑いを引き出した。チャールズは注意深く、もちろんだと説明した。ときにほとんど問題がないこともあるが、たいてい彼は、父親の忍耐の限界まで進んでしまう。父親は、「ドアをバタンと閉めること」や学校の宿題について指摘し、面接のはじめにも一度話題になった困難の多い恋愛についてほのめかした。

これは、ここで判明したところによると、チャールズよりも一歳年上の女の子とのロマンスで、彼はただの遊びだと抗議したものの、父親は、チャールズが大学を卒業するまで結婚しないよう願っていると述べた。患者が、兄として弟に、結婚を考えているのかと訊ねると、両親は、家族に問題はないという家族ルールに訴え、その質問を一蹴した。

弟が会話の中心になるなか、父親は思いがけず、自分が息子たちの助言者として不適切だと感じていることを明かした。しかし、その説明が始まる前に、チャールズは、家族の体面を保つ作業に乗り出した。

チャールズ―思うに、そうしたらいいのは、もしも、言い換えると、もちろん大きな問題があれば、僕は両親にまかせるけれど、小さな問題なら、自分で解決しようとする。だって、そうすれば、たとえ失敗したとしても、そこから学ぶことはできるからね。
コンサルタント―大きな問題があるのかどうかわからないけど。
チャールズ―ええ、だから、「もしも」って言ったんだけど。
コンサルタント―(笑い、チャールズも)もしも問題がなければ、君はここには……
チャールズ―(同時に)そうだね、僕……
コンサルタント―……問題を両親にまかせるだけだね。

上記の例は、家族の固執を示している。論理的矛盾の真っただ中にあっても、患者の隠れた困難を否認しようと求めるのだ。そして、コンサルタントは弟に以下の助言をする。

コンサルタント―チャールズ、君にできることでね、家族にとってもとても役立つと思えることがあるんだ。君の助けにもなると思うよ、たぶん。それは、デイヴが家にいないあいだ、君がもっと問題になってほしいんだ。（間）……

チャールズ―両親に反抗するってこと、それとも……

コンサルタント―いや、……どんな問題でもいいんだ。問題になるというのはね、ただトラブルメーカーになれっていうんじゃない。それじゃ、意味がないんだ。そうじゃなくて、君を悩ませているものに君がもう少し正直になったり、不確かなことも切り捨てないで、両親を思って話さずにいるようなことも両親に話してほしいんだよ。

すると父親は、次男はすでに今でも問題だと抗議した。

父親―そうだね、私は自宅でのチャールズの様子を思い出していたんだが、もしかすると、あなたはチャールズ自身、それに彼の家での過ごし方について私たちとは違うイメージを持っておられるのではないでしょうか。そう、チャールズは大声を上げますし、家の周りを徘徊します。それは確かです。彼が気に入らないことがあるとですね。そう、彼はとても目立ちたがり屋です。ええ、自分の好きなものと嫌いなものはよく心得ているんです。私たちを懐柔するために徘徊しているのではありません。そんな風にあなたが感じておられるかどうかはわかりませんが、でも私たちはそこから……

コンサルタント―君は、今も、叫んだり、家の周りをうろついたりしているの？

チャールズ―ええ、します。でも、それは僕の気性なんですよ。つまり、僕はそうなんです。僕の気性は、たぶん、そう、すぐにへこむんだけど、また復活するんです。ええ、長くは続かない、気分なんですよ。
コンサルタント―それは、なぜ起こるかはわからない。君の内面で起こる化学反応みたいな。
チャールズ―いいえ、違います。確実に僕をうんざりさせる何かがあるんです。そういうことなんです。
コンサルタント―うーん、でも、君は。
チャールズ―些細なことですよ。
コンサルタント―あきらかなのは、思うに、君をうんざりさせるものについて、残りの三人は意見が異なるということだね。あなたがたは、次のようには同意していない。「はい、これが起きて、それが君をうんざりさせて、君の好むと好まざるとにかかわらず、あるいは私たちが補償できるかどうかにかかわらず、それは起き続ける……」それは、あたかも君の気性であるかのように扱われている。それは、なんらかの関係として操作できるものだと考えられてはいないんだ。もしも君が兄さんを助けるために、もっと問題になる気があるのなら、何もかもメチャクチャにするのではなくて、君は、問題が何かということを言わなければならなくなるだろう。こんな風にね。「僕は不当な扱いを受けている」とか「僕には十分な許可が下りていない」とか、どんなことであれ、それについて議論することです。
母親―その手のことではなくて……
コンサルタント―何であれ。
他の家族三人が同意できる唯一の例は、チャールズがメガネや鍵をどこかに置き忘れたときにあげる大声であった。結局、チャールズはもっと問題になることに同意し、コンサルタントは、家族が家族療法について個人的動機がないのであれば、家族は（片道三時間をかけて来院する）慈悲を示すことでデイヴの重荷になってはならないと、面接を締めくくった。

その後の家族面接

コンサルテーションに続く家族の変化は、劇的なものであった。少なくとも、一時的にでも、治療者は家族の問題を中断させることができた。父親はその後の第一回面接で開口一番、家族の重荷を背負うのはもう飽き飽きだとずっと考えていたと述べ、代わりに自分こそ問題になりたいと言った。そこで、どのように問題になりたいのかと問われると、妻には前もって知らせずに会社から帰宅してみたいと答えた。これによって、決定的であったもののそれまで触れられることのなかった母親の独占欲の強さが、話題にされた。すると、すぐさま、適切かつ重要な問題がどっと溢れ出た。弟のチャールズは、家族のスローガンないしジョークは「母は知らずにいられない！」だと言った。もしも家族の誰であれ母親から「サイン」をもらわずにどこかへ外出しようものなら、彼女の気は動転し、心配が募ることを誰もが知っていた。この問題は家族によってできる限り穏やかに議論され、母親はあらゆる点で貢献し、改善した。しかし、この後、母親はかなり抑うつ的になり、第二回面接以降はじめて自らを真摯に語った。彼女によれば、前夫が交通事故で亡くならずとも、不実な前夫との初婚はどのみち終わっていた。母親はそれによって男性不信となり、夫と息子たちへの過干渉もそれで説明がつくと匂わせた。

母親は、六歳の時に他界した自分の母親が喘息発作で、薬物依存になったと説明した。そして母親の死後、邪悪な継母がやってくるのではないかという恐怖の中で暮らしたことなども明かした。これらの事実とストーリーのいくつかは家族にとってもはじめて聞かされるものであり、特に息子たちは過去に思いもよらない不幸があったと聞いて仰天した。

父親は悩みの種を明かし続けた。例えば、家族の面接のあいだは、言葉の不注意な選択により片方ではデイヴを興奮させ、もう一方で母親を傷つけるという事態を回避することが必須だと感じて、自分は「神経衰弱」になると言った。父親はまたも父親としての完全な自信欠如を表明したが、デイヴの生育における完全な失敗を根拠に、チャールズの相談に乗ることはいかなる分野であれ気のりがしないものになっていた。父親がこの話題をさらに進めようとすると、デイヴは、面接の焦点が自分に当たるようにと、直接要求するか、治療者と家族の注意が自分に向くような仕方でクレイジーな振舞いをした。治療者は、そのような動きを指摘し、それに加えて、家族が自分たちに当てた焦点からデイヴを引き離すことを続けた。父親はデイヴに、私がやすらぎを好むがゆえにものごとをすべて抱え込んだという事実は誤解を生んでいると語った。「お前が私のことを人間じゃないと思うなら、つまり、私には感情もなく、心を悩ませる傷心や問題も抱えていないと思っているのなら、そうじゃないことを今、教えてあげるよ！」

そして、それは実際にデイヴにとっての教えとなった。彼は、両親のもろさと失望を、それまで考えもしなかった仕方で理解しはじめたのである。両親は、面接で自らの問題にあまりに集中するため、デイヴが問題であることはまったく強調されなくなった。デイヴは当初、このような変化に対応するのに、先述のさまざまな戦略や悲しみ、そして自分が家族から排除されるのではないかという恐怖を使った。そうする中で、自分の病いを長引かせていたジレンマを以前よりもより明確に理解するようになった。彼は、健康になり問題でなくなれば両親を失い、彼らなしで人生の孤独に直面しなければならないというジレンマを抱えていたのだ。

一方、チャールズは、彼がもっと問題になることでデイヴは以前より問題でなくなる自由を獲得できるはずだという処方において、治療上重要な役割を果たした。以前は二、三回しか面接に参加せず治療の辺縁にいたのが、今では毎回面接に参加し、中心的役割を果たした。もっと問題になるようにという彼の試みは不十分なものであったので、治療者からは厳しく扱われたが、奇妙なことに、両親からも十分な努力をしていないと酷評されたのだった。例えば、もしも彼がガールフレンドとの関係破綻が心配だと両親に言うことができても、なぜもっと早く言わなかったのだと文句を言われた。その場合、二、三日様子を見て自分で克服しようとすることで、両親が彼のことを心配し彼が解決を見つけるよう援助する機会を両親から奪っているのだと言われた。チャールズが何を言っても、それは「それじゃ、まるでデイヴを家族の問題にしておきたいみたいじゃないか」と反撃されたのだった。最終的に、チャールズは援助され、自発的で自分自身に誠実になっていった。

コンサルテーション後の第三回面接は、父親の不幸な幼少期の詳細な描写を含む彼自身の問題についてのデイヴへの「知らせ」によって、とりわけ重要なものとなった。その後、デイヴは求人欄に応募し、ここ何年かではじめて独力で仕事を得た。彼はそこでしばらく働いて解雇されるのだが、それは雇用者がもっと熟練した労働者を得たからであり、理由はおそらく手先の器用さが患者には欠けていたからだと思われる（仕事は、日よけを作り、取りつけるものであった）。彼が仕事を失ったときの家族の反応は適切であり彼を励ますものであった。彼が家族に治療にも参加してもらったのに結局失敗したことを恥ずかしいと言うと、家族は自分たち自身のためにも治療に参加したことを彼に思い出させ、いかにそれがためになったかを指摘した。特記すべきことは、デイヴは仕事に行っているあいだ、家族面接に参加できなかったことである。家族はとりあえず面接を続けたのだが、初期の精神療法からは思いもよらない主題が話し合われた。治療者の注意を取り合うこともあった。（大学に進むために）弟が治療を抜ける段になって、彼は内緒で患者に、自分にとっての最終面接なのに治療者と家族は自分に十分時間を割いてくれなかったといらだちを伝えた。後日、患者はこの秘密を面白可笑しく治療者にもらした。患者はこの時期、臨床的改善を決定づけ、それは病院職員の誰にもあきらかなものであった。優柔不断も悲しみも減り、幻聴と体感幻覚もあきらかに消えた。コンサルテーションの六カ月後、患者は退院となり、一人で暮らし、職にも就いた。しかしながら、私たちは、この症例の予後がよいと確信することはできないし、この症例提示が第一義的に、一見固定した家族状況を変化させることができることと慢性統合失調症に対する付随的影響を例示できたかどうかも定かではない。

コメント

この簡単な提示において、私たちが合同家族療法の症例研究を利用して描き出そうとした仮説は、統合失調症患者の家族というものが特定のシステムであり、それは変化させられたなら、患者とされている人の症状を変化させることになるし、その変化が他の家族メンバーの行動のあきらかな変化とも関連するというものである。

ここで使用された特定の技術である治療的ダブルバインドとしての症状行動処方は、統合失調症家族の相互作用に特徴的なものを利用する試みの中で生まれた。そのような家族相互作用は、神経症的問題（行動化、学業不振、恐怖症など）を抱えた家族の場合よりも、治療することがずっと困難であるが、その一つの理由は、そのシステムが治療を反映しているからであろう。実際、治療者であれども、もしも彼が患者の病いと他者の協調性を強調することによって家族神話を支持したなら、当該システムに容易に取り込まれてしまう。この神話は、患者によってさえもときに執拗に防衛されるものであるが、仮にもいくらかの進歩を望むのであれば、それこそが攻撃されねばならないものである。患者に痕跡を残す家族困難は、苦しい状況にいる患者の利益となるような枠組みにおいて、明確にラベルされなければならない。この面接において家族に課せられたような質問は、その両方の目的を達成するための一つの方法である。すでに起こっている事柄を処方することは、治療者が採用すべきより有効なもう一つの介入である。なぜなら、家族を非難することを回避できるし、このような家族は治療者の非難に敏感だからである。この症例で、コンサルタントは、弟の行動が家族にとってすでに問題になっていると推測したので、兄を援助するためにすでに問題となっていることを処方することは、新しい問題を追加するのではなく、単に、そのような行動が認識される文脈へと問題を持ち込むだけだと考えられた。もしも患者が改善したなら家族にどんなことが起きるのかという質問を家族に考えさせることは、この方法で考えることができる。家族メンバーのあいだの絆は強い。よって、もしも患者が改善して自立したなら、それが家族の中で反響を起こすのは必然である。

文献

Bateson, G. (1960). Minimal requirements for a theory of schizophrenia. Psychiatry, 2 ; 477-491.

Haley, J. (1959). The family of the schizophrenic: A model system. Journal of Nervous Disorders, 129; 357-374.

Jackson, D. (1957). The question of family homeostasis. Psychiatric Quarterly, 31; 79-90.［本書第1章］

Jackson, D., & Weakland, J. (1961). Conjoint family therapy, some implications on theory, technique and results. Psychiatry, 24 ; 30-45, 1961.［本書第六章］

▽訳註

訳註一　よって、そこで変化は終らず、その後で、家族にはさらなる変化が続いて、ようやく元々の「正常」状態に戻るというわけだ。

解説

パロ・アルトの家族療法家、ドン・D・ジャクソン

——小森 康永
［愛知県がんセンター中央病院］

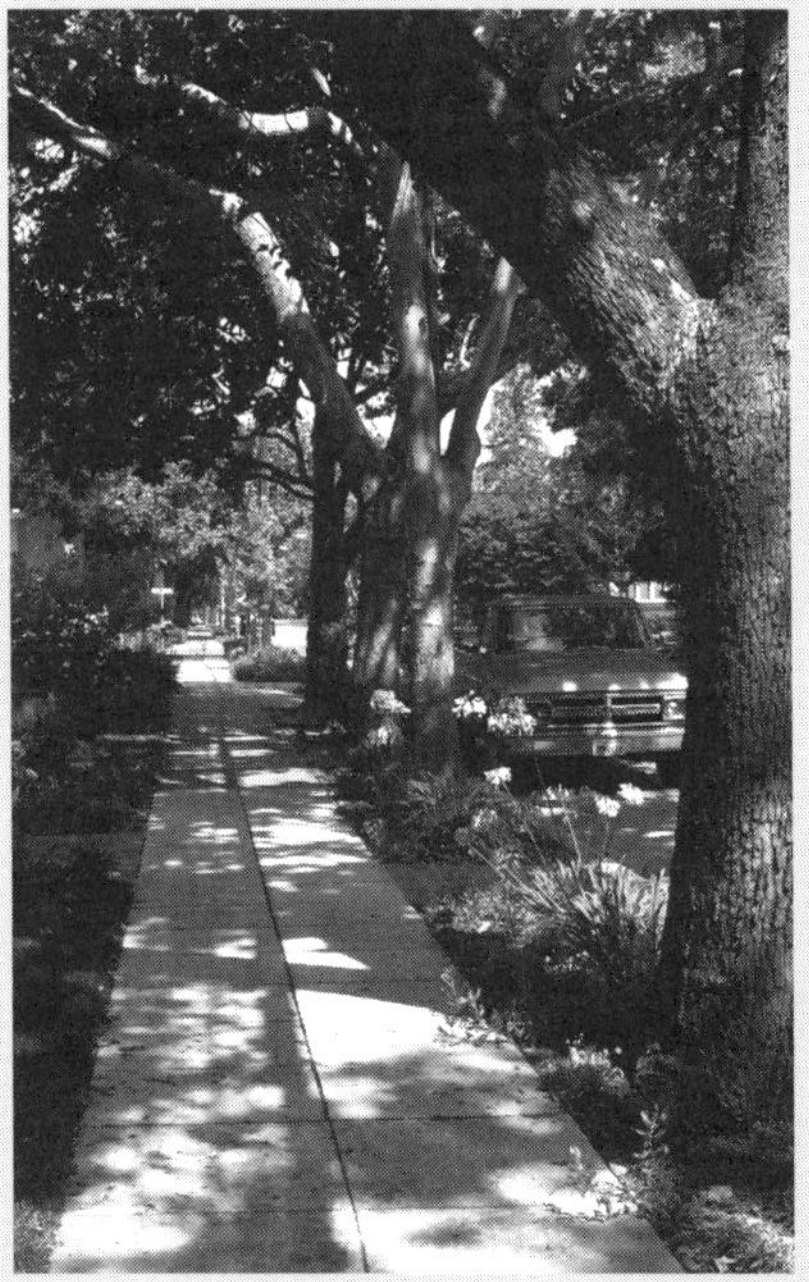

1

……ジャネット・ベヴンと私は、週に何時間か、何週間にもわたってドンに教えをこうていました。例えば、ある構造化面接の一部をブラインドでドンに聞いてもらっていたのです。それは、カップルに「世界中の何億という人の中で、どうやってお互いを選んだのですか？」と訊ねたときの彼らの答えを録音したテープでした。だいたい二分から五分までのサンプルを六〇例、用意しました。もちろん、ドンの知らない人たちばかりです。彼が一度も会ったことのない人たちを選んでおいたのです。年齢も含め、いかなる情報も彼には教えませんでした。ドンは、ごくごく短いやりとりを聞いたあとで、驚くほど具体的な診断を披露したものです。もちろん、ドンには、言葉とそれに付随する音声しか判断材料はないわけです。つまり、彼は、カップルの表情も姿勢その他もろもろのものは見てないわけです。ただテープを聞いただけです。彼は、こんなふうに言ったものです。「もしも女の子だったら、おそらく心身症ってところだろう」。彼は、いつでも間違うことはありませんでした。「いったいぜんたい、どうやったらそんなことがわかるんですか、ドン？」と訊ねると、彼は、そんなことわかり切っているだろうと言わんばかりに、「だって、ふたりはここで、あんな風に笑うからだよ」なんて答えたものです。私たちは、そんなことを言われても、どうやって彼がそう結論するのかわからずじまいでしたが、とにかく、彼はいつでも正しかったのです。この話には、まだ落ちがあるんですよ。私たちは、いわゆる正常カップルを対照として使うことを思いついて、なんとか三例のケースを駆り集めたんです。憶えているのは、結婚後一七年ほどつつがなく暮らしているという夫婦です。ふたりには、一五歳の娘がいて、学業成績も優秀で品行方正でしたから、私たちの正常という概念にあてはまるわけです。そこで、「どうやって知り合ったか」という部分をドンに聞かせたんです。そうしたら、ドンは開口一番、こう言ったんです。「わからないね、これは。私には、正常に聞こえるけどね」（Weakland, Watzlawick, Riskin, 1997, pp.13-14）

これが、私がはじめてジャクソンに興味を抱くことになった記述だ。もちろん死後三〇年以上がたったところでのワツラウィックの回想だから、神話だと言えなくもない。当時ＭＲＩに在籍していたリン・ホフマンによると、「実際に資料から、しかも一回だけで、偶然を越える確率で正確な診断の予測ができたのは、シンガーただ一人だった」という（Hoffman, 2002／邦訳、一五頁）。いずれにせよ、疾患と家族内コミュニケーションの関連がただならぬ熱気の中で研究された時代の空気を伝えるものであることに、間違いはない。その中心人物であるジャクソンについて探求しようというのが、本解説の狙いだ。Underrated Therapist Series の第一弾などと銘打ってみたくなる。

2

前節での引用は六〇年代のジャクソンを描いた光景であろうが、多くの人が知るのは、何と言っても「ダブルバインド仮説」のセカンド・オーサーとしてのジャクソンである。

大方の人が佐藤良明氏の名訳『精神の生態学』（「精神分裂症の理論化に向けて」収録）のお世話になったはずである。以下の注記がある。

> 分裂症の症状が論理階型を識別する能力の欠如と結びついているという指摘はヘイリーが提示したもので、これをベイトソンが敷延し、その症状と病因がダブルバインドの仮説によって形式的に記述されるという考えをまとめ上げた。それを受けて、ジャクソンが、この仮説が持論の家族ホメオスターシスの考えと合致することを確認した。催眠状態と分裂症との形式的類似性の研究は、ウィークランドとヘイリーによるものである。（Bateson, et al, 1956／邦訳、二八八頁）

しかし、その内実を知る人はほとんどおらず、大まかにベイトソンの業績と考えられている。

ベイトソンをリーダーとするこのパロ・アルト・グループは、家族研究ないしコミュニケーション研究における〝ビートルズ〟だ。アルバム『レット・イット・ビー』のジャケットを思い出していただこう。左上には哲学的なジョン・レノンがいて、その隣に天才的なポール・マッカートニー、そして左下にはオリジナリティの判じ難いリンゴ・スターがいて、その隣に、地味だが玄人受けするジョージ・ハリスンがいる。そこに、ベイトソン、ジャクソン、ヘイリー、そしてウィークランドを入れ込むのはさほど難しいことではない（図1）。あの四人でなければあの音楽が成立しなかったように、学際的 Multidisciplinary という言葉に馴染みもない頃に、二人の文化人類学者（といってもそのうちのひとりはエンジニア上がりの）と精神科医とコミュニケーション研究者が、ダブルバインド論文をまとめあげたのである。しかし、実際には、この論文はジャクソンのプロデュースであったらしい。ベイトソンにまかせておいたら、いつまとまるかさえもわからなかったというウィークランドの証言がある。

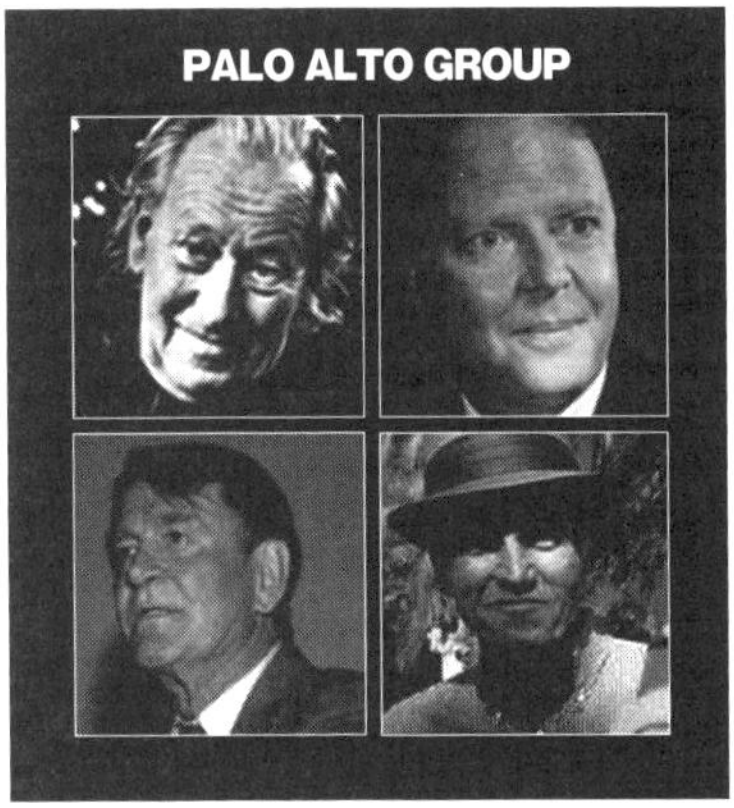

図1

3

ドン・ジャクソン Don D. Jackson は一九二〇年一月二八日にカリフォルニア州で生まれた。母親はポルトガル系で、ジャクソンはカトリック教徒として育てられた。父親は製薬会社F・ホフマン・ラ・ロシュの薬品販売員で、ジャクソンが幼い頃は州内を頻繁に転居した。背が高く、青い瞳にブロンドのハンサムなジャクソンはクラスの代表を務め、一九三六年に一六歳でピードモント・ハイスクールを卒業すると、郵便汽船の船上員としてオーストラリアやアジア各地を半年以上見て回った。その後、ＵＣバークレーに入学し学士を取ると、スタンフォード大学医学部に入学。一九四四年の卒業時、彼は二四歳で、催眠の治療的使用についての論文を書いている。すぐに彼はアメリカ陸軍に入隊し、神経学を専攻し、結婚しているが、ニューヨークへの転勤を申し出た。それはサリヴァンのワシントン精神医学校で勉強したかったからである。一九四七年四月に栄誉除隊されると、精神医学校に入り、チェスナット・ロッジでも働き、バルチモア精神分析研究所でも勉強を続けた。離婚。

一九五一年中頃にベイエリアに戻ると、ジャクソンはパロ・アルト・メディカルクリニックの精神科医長となり、メンロパークの退役軍人病院でレジデントのスーパーヴィジョンを始めた。メンロパークは、パロ・アルトの北隣の町である。ベイトソンが研究基金を得てリサーチを開始したのが一九五一年一〇月である。結局、一九五四年のはじめにベイトソンがジャクソンの家族ホメオスターシスについての講演を聞いたことで、ベイトソン・グループが誕生する(Ray, personal communication)。

4

ジャクソンは、一九四七年より晩年のハリー・スタック・サリヴァン(Harry Stack Sullivan, 1892-

表1　パロ・アルト・グループ年譜

	ベイトソン	ジャクソン	ヘイリー	ウィークランド
1900-	1904 英国にて遺伝学者の三男として誕生。			
1920	1925 ケンブリッジにて学士(自然科学)。ニューギニアでフィールドワーク。	1920 カリフォルニア州生まれ。	1923 ワイオミング州生まれ。	1919 ウェストヴァージニア州生まれ。
1930	1936 ミードと結婚。『ナヴェン』刊。			
1940	1942『バリ島文化の性格』 1949 メンロパーク退役軍人病院勤務。	1944 スタンフォード大学医学部卒業。 1947 チェスナット・ロッジでサリヴァンに師事。	UCLA バークレー卒業。スタンフォード大学にて修士(コミュニケーション研究)。	1940 コーネル大学にて学士(化学、工学) 1947 ベイトソンに師事。
1950	1951『コミュニケーション』刊。 1956 ダブルバインド論文	1951 パロアルトで開業。 1954 家族ホメオスターシス講義。 1959 MRI 開設。		
1960	1965 ハワイ州オーシャニック研究所副所長(-1972)	1961「インターアクショナル・サイコセラピー」 1968 没。		1961「合同家族面接」
1970	1972『精神の生態学』 1979『精神と自然』		1973『アンコモン・セラピー』	1974『変化の原理』
1980	1980 サンフランシスコ禅センターにて没。		1984『苦行療法』	1983『変化の技法』
1990-			2007 没。	1995 没。

1949）から教育を受けた。サリヴァンの治療公理は次の通り。

一個の人格を、その人がその中で生きそこに存在の根をもっているところの対人関係複合体から切り離すことは、絶対にできない。（Sullivan, 1953a, p.10／邦訳、二〇頁）

ジャクソン研究の第一人者であるウェンデル・レイによれば、彼はサリヴァンの不安理解を巧みに家族面接で利用した（Ray, 2009, p.xxiii）が、面接におけるサリヴァンの不安の利用は、コーエンによって下記のようにまとめられている。

患者の治療中、サリヴァンはいつも「不安に脅かされてコミュニケーションの流れがどこで乱れるか」という問題を念頭に置きながら患者の話を聞いていた。乱れが生じる箇所は、患者が、重要であろうと思われる問題から不意に外れるところ、患者の安全保障確保操作が募り始めるところ、不安に伴う種々の身体現象の出現が始まるところを押さえればそれとわかるものである。この種の変化点に気づいたとき、治療者は、この「外らし」が起こる直前に何があったかを思い出すか、（心の中で何が起こっていたかを）患者に訊いてみるとよい。この技法は、会得して正しく用いれば、患者の生の困難のパターンがどういうものかを調べ突き止めるのに正確で頼りになる方法である。（Sullivan, 1953b, p.xvii／邦訳 xiv）。

サリヴァンは患者と個人面接をしたのみで家族面接は決してしなかったので、ジャクソンがこの技術をはじめて家族面接に応用したことになる。これは、相当に聞く耳のよさを持ち合わせていなければ、不可能であろう。

ジャクソンがサリヴァンについて直接言及した機会は少ないと思われる。ただし、サティアとの共著論文「家族診断と家族療法における精神医学的発展に関する展望」で、合同家族面接を導く上で貢献した二四の治療的出来事（表2／一九一一年のフロイトのシュレーバー症例から一九五八年のウィンの「精神分裂病患者の家族関係における擬相互性」に至る）を列挙しており、その四番目に一九二七年のサリヴァンを以下のように紹介している。

サリヴァンは、シェパード・アンド・イノック・プラットでの統合失調症患者との素晴らしい仕事を報告している。そこでは、病院職員と患者とのあいだの交流は、職員の側の対応がうまく変化した場合、患者の行動変化をもたらすと考えられていた。その対応は、患者が家族の中で経験してきたような通常の予測を裏切るものでなければならない。サリヴァンは、患者の心の中では、職員は家族の延長であると考えていたし、彼は職員と、家族に応対するように、家族を取り扱うのと同じようにつきあった。それゆえ、サリヴァンは、患者の回復に寄与するように、病院家族（つまり、医師、看護師、そして看護助手）の重要性を強調したのである。
(Jackson and Satir, 1961)

5

『精神医学は対人関係論である』（と『精神医学的面接』）は、ワシントン精神医学校において

表2　統合失調症の合同家族治療への24の出来事（Jackson, D.D., and Satir, V., 1961より筆者作成）

1911	Freud, S.	シュレーバー症例
1916	Rudin, E.	遺伝学。20、30 年代にも家族継続フォローあり。
1920	Moreno, J, et al.	入院患者の集団精神療法
1927	Sullivan, H.S.	入院治療における病院職員との交流重視
1934	Kasanin, J et al.	親子関係
1934	Hallowell, A.	文化と精神疾患
1938	Ackerman, N.	'The Unitiy of the Family' Archives of Pediatrics
1939	Beaglehole, E.	ニュージーランドにおける白人とマオリ人の発症率比較研究
1939	Pollock, H, et al.	患者の立場（特に経済的）の特殊性
1939	Kardiner, A.	"The Individual and His Family"
1943	Sherman & Kraines	'Environmenatl Personality Factors in Psychoses' J of Nerv Ment Dis
1944	Penrose, L.S.	健康分類手段としての配偶者選択
1945	Richardson, H.	家族診断
1950	Ackerman & Sobel	家族診断
1951	Ruesch & Bateson	『コミュニケーション：精神医学の社会的マトリックス』
1954	Stanton & Schwartz	精神病院における管理者と治療者の葛藤が及ぼす影響
1954	Wahl, C.	発病前因子
1954	Spiegel, J.	'New Perspective in the Study of the Family' Marriage & Family Living
1954	Jackson, D.D.	家族ホメオスターシスの問題
1956	Bateson, G, et al.	ダブルバインド仮説
1957	Bowen, M.	5 組の家族入院治療報告
1957	Midelfort, C.	親類の治療的利用
1957	Lidz, T., et al.	『精神分裂病と家族』第五章「父親」
1958	Wynne, L., et al.	'Pseudo-Mutuality in the Family Relationships of Schizophrenics' Psychiatry

一九四六年と四七年になされたサリヴァンの「発達理論」に関する講義がまとめられたものであるから、ジャクソンも聴講したと考えられる。さらに、未見であるが、以下のような資料も残されている。Jackson, D.（1949, January 28）Unpublished transcript of a research discussion, Chestnut Lodge, Rockville, Maryland, involving Don Jackson and led by Harry Stack Sullivan. MRI, Palo Alto, CA. 一九四九年一月一四日にサリヴァンはパリで急死しているので、日付は後にまとめられた日であろうか。

ジャクソンはその後、一九五一年までチェスナット・ロッジで研鑽を積んでいるので、実は、他にも少なからぬ影響を及ぼしたであろう精神科医がいる。フリーダ・フロム＝ライヒマン（Frieda Fromm-Reichmann: 1889-1957）である。ダブルバインド論文の末尾に彼女の治療が引用されていることも、興味深い。

博士の担当した患者は、強度の分裂症をきたした若い女性で、七歳のときから、たくさんの恐るべき神々が世界に住みついて自分を支配するという複雑な宗教を編み出していた。治療を始めようにも、「神Rが、あなたと話をしてはいけないと言います」といって拒否される。フロム＝ライヒマン博士はこう応えた。「はっきりさせましょう。わたしにとっては神Rは存在しないし、あなたの考えている世界も一切存在しない。でもあなたにとっては存在するわけで、それをあなたから取ってしまおうとは思わない。思ってもできるはずないでしょう。あなたの世界のことはまるで見当もつかないのだから。だからあなたの世界に合わせて話をしようと思うの。ただ、あなたにわかってほしいのは、わたしがそうするのは、わたしにとってあなたの世界が存在しないことを、あなたに理解してもらうためだということ。さあ神Rのところへ行って、わたしたちは話し合わなくてはならないと言ってらっしゃい。そうすれば許しがもらえるはずです。わたしが医者だと言いなさい。それからあなたは七歳から一六歳まで九年間も彼の王国にいたけれど、助けてはもらえなかったともね。そうしたら神Rは必ず、おまえたち二人にそんなことができると思うならやってみろと、許しをくれるにちがいない。わたしは医者で、それをやりたがっているんだって話してらっしゃい」（邦訳、三一六‐三一七頁／これは、フロム＝ライヒマン研究者の藤城聡氏によると『デボラの世界』を公表したジョアン・グリーンバーグ Joanne Greenberg のことである。）

サリヴァンより三歳年上のドイツ出身のこのユダヤ系アメリカ人女性は、父親の強い勧めで医師になり、ヒットラーの台頭後、別居中であった夫、エーリッヒ・フロムの誘いで、チェスナット・ロッジに精神科医としての職を得た。そして、「分裂病を作る母親」において一世を風靡したかにみえたが、死後、彼女の評判は凋落する。彼女の治療の真の姿は、見えにくくなっているのではないだろうか。その証拠に、最終的に、『デボラの世界』（Greenberg, 1964）としてまとめられる当事者報告は、元々、治療があまりに協働的なものだったので、ありきたりの書き方では正当ではないとフロム＝ライヒマンが感じたことにその端緒がある。彼女は、治療者本人のみが治療を報告するのではなく、患者本人の、そして患者の母親の、さらには患者の幼少時の精神科医の序文をつけて報告することを思いついたのだった。なんともナラティヴな問題意識だろう。これは、「分裂病を作る母親」というキーワードから連想される冷徹な治療者のイメージとはほど遠い。

6

さて、二〇〇〇年にフロム＝ライヒマンの四七九頁にも及ぶ詳細な伝記が刊行され、私たちは現在、彼女のパロ・アルトでの研究の一端を知ることができる（Hornstein, 2000; pp.313-317）。それは一九五六年の春から一年に及ぶ行動科学先進研究のためのフォード財団センターにおけるもので、フロム＝ライヒマンは女性ではじめて、しかも大学人以外ではじめてその立場をオファーされたのだった。彼女はそこで学際的な研究グループを組織するのであるが、メンバーは、シカゴ大学の言語学者ノーマン・マックオーン（Norman McQuown）、コーネル大学の言語学者チャールズ・ハケット（Charles Hockett）、そしてベイトソンとキネジオロジストのレイ・バードウィステル（Ray Birdwhistell）からなっていた。彼女は、統合失調症患者理解における自分の天賦の才は実は非言語的コミュニケーションへの注意力によるものだと確信していた。そのため、言語学者が、患者との相互作用の中で認められる患者の微かなジェスチャーやイントネーション、そして動きを描写するシステムを創造できたなら、治療過程の「直感的」側面が分析可能になるだろうと考えたのである。つまり、治療者の直観が研究されたわけだ。そこで、彼女たちはベイトソンが統合失調症患者家族とのインタヴューを記録したフィルムをきわめて精密に分析し始めた。

プロジェクトが始まった頃は、なんと一秒の相互作用を文章化するのに六時間もかけたという。そんな仕方で仕事をすれば、緊張と意見の不一致がもたらされることは必須である。しかし、ベイトソンは後年、このチームにおけるフロム＝ライヒマンの最大の功績は、メンバーが言い争う価値のないものについて言い争うことがほとんどないようにしてくれたことだと述べている。「フリーダがいるところでは誰も二流の発言はしなかった。たぶん、彼女がいると、二流の発想を識別する力が促進されるんだろうね。教師みたいに振る舞うんじゃなくて、彼女の存在自体がシンプルさを要求するんだよ」（Bateson, 1958）。また、ベイトソンはその研究素材となったフィルムのインタヴュアーでもあったので、当然ながら、チームによって、彼の言動は患者を狼狽させたり患者を苦しめていると解釈される場面が多々あった。ベイトソンによれば、「そんなとき、フリーダは親愛の情に満ちた手を差し延べてくれたよ。おかげで私は、メンバーの指摘を拒否することなく評価しやすくなったんだ。そうでなきゃ、とても受け入れられなかったよ。彼女は、批判的コメントの辛辣さを和らげるわけじゃなくて、相手のコメントを私が受け入れられるように力強さを与えてくれたんだ」（Bateson, 1958）。このようなことが研究においてできる治療者が、治療において辛辣なことをするはずがなかろう。

最後に、『積極的心理療法』を読む限り、彼女の治療は、ミルトン・エリクソン（彼の視覚的直観については11節を参照）やジェイ・ヘイリーに連なる指示的精神療法と多くを共有しているように思われる。となると、ジャクソンは、サリヴァンから患者家族の会話を聞く耳を、そしてフロム＝ライヒマンから直感的な指示力を学んだのではないかと推測される。実際、ジャクソンは、カルロス・シュルツキが本書第二部プロローグで書いたように、治療者の直観に関する研究を継続している。そこには、治療者は長年の芸の肥やしを得て、ゆっくりと臨床的直観を身につけていくのだという一般の人々がもっている発想は、ない。科学の対象なのだ。

7

「パロ・アルト・グループ」とは別名「ベイトソン・グループ」と呼ばれるように、ベイトソンを中心にしたコミュニケーション研究プロジェクトであった。四人のメンバー、ベイトソン、ジャクソン、ヘイリー、そしてウィークランドはどのようにして出会ったのか。まずは、ふたりが出会うところからだ。ベイトソン（Gregory Bateson: 1904-1980）とウィークランド（John H. Weakland: 1919-1995）。場所はニューヨーク、時は一九四七年だ。佐藤良明氏によるベイトソンの年譜には、その前後は以下のように記されている。

一九四六　ハーヴァード大学客員講師（〜一九四七）。一年で契約を打ち切られる。第一回メイシー学会「生物と社会のシステムにおけるフィードバック機構と因果循環システム」（以後定期的に開催）

一九四七　グッゲンハイム財団奨励研究員。

一九四八　共同研究員として、カリフォルニア大学医学部、ジャーゲン・ルーシュ博士の研究室に勤務。自らセラピーに関わる（〜一九四九）。

一九三六年に略奪愛でマーガレット・ミードと結婚し、三九年には娘メアリーが生まれているものの、ベイトソン自身はニューヨークでまだまだ不安定な研究者生活を送っていたわけだ。

一方、ウィークランドは、コーネル大学（サリヴァンが物理学者の夢を果たせなかった名門である）で生化学と化学工学を学び、一九四〇年には二〇歳で卒業していた。父親の勧めで地元の発明家の下で働いた後、デュポン社に移る。しかし、ある日、上司の一人に呼ばれて、職場環境を改善するための提案やアイデアを遠慮なく書くように手帳を一冊渡され、そこにいくつか批判を書くと、解雇されてしまう。次は、ニュージャージーのとある会社に入り、ペニシリンを大量生産するためのよい培地作りに励む。史上はじめてのペニシリンの大量生産ではあったが、げんなりして夏休みには三カ月間プリンストンに滞在し、毎朝そこの図書館に通い、人文科学や心理学で面白そうなものを手当たり次第に読んだ。その後、世界最大の製油所、マンハッタンの中心にあるケロッグ社に入る。そこで二年間働いたものの、すぐさま、繰り返しに過ぎたものとなり、とうとう疲れて、その会社をあとにする。何をしてよいかさっぱりわからず、さらに三カ月の休みをとってニューヨークに滞在。そんなある日、五番街と六番街のあいだにあるコロンビア大学のニュースクール・フォー・ソーシャルリサーチのプログラムを見つけた。

8

ニュースクール・フォー・ソーシャルリサーチは、一九二〇年代からある建物で、教授の大半はナチスから逃れてきたヨーロッパ移民だった。ウィークランドはコースを丹念に調べ、ベイトソンの人類学コースを見つける。そして登録前にもっと知っておきたいと思い、グリニッチ・ヴィレッジのベリーストリートにあるベイトソンの住居を調べ、電話をした。ウィークランドはこんな風に懐古している。

あんなことをよくやった、と驚きです。というのも、会ったことのない人を電話で呼び出すなんて、全然私らしくなかったからです。かけてみると、誰かが電話に出たので、「グレゴリー・ベイトソンに代わってくれませんか」と告げました。すると相手が、「私です」と言いました。「すみません、突然、電話して。私はジョン・ウィークランドといいます。化学技師ですが、あなたとお話がしたいのです」と言うと、彼は「それなら来たらどうですか」と言いました。それはありがたいですと言って、実際に向かいました。行って彼と話をしましたが、彼がどうして私に興味をもったのか知ったのは何年か経ってからでした。実は、彼の勘違いだったのです。彼は、サイバネティクスに関するメイシー学会の最中で、ノーバート・ウィーナーほか、ベル研究所の面々から辛辣な攻撃を受けていたのでした。皆が数学がらみの話をしていましたが、グレゴリーはもっぱら難しくてついてゆけず、私がそれをわかりやすく説明してくれるのではないかと思ったのです。（Weakland, Ray, Schlanger, unpublished manuscript）

ふたりは一五歳の年齢差はあったものの、はじめから、教授と学生の関係以上にウマが合った。マーガレット・ミードもウィークランドはベイトソンの学生としてプレッシャーをかけなかった。ニュースクールのコースは実践的なものと理論的なものにわかれていたが、ベイトソンはそれらのあいだに差を設けなかったし、そのとき頭の中にあることを話した。いい教師だったが、難物で、実にわくわくしたという。

ベイトソンにも一つだけお手上げだったものが、お金だった！　ニューヨークでロックフェラー財団からの助成を求めているあいだ、彼はグリニッジ・ヴィレッジのウィークランド夫婦のところに居候していたが、ある日、帰るやいなや「取ってきたぞ！」と言った。夫婦が「おめでとう！」と言うと、「お祝いに食事をしに行こう」と言う。「それはいい」と、リトルイタリアンの「ピーターの裏庭」という店に出かけた。飲み食いし終わったところで、ベイトソンが言った。「カリフォルニアに行って、僕と仕事をしてくれないか？」

9

ベイトソンの年譜を追ってみよう。

一九四九　「民俗学者」の肩書で、カリフォルニア州パロ・アルトの退役軍人局病院に勤務。人類学と精神医学とサイバネティックスの境界例を探求するかたわら、医学実習生に講義。

一九五〇　マーガレットと離婚。

一九五一　ルーシュとの共著『コミュニケーション』刊行。スタンフォード大学人類学科客員講師。

ヘイリー（Jay Haley: 1923-2007）が加わるのは、この頃だろうか。彼は第二次世界大戦中、空軍で働き、その後ＵＣＬＡバークレーでシアターアーツの学士を取る。「ニューヨーカー」に短篇が一本掲載されたこともあるが、脚本家の夢は破れ、スタンフォード大学でコミュニケーションの修士号を得る。もちろん、ベイトソンがそこにいたわけである。後は、誰もが知るところである。ベイトソンはヘイリーをグループに誘った。

一方、ジャクソン（Don D. Jackson: 1920-1968）がチームのコンサルタントになるのは、彼が一九五四年一月にメンロパークの退役軍人局病院で「家族ホメオスターシス」の講演をしたときである。ベイトソンは聴衆のひとりであり、即、ジャクソンの加入が決定されたことであろう。

10

パロ・アルト・グループのメンバーであったウィークランドは、先のインタヴューで「ベイトソンのプロジェクトの一日はどんなでしたか？」と問われ、下記のように答えている。

W―私たちはフィールドを求めてたくさんの小旅行をしました。動物園にも何度か足を運びました。グレゴリーは既にそこでちょっとした仕事をしていました。当時はカワウソのフィルムをすでに撮っていたかと思います。でなければプロジェクトが始まってすぐにやりました。カワウソとそのサインを観察し、カワウソがどうやってコミュニケートするのかを見て映像に残そうとしました。そのコミュニケーションをさまざまなレベルで研究したかったのです。つまり、メッセージを修正するメッセージですね。喧嘩しているようにみえて実は遊びだというときには、「これは遊びだ」というメッセージがなくてはなりません。（別々のプロジェクトにも常に同じ関心がありました。すなわち、盲人とその犬のあいだでも、異なるレベルのコミュニケーションを研究するとか。）はじめのアイデアは、各々の場合どれが本当のメッセージか決定するのは簡単だといえるほど、コミュニケーションは単純でも一元的でもないというものでした。実際、コミュニケーションはそれよりずっと複雑でした。例えば「動作が言葉より多弁である」フェーズがあります。そのとき、矛盾する複数のメッセージの中から本当のメッセージを見つけ出すには、努力を要します。私たちはこの主題について多くを話し合いました。

その結果、メッセージが一つだけのときもある一方、矛盾する複数のメッセージが存在するときには、動作が言葉よりも多くを語ることもあれば、言葉の方が動作を上回る（特にコミュニケーション全体において矛盾するメッセージが少しずつ含まれている場合）こともあるという結論にたどりつきました。どの部分も無視できません。私たちは、単一で本当のメッセージを追い求めますが、複雑なものも取り上げなくてはなりません。そうでなければ、最初から簡略化し過ぎることになり、そんなやり方では、先に進めません。私たちのアイデアはどちらかというと、最初のところで難しいきらいがありました。最初から要点を簡略化し過ぎたなら、スタートは容易かもしれませんが、どこにもたどりつけなかったでしょう。私たちはベイトソンと共に、どこかに急いでたどりつく必要のない環境にいました。それまでにいた何処よりも多くのことを考え、やりとりしました。MRIさえ、これほどではありませんでした。私たちは一緒に腰をおろし、旅について語り、コミュニケーションについてのアイデアを語り合いました。一週間のうち何日かの朝は、話し合いに費やしました。腹話術師とも話しました。前景や背景のアイデアに分け入り、参照枠組みと関係性にたどりつくまでアイデアと戯れたのです。読書もずいぶんしました。ジェイと私は、あきらかには関連のないホワイトヘッドやラッセルまでも読もうとしました。グレゴリーは自分の患者について話し、何が起きているのか語ってくれました。もはや、いつ自分自身でクライエントを持ち始めたのか憶えていませんが、私たちは自分たちのクライエント全員について、医学用語ではなくコミュニケーション用語を用いて語りました。（Weakland, Ray, Schlanger, unpublished manuscript）

11

グループは四人のメンバーからなり、そこにさらにもうひとり、ヘイリーとウィークランドによる催眠研究のインフォーマントとなったミルトン・エリクソンが絡んでいる。当然、さまざまな力動が働くことは予想に難くない。ジャクソンとエリクソンの関係について、ウィークランドはこう語っている。

W―気軽、とは言えませんね。ジャクソンはエリクソンをあまりよく思っていなかったようですが、ベイトソンがエリクソンに対して思っていたよりはマシだったのは、確かです。エリクソンはとにかく、操作的なやり方に終始していました。ジャクソンも操作的でしたが、それほどあからさまではありませんでした。ルールを聞き、理解するには時間がかかることを念頭に置かなくてはならないと思っていました。エリクソンのいう、治療者は人に影響を及ぼさなければならないという考えは、ジャクソンを幾分神経質にしました。彼とて同じ線に沿っていたはずなんですが。エリクソンが長い間麻痺状態にあったことを思い出してください。唯一できることが観察することだった場合、人に影響を与えようとする意図が生まれるわけです。ジャクソンが日常の問題について取り組むための新しい方法を探していたことも確かです。使い古された同じやり方で人を治療することにはすぐ飽きるたちでしたから、彼はいつも全く違ったやり方で問題に対処する方法を探していました。

Q―ベイトソンとエリクソンの仕事上での関係はどんなものだったのでしょう？

W―それはとても特別な関係でした。一九三〇年代にベイトソンはマーガレット・ミードと結婚し、バリ島でフィールドワークを成し遂げました。とてもすばらしい本で、興味深いものです（ベイトソンとミード（外山昇訳）『バリ島人の性格――写真による分析』国文社、二〇〇一）。彼らはそこでたくさんのトランス行動を目にしました。帰国すると、その材料を扱うのにわれわれの文化圏でトランスをよくわかっている人を捜したのです。間もなくエリクソンのことを耳にし、彼にバリの材料を見せに行きました。細かなやりとりは知りませんが、そうやってベイトソンは彼に出会ったのです。（Weakland, Ray, Schlanger, unpublished manuscript）

ミルトン・エリクソンは、説明不要の二〇世紀最大の精神療法家である。天才と直観とは切っても切り離せない。

> 直観とは、正確にはどういうことでしょうか？エリクソンは、直観を僅かな手がかりに対する無意識の反応と表現しました。この状況では、例えば私たちは、オフィスに飾ってある花に関連した極めて小さな否定的反応に、エリクソンの無意識が被験者の行動から気づいていたと考えることもできました。被験者が僅かに不機嫌な表情をしたか、花を見ることを避けたか、おそらく、花の匂いを遮るように鼻孔を広げたことに、エリクソンは気がついたかもしれません。エリクソンの無意識の「直観」と連想プロセスは、その後、彼の発言／質問で、被験者の意識レベルに、この最少で否定的な反応をもたらしました。そして、エリクソンの直観は、発言／質問のどちらかがなくても、花が意味する重要性を理解していました（Erickson and Rossi, 1989／邦訳、五七頁）。

これは、『二月の男』という症例のトランス誘導時にエリクソンが一九歳の看護学生である水恐怖の女性に「あなたに、この質問に答えたくないと思って欲しいのです。あの花には、好きになれない何かがありますね？」と質問したことについての、後日の議論である。一方、ジャクソンの家族面接逐語録を基にジャクソンとヘイリーとホフマンが解説を加えた『家族療法の技法 Techniques of Family Therapy』の内容と比較すると、いかにエリクソンが自信満々であるかがわかる。まるで面接中に仮説検証の部分がないかのようなのだが、これはおそらく、エリクソンの視覚に基づく直観が大きな働きをしているのではないだろうかと思う。家族療法の端緒は、ベイトソンの頭とエリクソンの目と、ジャクソンの耳にあったのか？

この『二月の男』という著作は、エリクソンが一九四五年に水恐怖の一九歳の看護学生に行った四回の催眠療法面接の逐語録を基に、死の直前である一九七九年に本人エリクソンとロッシが解説を加え、さらに一九八七年に再度ロッシが補足したものである。「二月の男」とは催眠中のエリクソンの呼称である。彼の治療全体の唯一の記録である本書が催眠療法家ないしエリクソニアンにとって必読であることは言を俟たないが、家族療法家にとってはどうなのか？

ベイトソン・グループがエリクソンにインタ

ヴューを開始する一九五七年よりはるか前の一九四五年にすでに頻用されているタイム・バインド、リチャード・フィッシュが巧みなユーティライゼーション、ジェイ・ヘイリーの大好きな症状処方、さらにはスティーヴ・ドゥ・シェイザーらのソリューションの源になった（一九五四年にようやく論文化される）時間に関する擬似オリエンテーションが逐語化されているからといって、驚くべきではないだろう。それらはすでに、家族療法家には知らされていることであり、読者はさらなる温故知新を求めるべきなのだから。

原書の副題"Evolving Consciousness and Identity in Hypnotherapy"とは大いに異なる邦訳の副題「彼女は、なぜ水を怖がるようになったのか」は、（平均的精神分析家がどのくらい時間を要するか知らないが）天才ミルトンは、二回目の面接途中（三〇〇頁）であきらかにする。自分自身と子どもも時代の家族との関係について被験者が理解し、言葉で表現したところで、ロッシはこれがエリクソンの目標到達点なのかと問う。その後の会話がふるっている。

エリクソン—今は、まだ道半ばです。
ロッシ—もっと、何かする必要があるのですか？
エリクソン—死というものを理解することです。
ロッシ—この時点で、なぜ死を理解することが重要なのですか？
エリクソン—祖母が死と関連した話をした時、ジェーンは、死が本当に意味することを理解できませんでした。
ロッシ—被験者は、この重要な死とは何か、ということを理解して、まとめようとしています。それは、あなたがまとめようとしている全体像ですね。
エリクソン—そして、現在行われている戦争（第二次大戦）を彼女がどう理解するかが、鍵になります。

さあ、お楽しみはこれからだ。こう言われて、そんな重大な決定がなされるべき発言がどこにあったかと頁を後戻りする読者が私だけでないことを願いたい。二八一頁。「おばあちゃんは、母親が子どもたちの悪口を言う時には、私たちに会いに来る、といつも言っていましたが、おばあちゃんは一度もそうしたことはありませんでした」。第二回面接の終盤、それは以下のように展開する。

エリクソン――……死には、どんな意味がありましたか？　死は、しばらくいないということ、別の場所にいることを意味していました。しかし、成長していろいろ理解できるようになると、死はそういうことではありませんでした。あなたが本当に小さいとき、ヘレンにヤキモチを焼いていたときには、一つしか意味がありませんでした。今、成長して、改めて考えると、完全に死の意味は違っていました。あなたは、小さな赤ちゃんが、正当に評価した上で、物の価値、人の価値、必要性を正しく理解できると思いますか？　ずっと長いこと、あなたは自分を責めていましたね？

被験者――はい。

エリクソン――どうして？　たぶん、自分を今、前よりよく、そして広がりを持って理解できたと思います。たぶん、純然たる事故だったのです。しかし、あなたは周りで起こったことを、なんでも自分のせいにしてしまう傾向があります。……善意の行為が全く評価されないという惨めな結果となりました。あなたは失敗しましたし、父親も失敗しました。しかし、人生において、失敗はあります。失敗は、人生を成功させるのに、必要なことなのです。

この部分についてエリクソンはロッシから、カタルシスを起こして、リフレーミングを援助し、人格を再構築していますね？　と訊ねられ、「再構築ではありません。見方を完全にしてあげるのです！」と答えている。

フィッシュによれば、エリクソンとMRIブリーフセラピーの類似点は、①非病理化、②現在に焦点をあてる、③課題を与えること、④クライアントの立場を重視すること、⑤クライアントを(病気、不運などから) 立ち直りの早い resilient 者として想定することにある。また、その相違点は、エリクソンが①人の中に困難を認め、モナディックな認識論に立っており、②フロイディアンというよりユンギアンのような「無意識」を考慮し、③規範的価値を念頭に置いていたことなどが挙げられる。一方、④技法的にも、エリクソンが、トランスの利用、力の採用、導者《グル》のごとき権威的陳述を行う点が異なっている（Fisch, personal communication)。

12

さて、ダブルバインド論文について著者らはどのように考えているのだろう。これもウィークランドによる貴重な証言がある。

W―あるケースにダブルバインドをかけてくれと頼んだ学生がいました。それにすがろうとしたのです。私たちは、特定の状況に対してそんな風に考えるのは有効ではないよと言いました。私たちが考える必要があるのは、具体的にどの人が何をしているか、誰が変わらなくてはならないのか、そして彼らが何をやめる必要があるのかということです。もちろん、そのためには、代わりに何をするかを決め、それを援助してあげなければなりません。一方、パラドックス自体にとらわれている人もいます。そういう人たちは、「この目の前のケースの中にダブルバインドをいくつ見つけられるか数えてみよう」とかいった枠組みで、ものごとを見ようとします。

Q―ダブルバインド理論（Bateson, Jackson, Haley, & Weakland, 1956）に異議を唱えた人がたくさんいたように思います。例えば、家族の扱いについて。家族に罪悪感を感じさせるようでは、本当のところ助けにはならないし、ダブルバインドの無益さに焦点のあたった論文からはヒントしか得られないとか、ダブルバインドを人々に説明しても、何も変わらなかった、といったものです。

W―最初、私は、自分たちの書いたものを人が誤って解釈したとしても自分には責任がないと思っていました。特に、ほとんどの人々が最初の論文だけを読んで、その後に発表された修正や説明や訂正が無視され、考慮されなかったので、そう考えるようになりました。他方、人というのは、「ここにあるのが最終的な答」であり永遠の真実であるという枠組みで理論というものを読む傾向があります。それ自体は単にアイデアでありステップであって、そこに留まるわけではないのだから、そう思うことで間違った方向に導かれてしまうのです。実際、私たちは同じ年に論文を四本書きました。さらに二〇年後にも私がまた、ダブルバインド理論は特定の点についての理論ではなく、「人々が何を言い、それをどのように言うかは、相手が何をするかに影響するので、私たちは、そうした事柄の側面に興味を持っているのだ」と書きました（Weakland, J. H. : "The Double-Bind Theory" by Self-Reflexive Hindsight. Family Process 13 : 269-277, 1974）。ほとんどの人はこれを読まず、未だに一九五六年に留まっているのです。

Q―ダブルバインド論文への批判についてワツラウィックがまとめた論文でもあきらかになっていますが、こうした人々の多くがすべて理解したわけではないわけですね。彼らが、理論のどの部分に基づいて推定したのかあきらかにされていないのです。

W―そうです。文面上も言外にも、彼らは私たちの理論が最終的な答えだと思っている節がありますが、でも、それが言っていることのすべてではないのです。大事なのはもっと概念的なことであって、私の臨床やＭＲＩでの仕事でも同様、一つのことが次のことを導き出すということなのです。一つのことに固執し、それを手離さないようにする以外、最終的な答えなど得られるはずがありません。しかし、そうなれば他のものごとは何も見えなくなってしまいます。人々はコミュニケーションとかホメオスターシス云々といったような言葉にとらわれます。実際、今現在の考えにぴったりくる言葉を探す努力として、私たちは毎週、新しい言葉をみつけようとします。一週間、それについて考えて、それが最適な言葉ではないと判ると、新たに他のものを創るのです。しかし、人々は確かさ、つまり何にでも適用できるような断定的な答を欲しがって、そうなればコンテクストについて考えなくて済むというわけです。周知のように教育、政治、宗教といったシステムは、「決定的な答をみつけ、それにしがみつこう」というのに満ち満ちています。思うに、私たちがしているのはもっとアイデアを投げかけることであって、それは、そこからさらに探求するには有用ですが、最終的な答ではないのです。しかし、人々は、最終的な答を求めるのです。

(Weakland, Ray, Schlanger, unpublished manuscript)

13

一九五〇年代の終わりになると、ジャクソンは相互作用過程に関する研究所を設立する必要を痛感し、基金を設立し、研究者を集めはじめた。メンタル・リサーチ・インスティチュート（Mental Research Institute: MRI）は一九五八年九月にパロ・アルト・メディカル・リサーチ・ファウンデーション（Palo Alto Medical Research Foundation: PAMRF）の一部として始まった。ジャクソン・アーカイブにあるその際の設立趣意書によると、当初より、教育、研究、そして外来クリニックが計画されていたことがわかる（Purposes and Plans of the Institute for Behavioral Pathology of the Palo Alto Medical Research Foundation）。ジャクソンのほかには、副所長のリスキン（Jules Riskin, MD）とトレーニング部長のサティア（Virginia Satir, MSW: 1916-1988）、それに秘書が一人いるのみであった。一九六一年にパロ・アルト・グループが解散すると、ジャクソンの家族研究のほとんどはＭＲＩに移されることになった。

ヴァージニア・サティアは「家族療法の母」と呼ばれるが、「家族療法の父」と呼ばれてもよいはずのジャクソンから目に見えた影響は受けないままＭＲＩを立ち去り、自分が人に教える仕事を始めたのは、多少皮肉に思える。彼女はＭＲＩで二、三年トレーニングをした後、アメリカ全土から招かれるようになり、チームがやっていることよりも自分の学生の中から弟子を育てることに一層の興味を覚えたのだった。いずれにせよ、彼女の『合同家族療法』はＭＲＩでのこの頃のトレーニングマニュアルが基になっている。ホフマンは当時のサティアを次のように振り返っている。

> 最初に会ったとき、サティアは自分が書いている原稿を見せてくれました。それが『合同家族療法』でした。ほぼ完成していたのですが、中盤がグチャグチャでした。……サティアと話をしている間にわかったことですが、前の女性編集者は、ＭＲＩの成果を数本の論文にまとめていました。その編集者は家族療法を世に広めたいと考えていました。ところが、彼女は本が完成する前に、両親を連れてサティアの治療を受

けにやって来たのです。それまでは確かに、彼女はサティアの秘蔵っ子でしたが、サティアは厳正で中立的なセラピストでした。関係性の変化は一堂を難しい立場に立たせました。彼女とサティアは、これ以上一緒に仕事はできないと決断しました。私が想像できたのは、原稿の切れ端とともに感情のかけらも床に散らばったのだろうということだけでした。確かに、この場所には、人間をなぎ倒してしまうような風が渦を巻いていました。本がばらばらになったもう一つの理由は、理論的考察の弱さでした。サティアは人間性心理学をベースにしていて、その世界で使われる感情志向的な言葉は、MRIの言葉と対立していました。MRIの用語は一般システム論やコミュニケーション理論、サイバネティックスから引用されたものだったのです。しかしサティアは、まったく違う世界から切れ切れに集めたものを使ってセラピーを進めるという、風変わりな天賦の才を持っていました。あるときはコミュニケーション派の技法を使い、患者の夫婦に「今週は価値のあるメッセージを何回伝え合ったかしら?」と訊ね驚かせました。またあるときは、個人の発達や自尊感情のような概念について語ったりもしました。そういうわけで、MRIの同僚の多くは、気恥ずかしい思いで彼女を見ていたようです。ある精神科医は言いました。「サティアを見ていると、小さな女の子が裸で外を走り回っているような気になってくる」(Hoffman, 2002/邦訳、三〇一-三〇二頁)

一九一六年ウィスコンシン州ネイルスヴィーユ生まれのサティア、一九五九年にはすでに四三歳ではある。結局、『合同家族療法』をまとめあげたのはホフマンであり、それによって彼女の家族療法家としてのキャリアも幕を明ける。ホフマンはサティアの仕事を再考し、三五年間しまっておいた自著の論文を発表することになる。“Another version of Virginia Satir” を読み返し、ホフマンはサティアの仕事は社会構成主義の素晴らしい実践であったことに気づいたという。

14

グループのメンバーであったウィークランドは、

あるインタヴューで「ジャクソンについて少し話してもらえますか？」と問われ、下記のように答えている。

W―恩恵を受けた人について話すときには、直接の師弟関係にあったわけではないことを頭にとめてもらうことが大切です。もちろん、私たちとジャクソンは、いくつかの点で刺激的だったという以上の関係でしたが、いくつかの応用概念をいつも完全に受け入れるという訳ではありませんでした。ドン・ジャクソンに関して仕事の全体像が捉え難いと言われるのは、よくわかります。悪いことに、彼に質問しても決して答えが得られないのです。このことを示すのに、おあつらえ向きの例があります。ジャクソンのスーパーヴィジョンです。彼と三〇分も話して部屋を出るときには、ものすごい領域にわたってあらん限りの可能性を探索したという感じを持つのですが、こうした可能性について半時間後に訊ねられようものなら、そう、全く答えようがなかったのです。ジャクソンは、相手に自分をつかませないようにするのが実にうまいのです。それから、一家族のメンバー数人と同時に仕事をできたということです。ジャクソンは、部屋にいる一人一人が納得するようなメッセージを伝えることができたのですが、それは、人々が各自の仕方でメッセージを理解することを利用していたからです（敵対するポジションにいる人でさえも、ジャクソンは自分に同意してくれたと納得して面接を終えたものです）。例えば、誰かが何か言うと、ジャクソンは「ええ、それでですね……」と続け、その人の最初の言い分とは完全に相容れないことが続いて語られることもあったのです。これが、彼独自のリフレイミングでした。決して「ええ、しかしですね……」とは言わずに、「ええ、それでですね」と言うのです。無論、ジャクソンは面接の録音テープや逐語録がほとんど出版されていないために、今となっては余計に謎めいて見られるということもあります。催眠は使うには使いましたが、ほとんどやりませんでした。催眠に興味はあったのです。どこで習得したかは知りませんが、ジャクソンのすることはすべて大変革新的でした。でも、それでいて彼のト

> レーニングは非常にオーソドックスでした。サリヴァンに入門したことを除いてはね。極端に好奇心が強いのは確かで、暇さえあれば本で何かを調べていたようです。実際のところ、外見はいたってまともで、(医者のように)白衣を着て面接をしていました。どちらかというと厳格そうに見えたのは、おそらくやりたいことをすんなりと進めるのに役立ったことでしょう。彼がまともに見えて、でも全然そうではないというのは、とてもいい取り合わせです。このことは、私にアナトール・フランスを思い出させます。彼は、書くことの中で完全な自由を実現するために、全く月並みの暮らし方をするのだと語っています。(Weakland, Ray, Schlanger, unpublished manuscript)

この頃の油の乗り切ったジャクソンの仕事については、本論文集に掲載された論考を読まれるのがよいだろう。特に、一九六一年の創造性の爆発と呼ぶしかない三連作は、それまでの統合失調症の家族研究、リアルタイムの合同家族療法、そしてこれからの短期療法が各々何と綿密に刻印されていることか! 実際、ＭＲＩの最も有名な研究プロジェクトであるブリーフセラピー・プロジェクトが始まるのは一九六五年のことである。

15

ＭＲＩでは、常に人の出入りがあった。議論の結果、各々のメンバーは自分自身の仕事をしに去って行ったが、議論自体の影響力は人によりまちまちだった。

ワツラウィック (Paul Watzlawick: 1921-2007) は、かなり初期の段階でＭＲＩに来ていた。しかし、そこまでの経歴は相当に変わったものだ。彼は一九二一年にオーストリアのヴィラッハで生まれたが、一九四九年にヴェニスの大学で哲学の学位を取得した。そして一九五四年にチューリッヒのユング研究所で分析的精神療法の資格を得てからは、エルサルヴァドル大学で研究員を続け、一九六〇年にジャクソンの招きでＭＲＩにやって来たのである。

ワツラウィックは、『人間コミュニケーションの語用論』において最もよく知られていると言えよう。これはジャネット・ベヴン・バヴェラスとジャクソンとの共著であるが、そのアイデアの多くはジャクソンとベイトソンのものである。コミュニケーションにおける五つの試案的公理としてまとめられたことは、人々の理解を大いに促進したと思われる。

①人はコミュニケーションしないことはできない。

②すべてのコミュニケーションは内容と関係の側面を持ち、後者は前者を分類するので、メタ・コミュニケーションということになる。

③関係という性質は、コミュニケーションの当事者のあいだのコミュニケーション的連鎖の分節化に随伴する。

④人類は、デジタルとアナログの両方の様式でコミュニケーションする。

⑤すべてのコミュニケーションの相互作用はシンメトリーかコンプリメンタリーのどちらかであり、前者は同一性、後者は差異に基づいている。

ワツラウィックは学者肌の人間であり続けたが、一九七四年『変化の原理』刊行の際に、その第一章に群論を採用したのも彼である。それについて、ウィークランドは興味深い回答をしている。

W―二つのことが言えます。一つは面白いということ。それは、そうでなければ関心を持たなかった人に興味を与えました。もう一つは、人の理解の仕方に面倒が生じたということ。例えば、私たちはある特定の状況に関して質問を受けるようになりました。「どのようにファーストないしセカンド・オーダー・チェンジを適応させるのでしょう?」「どっちがどっちなんでしょう?」理論は、概観するのには有効なのですが、今ここでまさにケースを扱わんとする際に、理論は考える必要がないんです。

Q―人はそれを文字通り受け取ったと?

W―そういうことです。(Weakland, Ray, Schlanger, unpublished manuscript)

16

フィッシュ(Richard Fisch: 1926-2011)は、ヴァージニア・サティアの最初の家族療法コースに参加していた。

フィッシュは一九五四年にニューヨーク医科大学を卒業すると、一九五八年までシェパード・プラット・ヘルス・システムで精神科研修を行う。当然のことながら、サリヴァンの行動相互作用論に大きな影響を受け、そこでジャクソンと間接的な接触が生まれた。MRIにフィッシュを招いたのもジャクソンだった。

ウィークランドとフィッシュが生涯続く盟友関係を結ぶ端緒となったのは、ジャクソンがウィークランドに催眠のトレーニングを頼んだときであった。フィッシュは、そのメンバーだった。夕方に六日間ほどのトレーニングだったが、フィッシュはすでにずっと深くMRIに関わっていた。

一九六五年九月一五日付けのジャクソン宛のブリーフセラピーセンター開設趣意書はフィッシュによって書かれているが、それもジャクソン・アーカイブで読むことができる。実際、その頃、ウィークランドは来るべき三〇年間の主なプランを書き出していた。そのとき、すべてが始まったのである。

ブリーフセラピーは、一九七四年のファミリー・プロセス論文と『変化の原理』によって多くの人々の知るところとなるが、その前に、ブリーフセラピーが確立する前夜の様子を見てみようではないか。つまり、ジャクソンがMRIブリーフセラピーにどのように影響したかである。

17

ジャクソンはブリーフセラピーに強い関心があった。しかし、所長として、基金調達者として、それからプライベートでみているクライエントに会うなど非常に忙しくしており、間もなく体調をくずした。

一九六七年はじめにブリーフセラピーセンター（BTC）での臨床が始まった頃、センターでは、マスターセラピストをゲストに招きクライエントとの面接を観察させてもらうことをプログラムの一部にしていたが、その最初のマスターセラピストがジャクソンであった。このBTC4例目のケースは、ジャクソンがBTCで面接した唯一のケースである（Ray, 2003）。これは、ジャクソンがMRIブリーフセラピー誕生に大きく関わったことを具体的に示すであろう。

クライエントはアルコール依存症の夫ダグとその妻リンダである。夫は大学卒で退役軍人の四五歳男性である。彼の訴えは、ぐったりするほどの頭痛とセールスマンとしての生産性の低さと、一九年連れ添った妻との深刻な不仲である。妻はふたりの困難のほとんどは夫の問題飲酒にあると考えており、夫もそれに同意していた。二人には、一五歳から九歳にわたる四人の子どもがいた。一二年前に夫が仕事を得てカリフォルニア州に転居し、家族は成功したサラリーマンとしての生活を謳歌していたが、二年前から二度の転職により収入減となっている。ちなみに、ジャクソンは面接を始める前に決まって自宅訪問をしており、本例でも実施されている。

逐語録にて紹介されるのは、夫婦の四回目の面接である。面接の主要部分が報告者であり解説者でもあるレイによって、計一六のパートに分けられている。引用はパート⑨から始める。

ジャクソンは前回の面接までに、ダグの「症状行動」(問題飲酒、不倫の可能性、「望ましからぬ」行動など)がリンダを守るための機能だと枠組みしていた。問題行動と他者の行動を結びつけることは、ジャクソンが夫婦療法において相互作用的冗長性を明らかにする手法であった。しかし、面接冒頭からふたりはいつもの非難-否認-怒りパターンにはまりジャクソンは何度もそれに介入した末、なぜリンダはダグと一緒にいるのかという質問に入る。

⑨「なぜ彼はあなたにそんなことをするのですか?」とジャクソンは訊ねた。「さあ」とリンダは答える。「靴屋にいたんです。それも休みの日でした。店員が「お名前は?」と訊いたので彼は「ダグ・スミス」と答えましたが、そのまま品定めを続けました。店員が「お住まいは?」と訊ねたので、私が「ブライアント通り七七七番地」とだけ答えました。ところが店から出ると私は怒鳴られたんです。一日のはじまりがそれで、私は、店員に住所を言ったことのどこがそんなにまずかったのかわかりませんが、そうすべきではなかったわけです。彼が答えるべきだったんです」。「彼女は私の母のように振る舞うんです」とダグはイライラした声で言った。「あら、まあ!」とリンダはため息をついた。「やめてよ、ダグ」。

「だってさ」とダグは鼻先でせせら笑った。ジャクソンは続けた。「それで、どこがまずい……」。「私は全然義母には似ていないんです」とリンダは遮ったものの、ジャクソンの質問を訊き直す。「何ですって?」。「その発言のどこがまずいんですか?」とジャクソンは繰り返した。「ええ、義母はとても独裁的な女性です」とリンダは説明した。「つまり、彼女はすこし……」。「いえ、『私はあなたのお母さんには似ていないわよ』と言う代わりに、『あら、まあ! やめてよ、ダグ』と言ったのはなぜですか?」。ジャクソンは、彼女の言い方に込められた意味をリンダが明らかにすることを望んだのである。「なぜって私は義母に似ていないからです」とリンダはきっぱりと言った。「彼が義母をどうやって乗り切ったか私には見当もつきません」。「なるほど」ジャクソンは無垢な声音で言った。「義母には息子が三人いましたが、誰も愛していませんでした」とリンダは続けた。「義母は息子たちが生まれてからずっと殴り続け、夫は逃げ出しました。彼女は辛辣です。私が会った中で一番難しい女性です。話は通じません。心に壁を作っていて、ひとの話は聞こうとしないし、彼が入室したかと思えばすぐに飛びかかるのです」。「へえ」とジャクソンは言った。「ダグ、お母さんはどこにいるの? 以前にも訊きましたが」。「今は、ポートランドです」とダグは答えた。「おや、まあ、ではそれほど会わないわけだね?」。「ええ」とリンダが答えた。「会えません」とダグが補足した。「会ってもすぐ終わりです。家には二時間以上母にはいてもらえません。きついからです」。「彼もそれにはひどい罪悪感を抱いています」とリンダは言い、ダグの発言を説明しようとした。「弟も同じだよ」とダグは言った。「あなたは多少お母さんのように振る舞うわけですね?」とジャクソンは言って、ダグを支持した。「いいえ、そんなことはありません」とリンダは反撃した。「あなたはただ、彼の代わりに話しただけ」とジャクソンは続けた。「彼は自分の母親がどんなふうだったかを話していたのであって、あなたは彼の母親がどんなふうかを話していた」。「まさにその通り!」とダグは強調した。「いつもこうなんだ」ダグは、靴屋での出来事を説明するのに、大声で笑い始めた。「ごめんなさい」とリンダは言って、その話と、夫の代わりに返答したことの含みを認識した。彼女は素早く身を引いた。「謝ることは何もありませんよ」と、柔らかい声音でジャクソンは言った。「話題に載せただけのことです」。そして続けた。「あなたの首を痛めつけるような人の役に立とうなんて、どうしてあなたにはできるのでしょうか?」

ジャクソンの奮闘にもかかわらず、この後も、ふたりの相称的エスカレーションは続き、以下のようなピークを迎える。悪循環は続くばかりである。

⑪(前略)「ダグはレイプの達人です」とリンダは非難がましく言った。ダグは苦々しく笑った。「彼は、『どうだ?』と言うだけです。愛などまったくありません。『どうだ?』って言いながら登り詰めて、二分しか続きません」。「何か賞でももらうつもりですか?」とジャクソンはリンダに訊ね、問題を馬鹿馬鹿しさの地点まで引っ張っていく。「いいえ」とリンダは言った。「そんなつもりはありません」。「ずっと長い間こんな話は聞いたことがなかったものですからね。あなたが耐えていることは素晴らしいことです。彼はあなたを殴り、レイプし、酒を飲ませて酔わせ、他の女の尻を追いかけ、あなたが馴れ親しんだやり方であなたを支持できない。映画に行ったかと思えば出血で死にそうな目に会わせる。なぜあなたはこれに耐えているのですか?」ジャクソンは間を置き、自分の言葉が聴く者の胸に沈むのを確認する。「すべて子どものためだとおっしゃるが、私には了解できませんね。そんなあなたを見るのは子どもたちにとってよいことではないでしょう。もしもあなたがひとりでいてもっと幸せなら、あなたはもっと幸せになれるし、子どもたちにもっとよくしてあげられますよ」。「彼女はとても依存的な人間なんです」とダグは言った。「外で金を稼ぐ方法も知らないんだ」。「コブラに依存しているようなものですね?」とジャクソンも加担する。「それはどんな種類の依存なのでしょう?」。「ええ」とダグは言った。「その通りです」。ジャクソンはリンダの方を向いて言う。「ダグを救う価値はあるのでしょうか?」。「おい、おい」とダグはいやみったらしく言った。「俺はここに来て、随分い

ろんな名前をもらったもんだ。それでも屈辱に耐え、今はヘビだと言われている。当たっちゃいるがね」

そして、ジャクソンは遂に、ダグの症状行動が改善したら、どんな不利益がリンダにもたらされるのかと問う。

⑭「あなたが認めていない彼の良いところが一つあるね」とジャクソンは好奇心をくすぐるような声音で言った。「何のことでしょうか?」とリンダは興味深そうに訊く。「たぶん一度も考えたことがないでしょうね」とジャクソンは続ける。「何のことでしょう?」と繰り返す。「それは、あなたを殉教者にして、その役割に一体化させる唯一の方法なわけですが、つまり愚行ですよ」ジャクソンは訊ねる。「それ以外に何があるでしょう? 彼はその手のことをして、あなたが虐待されたように感じるのももっともなのに、あなたはまたその役割に戻るのです。そうですね? でも、もしも彼が愚かなことをしなくなったら、あなたにはどんなことが起こるでしょう?」。「そうね、三〇ポンド痩せないといけないわね、今のままの私じゃ、彼は私を見てくれないものね」。「そうですか」とジャクソンは大いに同情する。「三〇ポンドの減量はきついですね……それから……」。「それに」とリンダは続ける。「彼は、他の男だって見向きもしないって言うでしょう。ええ、神経がたかぶっているときには、特にきついでしょう」。「どんな状況でも、きついですよ」とジャクソンは答える。「ダグが改善したら、他にどんなことをあなたはしなければならないですか?」。少し間を置いて、リンダは言った。「ええ、家をきれいにしないといけません。それは確かです。彼が酒を飲まずに酔っぱらいもせずに帰宅したらやさしい言葉の一つもかけてやらなければなりません」。「そうですか、ダグが良くなったら、あなたは体重を落とさないといけない」。「ええ」。「それに、家事に精を出さなくてはならない」。「はい」。「他に何をしなければなりませんか?」。「さあ。他に何かありますか?」。「お母さんとの関係はどうですか? それも変えなければならないと思いますか?」とジャクソンは訊ねた。「いいえ……どうでしょうか……母は、ただ、そこにいるだけ

ですから。私たちに会いにくる、それだけですから。実際、夫は母に夢中です。それで結婚したようなものです。たぶん彼は母と一緒にいれば幸せです。事実、彼は母に同居してほしいのです」。「ええ」とダグは、ことさら腰を低くして言った。「あれほど人生にうまく適応できる人に、君のような娘がいるなんて、理解できないね」

この後、ジャクソンは、非難-否認-怒りパターンを遮断するために、からだの病気とふたりのあいだの勢力争いのあいだの隠れた結びつきを明らかにする。

⑮「たぶん、これまでほど病気っぽくならなくてもよくなりませんか？」。「何ですって？」リンダは問いかける。「病気があきらかに……軽くならなくてもよくなくなりませんか？」。「ええ、そうですね」リンダは認めた。「そうよ、努力して一生つきあっていくものでしょうから……」。「努力には変わらないが」とジャクソンは言った。「病気がなくなると言い訳ができなくなりますよ。それは難しい。あなたは、『なぜなの、そんなこと言ってないわよ。気分が悪いわ』とは言えなくなるのです」。「その通りです」。「あなたの全生活が再調整されないといけなくなります」とジャクソンは続けた。「その通りです」とリンダも確認した。

ここで、第四回面接は以下のように終結となる。

⑯「ところで、一つ浮かんだ考えは、おふたりはお互いをあまりに嫌っているわけですから……本当に潜在力があるということです。ここにいらっしゃってから、一度も何かについて同意しようとはされなかったわけですからね。とても良いことです。できることがあるわけです。中には偶然、同意される方もみえます。彼に注意を怠らないようにするために、あなたが口うるさく言ってダグを悩ませ、ご自分の健康であれ、他の女性についてであれ、十分お金がないことであれ何でも結構ですが不満を訴え続けたとしましょう。そうなると、彼はあなたのところに戻るために、断酒し、浮気も止め、その結果、あなたには小言を言う理由がなくなり、あなたは愚かに見えることになる

でしょう。……」。「俺は女房が嫌いなわけじゃない」とダグは反論する。「君が彼女のことを嫌いなだけだとは言わなかったよ」とジャクソンは返答する。「私たちは誰もがいろんな感情を持っているものだ」。「ああ、その通りだ」とダグは同意した。

ダグ夫妻は計九回の（うち八回がジャクソンによる）面接に参加し、三カ月後、半年後の書面によるフォローアップでは、リンダと母親、子どもたちは、夫婦の関係が著明に改善したと評価している。ダグは飲酒を続けているが、酒量はきわめて減少し、女性との引き続く関係は報告されなかった。ダグの反応はずっと控え目ではあれ、他の家族と一致するものであった。

ここで紹介した論文症例においてジャクソンが終始しているのは、今、ここでのふたりのパターン遮断である。しかし、それはかなり困難をきわめている。しかし、その粘り強い持続を可能にしているのが、ジャクソンの観察能力であるようだ。それは、サリヴァン仕込みだと言われている。

18

ところで、アルコール依存症に対するMRIブリーフサイコセラピー（MRIBT）の症例報告がフィッシュによってなされている（Fisch, 1986）。ジャクソンのケースは全体の治療経過があきらかにされていないので、ジャクソンによる同様のアプローチが継続されたと想定するしかないわけだが、大まかな比較をしたのが表3である。ジャクソンとフィッシュの相違点についておおまかに整理しよう。

まず、クライエントはジャクソンの場合はじめから夫婦療法が想定されているのだが、MRIBTでは通常主に解決努力を行っている人ひとりが選ばれることが多い。しかし、当該例では夫婦ふたりともが同様に動機づけされていると評価され夫婦で面接が続けられている。これはMRIBTにおいては一般的ではないが症例に沿った対応だったと言えよう。

問題は前者においてその他の問題が付随しているとはいえ、主たるものは問題飲酒であるものの、治療焦点は前者では夫婦の冗長性パターンであるのに対し、後者では酒の意識化という解決努力であることが大いに異なる。したがって、それに対する介入方法も前者では面接中にそのコミュニケーションパターンを遮断するにことに力が注がれるが、後者では課題遂行による解決努力の阻止を狙っている。ただし、技法的には、問題改善のデメリットが議論されたり、症状処方が課されたりと共通点がある。

治療成果については、どちらも困難な事例であるにもかかわらず、九回の面接で非常に短期に解決がもたらされ、その効果の持続も確認されている。

以上、ジャクソンとＭＲＩＢＴとを比較すると、やはり治療焦点がコミュニケーションパターンから解決努力阻止に移行した点が最大の相違であり、それが正しくＭＲＩＢＴの理論化であり、それはジャクソンの技法から抽出された部分が大きいのでなかったかと想像されるわけである。

19

家族と集団は、どこにでもあるものだ。しかし、それを特別な対象とする援助活動があって、しか

表 3　アルコール依存症例の治療比較

	ジャクソン（1967）	フィッシュ（1986）
IP	ダグ（夫、45 歳、会社員）	ルーシー（妻、33 歳、パートでピアノ講師）
クライエント	夫婦	夫婦
家族構成	夫婦と 4 人の子ども	夫婦と 2 人の子ども
面接回数	9 回（DDJ はそのうち 8 回）	9 回
問題	ダグの問題飲酒、浮気、不仲	ルーシーの 5 年前からの問題飲酒、生産性低下、2 年前から肝障害、無月経
治療焦点	夫婦の冗長性パターン（非難－否認－怒り）	飲酒回避行動による酒の意識化という解決努力。
介入方法	③問題飲酒は妻の保護として機能しているという見方の共有。④「改善のデメリットは？」「なぜ妻は耐えるのか？」などと質問しながら、上記パターンの遮断を面接中に試みる。課題として症状処方。	①妻のみ、②夫のみ、③から⑧まで夫婦面接。③解決努力の評価、④第一介入：夫には妻についての飲酒レベル認識力チェック、妻には酒量をランダムに変え、夫に知らせることなく記録。しらふ、酔ったふりも。⑤第一介入失敗し、節酒を再定義する：できるだけ飲まないようにすることではなく毎日望ましい一定量を飲むこと。夫には妻の酒量を上げる誘いを課す。⑥改善の危険性、⑦セラピストとチームの方向性が異なることを夫婦に知らせ、セラピストは⑤の課題を夫婦と継続し、節酒が果たせなかったときは週末に強制飲酒。ここで妻の妊娠が判明。⑧事実確認、⑨夫のみとの面接で「番犬」としての解決努力を止めることを再確認。
結果（フォローアップ）	3 カ月後に酒量は減少、浮気なし、夫婦関係も著明に改善と妻と家族が報告し、夫も同意。半年後も同様の報告。	3 カ月後にルーシーは飲酒をコントロール中。他に問題は生じず、BTC で取り扱われなかった問題の改善はなし。さらなる治療なし。1 年後、飲酒コントロール可。追加治療なし。赤ん坊は健康で、妊娠初期の飲酒の悪影響なし。夫の評価はまずまず。その後追加治療予約なし。
その他	MRI-BTC 第 4 例	MRI-BTC

もそれぞれがかなり独立しているとなると、これはかなり不思議なことではなかろうか？　端的に、家族は集団なのだから。

例えば、家族集団療法 Family Group Therapy なるアプローチがあった（Bell, 1963）。家族療法黎明期にジョン・ベル John E. Bell によって創始された集団療法に基づく家族治療である。その焦点は、オリエンテーション、児童中心、親子相互作用、夫婦相互作用、同胞相互作用、家族中心と順に変化していく。これは文字通り、集団療法の一学派としての家族療法である。しかし、これは現在、家族療法の歴史においてその名を留めるばかりだ。

集団療法と家族療法の展開において「そのとき歴史が動いた」という出来事があったとしたら、それは、ジャクソンという生まれながらの相互作用論者と呼ぶしかない天才肌の治療者が、アーヴィン・ヤーロムのスーパーヴァイザーであったことの中にあるはずだ。ジャクソン、四四歳、ヤーロム、三三歳。そして、その逐語録が残されている（Jackson and Yalom, 1964）［本書第八章］。

患者とされている人は、デイヴィッド・ブラウンという二五歳の未婚男性である。統合失調症と診断されたのは二〇歳である。その後は、実家で父母と七歳下の弟の四人で暮らし、精神科医による個人療法と集団療法が続けられたが効果なく、再度、入院治療が薦められた。入院治療はヤーロムが担当し一年半におよび、家族合同面接が主に家族三人で週一回九〇分続けられた（弟は学業が忙しく一、二回しか参加できなかった）。

家族療法（計一八回）――原家族、各自の生育歴などが問われたが、家族からは通り一遍の返答しかなく、デイヴの病気以外は非の打ち所の無い家族だとされた。両親のあいだに「もちつもたれつ」という要素はなく一体化しており、意見の相違は第六回面接にしてはじめてあきらかになった。デイヴの最後の仕事は父親の友人の好意によるもので、給料も父親が代わりに払っていたことを父親があきらかにすると、母親は、それは言うべきではなかったと泣き崩れる。父親が息子は怠惰だとなじると、母親は息子をかばい、ムードメーカー役を勤めた。彼女はいつもにこやかに笑い、決まり文句を繰り返す、捉えどころのない人物であった。一八回の面接後、治療者にできることはなくなっていた。

コンサルテーション面接――「もしもデイヴが改善したら、どんな問題が起こるか?」という質問によってのみ、面接は構造化されていた。まず父親が、息子が退院して実家に戻れば、社会的に恥ずかしい思いをするだろうと認めたが、母親は夫の主導による入院治療に傷ついており、いつもの親連携はうまく働かないように見えた。一方、デイヴは、自分が恋に落ちて結婚したい人ができても両親に紹介できないと言ったが、それは、母親以外の家族によって自然なことだと却下された。また、両親が、退院後は自立させるよう医師からも言われているので何も問題はないと言うので、ジャクソンはそれが現実的にも治療的にも困難であることを両親に認めさせようとした。するとデイヴは「逆に、ぼくが両親とは会いたくなくなったらどうする?」とそれに加勢し、ジャクソンはそれを笑いで受け止め、会話を続けた。

デイヴ―もしも、それが完全に逆転したらどうなるだろうね、例えば、僕が両親の顔は見たくもないとか(間)

ジャクソン―(笑い)

デイヴ―(笑い)

母親―(笑いに加わり)何ですって?

ジャクソン―うーん!

デイヴ―(まだ笑っている)

ジャクソン―どのくらい遠くに行かなくちゃならない……

デイヴ―(笑いで遮る)

チャールズ―タヒチ、とか……

ジャクソン―(遮る)そう、そう。私はね、例えばティンブクトウとか……それでも問題にならないとは思わないよね。

デイヴ―(まだ笑っている)確かに、それでも問題だね。でも、わからないのは、家族関係に問題があって、それは、例えば精神科医のところでなければ聞かされたくないことで、もしも自分がその立場にあったらね、厳密にどんな風に物事が悪くなるかなんて、現実的にどうかなんてね、家族に知られたくないよね。少なくとも、二つの線で考えると、もしも独立して家族から離れれば離れる程、僕はさらに独り立ちできるんじゃないかな。少なくとも、僕の考えでは、僕が元気になれば、家族との関係は切れることになるんじゃないかな。

ジャクソン―うーん。

母親―他の人はそんなことしないわよ。

結局、母親のコメントにより、デイヴが家族から独立してトラブルを回避できるようになるよう権威的に指示される一方、もう一つのレベルでは、彼が改善して家族の絆を切れば、不自然で愛情のない振る舞いをしていることになるのだというダブルバインド状況があきらかにされる。さらに、

デイヴ―もしも、もしも偶然にでも、僕が父より成功したら、父さんはどう感じるだろうね？

ジャクソン―そうだね、たぶん、お父さんは「でかしたぞ！」って言うだろうね。

デイヴ―うーん。

ジャクソン―でも、お父さんはどう感じるだろうね？

デイヴ―そこなんだ。

父親―私に答えてほしいということなら……私は、ドキドキするよ。

（デイヴ、チャールズ、そしてジャクソンは笑う）

この会話について著者らは、「ジャクソンの笑いによって、息子二人は、父親の立場のもろさを共有する。笑いはユーモアとしてパラドックスからの解放をもたらすものであり、家族は、自分たちのいつもの相互作用パターンにおいて何かが曖昧であることを理解させられる」と解説している。一方、弟のチャールズは直接この話題に触れることはなかったが、兄の外泊前は兄の状態がどんなものかと神経質になると語り、週末のできが兄の状態次第であることを明かす。

そこで、ジャクソンは、兄の引き立て役としての弟に焦点を当てることに乗り出す。生気のないほどに礼儀正しく、微笑み、そして一八歳の少年にしては抑制の効き過ぎた弟である。彼をくつろがせるのは本人のためだし、兄の行動も目立たなくなると考えられた。初回面接の目的は洞察ではなく、安定した家族相互作用を揺さぶることにある。もしもチャールズが問題だとラベルされたな

ら、デイヴがほっとするばかりか、家族はチャールズとの新しい関わり方を探らなければならなくなる。実際、弟は一歳年上の女の子に熱を上げていて、父親は大学卒業まで結婚しないようにと言っていた。弟が会話の中心になる中、父親は息子たちの助言者として自分が不適切だと感じていることをあかす。そして、ジャクソンは弟に以下の助言をする。

チャールズ、君にできることでね、家族にとってもとても役立つと思えることがあるんだ。君の助けにもなると思うよ、たぶん。それは、デイヴが家にいないあいだ、君がもっと問題になってほしいんだ。（間）……（両親に反抗するだけじゃなくて）どんな問題でもいいんだ。問題になるというのはね、ただトラブルメーカーになれっていうんじゃない。それじゃ、意味がないんだ。そうじゃなくて、君を悩ませているものに君がもう少し正直になったり、不確かなことも切り捨てないで、両親を思って話さずにいるようなことも両親に話してほしいんだ。

すると父親は、次男はすでに問題だと抗議した。彼は大声を上げるし、近所を徘徊して、すごい目立ちたがり屋だと。結局、チャールズはもっと問題になることに同意し、ジャクソンは、家族が家族療法について個人的動機がないのであれば、家族は（片道三時間をかけて来院する）慈悲を示すことでデイヴの重荷になってはならないと、面接を締めくくった。

以後の家族療法-コンサルテーションに続く変化は劇的であった。父親はその後の第一回面接で、家族の重荷を背負うのにはもう飽き飽きしたと言い、自分こそ問題になりたいと思い出し、問われると、妻には知らせずに会社を早退してみたいと答えた。次男は、「母は知らずにいられない！」という家族のスローガンを批判した。この後、母親は抑うつ的になり、第二回面接ではじめて自らを語った。彼女は、前夫が交通事故で亡くならずとも、不実な前夫との初婚はどのみち終わっていたのだと話した。母親はそれによって男性不信となり、夫と息子達への過干渉もそれで説明がつくと匂わせた。母親は、六歳の時に自分の母親が喘息発作で他界し、邪悪な継母がやってくるのではないかという恐怖の中で暮らしたことなども明かした。これらの事実のいくつかははじめて語られるものであり、特に息子たちは過去に思いもよらない不幸があったと聞いて仰天した。さらに父親は、自分が「神経衰弱」だと明かした。これらは、両親に対する新しい見方をデイヴに提供し、両親が面接で自らの問題に集中するため、デイヴが問題であることは強調されなくなっていった。しかし、健康になり問題でなくなれば両親を失い、彼らなしで人生の孤独に直面しなければならないというジレンマもあきらかになった。一方、弟は毎回面接に参加するようになり、課題の遂行を続けたが、両親からは不十分だとされ、最終的に、自発的で自分自身に誠実になっていった。コンサルテーションの六カ月後、デイヴは、優柔不断も悲しみも減り、幻聴と体感幻覚も消え、退院となった。一人暮らしで、職にも就いた。

さて、このコンサルテーションにおける治療機序を（五〇年近い家族療法の歴史という後知恵でもって）考えてみよう。第一に、「もしもデイヴが改善したら、どんな問題が起こるか？」という家族ホメオスターシスに基づく家族療法でおなじみの問いは、長男をなんとかしようとする両親の解決行動をクールダウンさせるのに役立つ。そして、長男の引き立て役としての次男への焦点化によって、両親の長男への解決努力の多くが、いったん中断されることになる。また、締めくくりでの、家族が家族療法について個人的動機がないのであれば、家族は（片道三時間をかけて来院する）慈悲を示すことでデイヴの重荷になってはならないというメッセージはさらに、自らの問題へと目を向けさせることになった。

このように理解すると、一九六一年のジャクソンのコンサルテーションは、一九七四年に公式化されたＭＲＩブリーフセラピー（解決努力による悪循環が断たれれば、問題は消失するという仮定から、治療者は悪循環を構成しない別行動を処方することが主たる治療とされる）の原型であることがわかる。つまり、ＭＲＩの人々はジャクソンの治療を観察し、それを公式化した部分が大きいのではないかということだ。精神療法は、創始者自身によって理論化されることが多いが、ＭＲＩでは、実践家と理論家が、ときにはその役割を交代しながら、共同作業をしたと言えよう。

20

当時（六〇年代初頭であろうか？）、集団療法家がジャクソンをある会議に招き、集団療法の一つのフォーマットとしての家族療法について議論しようとした。集団療法の重鎮たちは、家族療法が新しい領域ではなく集団療法の一部に過ぎないことを確認できると期待していたのだ。ところがジャクソンは、二つの集団のあいだに結びつきはないと言った。家族は血のつながりさえある集団であり、家族療法家は、共有された歴史と未来のある組織を変化させる仕事をしているのだと。そしてシステム論的視点について語った。これは、ヘイリーの伝える話である（Haley, 2005）。

しかし、同じくベイトソン・グループにいたウィークランドの話は、かなり趣が異なる（Weakland and Greenberg, 1977）。ジャクソンが本質的に家族をほかの集団から区別しなかったことを強調しているのだ。個人と会うか集団と会うのか、集団に血のつながりがあるか否かなどということは治療上の表面的な違いに過ぎず、重要なのは問題をどのように見るのかということだという考えである。つまり、彼の臨床概念はそのまま、家族以外の血のつながりのない集団にも適用されるものであり、彼の仕事は、集団療法にも適切な以下の四つに整理されると言う。

一　家族という新しい視点から、具体例と説明議論の両方を提供することによって、集団相互作用は重要であると支持した。
二　家族集団と治療集団に等しく適用可能な、社会集団における行動とコミュニケーションに関連する一般理論的構造を打ち立てた。
三　新しい積極的技法の試行を促進した。
四　集団相互作用と行動の視野を拡げた。

21

もう少し具体的に検討しよう。ヤーロムの『グループサイコセラピー』第四版（Yalom, 1995）では、ジャクソンに関する言及が一カ所だけある。第五章「セラピスト——基本的な課題」における「規範の構築」だ(邦訳、一五七頁)。冒頭、「グループの規範は、グループメンバーの期待と、リーダーや影響力のあるメンバーたちとによる明示的、暗示的な指示との組み合わせによって構築される」とあり、後者に関する留意点として、「グループ初期においては、リーダーの一挙手一頭足が影響力を持つ」とし、こう続ける。「リーダーが何もしないことも、しばしば何かをすることと同様に重要となる。治療的コミュニケーションのすぐれた研究者であった故ドン・ジャクソンは、しばしば人がコミュニケーションをとらずにいることはありえない、と語った」と補足している。その実例としてあげられるのは、六回欠席していたメンバーが遅刻してくると、それを黙殺したリーダーのグループ運営である。彼は「だらしのないメンバーをどう迎えるかのルールは、メンバー達自身が作るほうがよいと思ったので、グループに自分から影響を与えないようにした」のだと説明したものの、グループ自体はすでに（リーダーの機嫌を取ろうと）不安定となっていた。黙殺がコミュニケーションをしないことにはならないという実例である。これなどは、ヤーロムを介したジャクソンの集団療法への貢献と言えるであろう。

一方、集団療法と家族療法が同時期に、概念は異なれどもほぼ同一の事柄を強調するようにもなっただろう。例えば、ウィークランドはこう指摘する。「観察と概念化に関して言えば、ジャクソンは人の内面で起きている事柄にはあまり注意を向けなくなり、人と人とのあいだで起きている事柄にますます注目するようになった。つまり、心の状態が中核であり行動は二次的だと考えるのではなく、（もちろん関連する概念や感情が伴う）行動を中核と見なし、現在進行中の関係における人々のあいだのコミュニケーションによる影響と相互作用が、そのような行動を形作り、維持、ないし変化させる上で第一義的だとしたのである。さらに、この新たな視点は、一般的で統一されたものであった。潜在的に、いかなる行動も（「正常」行動と、「病理的」ないし「非合理的」として以前は隔離された行動の両方が）、相互作用というそれ自体の文脈において理解可能となるのである。差異はあるものの、この強調は、集団療法の一つの鍵概念とされるヤーロムの「普遍性」への焦点化に大いに似たところがある」（Weakland and Greenberg, pp.10-11）。

22

ジャクソンの早すぎた死は一九六八年、ヤーロムが集団療法のテキストを刊行するのは一九七〇年である。結局、直接的であれ間接的であれ、ハリー・スタック・サリヴァンからの大きな影響を受けたふたりが、家族療法と集団療法の二手にわかれたことは、ふたりの特質によるのであろうか。ヤーロムのサリヴァン引用を読むと、そう思わずにはいられない。家族療法家ならもっと語用論的な学びをすると思う。

> ハリー・スタック・サリヴァンは、非常に影響力のある米国の精神科医であり理論家だが、あるとき、精神療法というものは個人的問題を二人の人間がディスカッションするようなもので、一人がもう一人よりもっと不安を抱えているだけだと述べたと伝えられている。そして、もしセラピストが患者よりもっと不安を抱えていたら、彼は患者になり、患者はセラピストになるのだ。もっと言えば、患者の自尊感情はセラピストの力になれたということで、根本的に引き上げられるのだ。今まで生きてくるなかで、私には、自分にとって大切な目上の人の世話をする機会が何回かあった。一つのケースでは、自分が師と仰ぐ人が絶望していたときに彼を癒すことができ、それから彼の息子の治療を頼まれたことがある。他の例では、私は時に年上で先輩のセラピストに助言をしたり、慰めたりすることがあり、彼の長い闘病を見守って死の床に呼ばれるという光栄に浴することがあった。先輩たちは私に弱さをさらけだしたのだが、それにもかかわらず、これらの経験は私を豊かにし、力を与えてくれたのだった。(Yalom, 2007／邦訳、一二五頁)

アーヴィン・ヤーロム (Irvin D. Yalom: 1931-) はワシントンDCで生まれ、ボストン大学医学部を卒業後、東海岸で精神科研修を終えて、一九六二年にスタンフォード大学のスタッフになっている。以後、同大学で研鑽を積み、現在、スタンフォード大学名誉教授であるが、終末期がん患者との集団精神療法で世界的に名を知られている。本邦でも『グループサイコセラピー』(金剛出版、一九九一)に加え、入門者向けのテキスト『ヤーロムの心理療法講義』(白揚社、二〇〇七)がある。しかし、彼の活動のもう一つの側面である『実存療法 Existential Therapy』(一九八〇)は未だに翻訳されておらず、ティーチングテキストである『恋の死刑執行人』(三一書房、一九九六)と小説『ニーチェが泣くとき』(西村書店、一九九八)によって、その実際を想像するしかない。私もヤーロムの仕事にずっと関心はあったものの、彼の著作を読む機会はなかった。彼がパロ・アルトで上記のような自由なスタイルで著述を開始したとき私もそこに暮らし、もしかしたら町ですれ違っていたかもしれないという親近感や、集団精神療法と家族療法がどちらも相互作用に焦点をあてる点で当初は交流があったという歴史があるにもかかわらず。しかし、彼のライフワークと言うべき、死の恐怖に対する取り組みをまとめた二〇〇八年の著作は、私の興味とぴったり重なった。ラ・ロシュフコーの箴言「太陽も死もじっと見つめることはできない」からタイトルを借用した著者は、(太陽を見つめることは誰にも勧めないが)死の直視がいかに治療的足

り得るかを説得力をもって語っている。

例えば、神に対するヤーロムのスタンスが、毎晩神からビジョンを送られるためそれを描き続けることになる芸術家との面接(p.188-191)において端的に描かれている。芸術家は一回だけ会ってほしいとアポを取り、なぜ神は私にビジョンを送るのか、という質問に答えてくれという。ヤーロムのコメント。

……まずわかるのは、あなたが人生を通してずっと驚くほど創造的であったということです。もう一つは、あなたの自己評価がきわめて低いということです。私には、あなたがご自分の才能を十分認識し感謝しているようには思えません。

……そうですね、そう言われたのははじめてではありません。

……私の見立てでは、このような芸術作品はあなた自身の創造的泉から溢れ出ています。しかし、あなたの自己評価はあまりに低いため、あなたは疑い深く、あなたは自分がそのような創造を行えるとは思えず、自動的に、誰か他の人

に、その名誉を手渡しているのです。そうです、神にです。結論としては、あなたの創造力は神によって与えられたものだったとしても、私は、あなた、あなたこそがそのビジョンと作品を創造したのだと信じます。(Yalom, 2008)

ここで芸術家は面接に持ち込んだテープレコーダーを指差して、こう言ったという。

……それは憶えておきたいね。何度も聞き返すと思うよ。あなたは、私が必要としているものをくれたことになるね。(Yalom, 2008)

23

このあたりでジャクソンの探訪を終えようと思う。ただ一つ、残されたのはデリケートな問題、彼の早すぎた死についてである。一九六八年一月二八日。

その頃、ジャクソンとアンジー(パロ・アルト・メディカル・クリニックの受付係をしていたときに知り合い、結婚)は別居中であり、彼女は離婚の手続きを進めていた。ちなみに、二人のあいだには一九五二年に長女ペイジ、一九五六年には長男スコットが生まれている。ジャクソンは、パロ・アルトとサンフランシスコのあいだにあるフォスター・シティのアパートで暮らしていたが、当時、孤独であったのは事実である。ガールフレンドはいたものの、二人の子どもからは離れ、ヘイリーはフィラデルフィアのミニューチン(Salvador Minuchin: 1921-)の元へ去ったばかりであり、ウィークランドは中国へフィールドワークに出かけていた。ベイトソンはとうに一九六三年にグループを離れている。未だに自殺説が絶えないのは、診断名の知られていない慢性疾患で、前年、何度も入退院を繰り返していたせいだろう。薬物依存かアルコール依存症、あるいは内分泌疾患だったのかと推測されている。しかし、それに反する近しい人々の証言がいくつかある。ジャクソンは亡くなる前日、親友のアル・ハースとスー・ハースのサンフランシスコの家へ夕食に招かれた。彼は陽気で、問題の徴候は認められなかった。システム論の立場からアルコール依存症についてまとめた次の著作について語り、一年間研究休暇でアテネの家族療法研究所へ行く計画も伝えている。また、前日にはビル・フライにスーパーヴィジョンを行っているが、彼も自殺の徴候などまったく見受けられなかったという。ジャクソンの死体検案書を見たウェンデル・レイによると、死因は心臓発作であり、遺体からは、アルコールも鎮静剤も少量しか検出されていなかった。そして、さらにもう一つ最も重要な証拠が二〇一三年三月に見つかった。ディクタフォン（速記用口述録音機）に残された晩年のいくつかの録音である。レイはそれを聞き、ジャクソンの自殺説はあり得ないと実感したという。

24

その後、家族療法はどのように展開したのだろう。人によってさまざまな見解があるかと思うが、「家族療法の代表的論文を五つ上げてみてください」と問えば、それは具体的になる。私なら次の五本を上げる。

①Bateson, Jackson, Haley, and Weakland: Toward the theory of schizophrenia, 1956
②Jackson and Weakland: Conjoint family therapy, 1961
③Weakland, Fisch, Watzlawick, and Bodin: Brief Therapy: Focused Problem Resolution, 1974
④Weakland: 'Family Therapy' with Individuals, 1983
⑤White and Epston: Narrative means to therapeutic ends, 1990

言うまでもなく、これは私の家族療法観に過ぎない。私は、家族療法の最大の特徴が、その内部に自己批判する力を宿していることだと思っている。

①人々を理解するのに精神内界ではなくコミュニケーションに焦点を当てること、
②家族全員を面接に集めて直にそれを観察すること、しかし
③家族内コミュニケーションのすべてが問題形成に重要ではないと判明するやそれを止めて解決努力が問題であると提唱したこと、
④面接にはクライエントひとりしか来なくても「家族療法」つまりシステミックな治療ができると提示したこと、そして

⑤治療メタファーをシステムからナラティヴに移行させたこと。

家族療法の歴史は、問題について真摯に取り組んだ人々の歴史だと思う。仮説をいつまでも仮説にしておかないこと。

参考文献

Bateson, G., Jackson, D.D., Haley, J. and Weakland, J.H. : Toward the theory of Schizophrenia, Behavioral Science 1 (1) : 251-264, 1956.（佐藤良明訳『精神の生態学』新思索社、二〇〇〇所収「精神分裂症の理論化に向けて」）

Bateson, G. : Language and Psychotherapy : Frieda Fromm-Reichmann's Last Project. Psychiatry, 21 : 96-100, 1958.

Bell, J.E. : A theoretical position for Family Group Therapy. Family Process, 2 : 1-14, 1963.

Haley, J. : Foreword. In Ray, W.A. (ed.) Don D. Jackson : Selected Essays at the Dawn of an Era. Zeig, Tucker, & Theisen, Inc. Phoenix, AZ. 2005.［本書「第一部　序」］

Erickson, M.H. and Rossi, E.L. : The February Man, Taylor & Francis Group, 1989.（横井勝美訳『ミルトン・エリクソンの二月の男』金剛出版、二〇一三）

Fisch, R. : The Brief Treatment of Alcoholism. Journal of Systemic & Strategic Therapies, 5 (3) : 40-49, 1986.（小森康永監訳『解決が問題である』金剛出版、二〇一一所収「アルコール依存症のブリーフセラピー」）

Hoffman, L. : Family Therapy : An intimate history. W. W. Norton, New York, 2002.（亀口憲治監訳『家族療法学―その実践と形成史のリーディング・テキスト』金剛出版、二〇一三）

Hornstein, G.A. : To Redeem One Person Is to Redeem the World. The Free Press, New York, 2000.

Jackson, D.D. : The question of family homeostasis, The Psychiatric Quarterly Supplement, 31 (Part1) : 79-90, 1957.［本書第一章］

Jackson, D.D. and Satir, V.M. : A review of psychiatric developments in Family Diagnosis and Family Therapy. In Ackerman, W. et al. (Eds.) Exploring the base for Family Therapy. Family Service Association of America, New York, 1961, pp.29-51.

Jackson, D.D. : Family Therapy in the Family of the Schizophrenic. In Stein, M. (Ed) : Contemporary Psychotherapies, pp.272-287. The Free Press of Glencoe, Inc. NY, 1961.［本書第五章］

Jackson, D.D. : The Interactional Psychotherapy. In Stein, M. (ed.) Contemporary Psychotherapies, Free Press of Glenco, New York, 1961.［本書第七章］

Jackson, D.D. and Weakland, J.H. :Conjoint Family Therapy, Psychiatry, 24 (Suppl. #2) : 30-45, 1961.［本書第六章］

Jackson, D.D. and Yalom, I. : Family Homeostasis and Patient Change. In Masserman, J. (Ed.) Current Psychiatric Therapies, Volume IV, Grune & Stratton, New York, 1964,

pp.155-156.［本書第八章］
Ray, W. : Brief Therapy with a Couple in "Alcoholic Transaction" : The Don Jackson Way. Journal of Brief Therapy, 3 (1) : 13-26, 2003.
Ray, W. (ed) : Don D. Jackson : Interactional Theory in the Practice of Therapy, Selected Papers, Vol.2. Zeig, Tucker & Theisen, Inc. 2009.［本書］
Ray, W., Schranger, K., and Weakland, J.H. : The anthropology of Change. (unpublished manuscript)（小森康永監訳『解決が問題である』金剛出版、二〇一一所収「変化の文化人類学」）
Sullivan, H. S. 1953a（中井久夫・山口隆訳）『現代精神医学の概念』（みすず書房、一九七六）
Sullivan, H. S. 1953b（中井久夫訳）『精神医学は対人関係論である』（みすず書房、二〇〇二所収）
Weakland, J.H., Fisch, R., Watzlawick, P., and Bodin, A. : Brief Therapy : Focused Problem Resolution. 1974.（小森康永監訳『解決が問題である』金剛出版、二〇一一所収「ブリーフセラピー」）
Weakland, J.H. : 'Family Therapy' with Individuals, 1983（小森康永監訳『解決が問題である』金剛出版、二〇一一所収「個人との〝家族療法〟」）
Weakland, J.H. and Greenberg, G.S. : Don D. Jackson's contributions to Group Therapy. In Berger, M.M. (ed.) Group Therapy. Medical Book Corp., New York, 1977 (pp.5-13)
Weakland, J.H., Watzlawick, P., Riskin, J. : Introduction : MRI-A little background music. In Weakland, J.H., Ray, W.A. (eds.) : Propagations:Thirty Years of Influence from the Mental Research Institute. The Haworth Press, New York, 1997.
White, M., Epston, D. : Narrative Means to Therapeutic Ends. W. W. Norton, New York, 1990.（小森康永訳『物語としての家族』金剛出版、一九九二）
Yalom, I.D. : The Theory and Practice of Group Psychotherapy. 4th edition Basic Books, 1995.（中久喜雅文、川室優訳『グループサイコセラピー理論と実践』西村書店、二〇一二）
Yalom, I.D. : The Gift of Therapy. Harper Collins, 2001（岩田真理訳『ヤーロムの心理療法講義』白揚社、二〇〇七）
Yalom, I.D. : Staring at the Sun, Jossey-Bass. San Francisco, 2008.

訳者あとがき

本書は、Ray, W. A. ed., Don D. Jackson : Selected essays at the dawn of an era. Zeig, Tucker & Theisen, Inc, 2005 および Ray, W. A. ed., Don D. Jackson : Interactional Theory in the Practice of Therapy, Selected papers vol. II, Zeig, Tucker & Theisen, Inc, 2009 の二冊からの抄訳である。編者と出版社の多大なる寛容と協力を得て、このような日本独自の編集版を世に問えることをまずは喜びたい。第一巻二三本、第二巻一八本、計四一本の論文より、ジャクソンの治療を具体的に伝えるものを中心に、筆頭訳者が八本を選択した。そのうちの四本は単著だが、三本はウィークランドとの共著で、残る一本がヤーロムとの共著である。ちなみに彼の論文は全部で一三四本である。

今更、なぜジャクソンの論文集が翻訳されるのだろうと思う方もおありだろう。私とて、この企画が成立する二〇一三年春までは、このような仕事をするとは露ほども思っていなかった。まずは、その経緯をお伝えしたい。二〇一二年の二月末のことだ。愛知医科大学看護学部精神看護学科の多喜田恵子教授より電話があり、翌年三月に開催される日本集団精神療法学会（大会長―樋掛忠彦氏）での講演を打診された。ナラティヴ・セラピーは家族療法を出自としながらもコミュニティワークをはじめさまざまなグループでの仕事に取り組んでいるので、何か話すことも見つかるだろうと、後先も考えずお引き受けした。「ただ、会場は交通の便が悪くて、名古屋からだと高速バスが一番便利で二時間半かかりますよ」という言葉も、気にはならなかった。ところが、一二月に入り、いよいよ抄録を書く段になってはたと気づいたのは、それが第三〇回大会特別講演だということだった。二九回でも三一回でもない、ある意味、記念すべき年回りであったのだ。すこし困った。

そこで、「集団と家族、そのユビキタスなもの」という演題で、集団と家族との関連について触れることにした。抄録は以下のように始まる。

「ユビキタス」とは新手の専門用語ではありません。どこにでもあるものだということを言うのに、多少、聴き手の気を惹こうとしたのです。私は研究などほとんどしたこともなく、日本家族研究・家族療法学会でわずかに活動しているだけの精神科医ですが、かねてから、その家族と集団というどこにでもあるもの、およびそれらが援助活動の特別な対象とされていることに興味を抱いていました。当日は、それに関する臨床実践についてお話ししようと思いますが、ここでは集団療法と家族療法の歴史的接点について書いておきます。

まずは、ジャクソン Don D. Jackson でしょう。彼は一九二〇年に生まれ、チェスナット・ロッジでサリヴァンから教育分析を受けた後、一九五一年にスタンフォードの大学町であるパロ・アルトで開業した精神科医です。小さなコミュニティですから必然的に家族を面接に加えることになり、一九五四年に（その隣町である）メンロパークの退役軍人病院ではじめて「家族ホメオスターシスの問題」を発表したときには、聴衆の中にベイトソンがいました。そして、ダブルバインド仮説が誕生します。それを期に、あるコミュニケーションパターンとさまざまな疾患との関連が研究されはじめますが、潰瘍性大腸炎の家族のコミュニケーションパターンについてジャクソンと共同研究していたのが、一一歳年下のヤーロムです（Jackson and Yalom, 1966）。ふたりともサリヴァン派でパロ・アルトにいたわけですから、つながりは当然であり、相互に影響を及ぼし合ったのではないでしょうか。ちなみに、ジャクソンの早すぎた死は一九六八年、ヤーロムが集団療法のテキストを刊行するのは一九七〇年です。

しかし、これを書いた直後、ジャクソンとヤーロムの関係がその程度のものではないことが判明する。本書、最終章に収録されたヤーロムがジャクソンに依頼したコンサルテーション報告である。ただし、それで原書を翻訳し始めたわけではない。私の仕事は、はるかに薄い読み物の体裁を取るはずだった。私は年に二、三回、日本家族研究・家族療法学会の会議のために上京する。二〇一三年二月三日にもその会議があったのだが、その前夜、同学会三〇周年記念企画である『家族療法テキストブック』の編集作業があり、都内で宿泊した。そこで、翌日の空いた午前中には、上野まで円空を観に出かけた。仙涯と同様、生まれ故郷の馴染みのある僧侶であり、博物館ならではの照明は、美術写真を眺めるかのごとき幽玄さであった。しかし、さすがに手を合わせることもできない。仏像とは観るのではなく拝むものだと実感した。まだ時間はあったのでどうすべきか迷ったが、不忍池に向かった。風もなく陽の暖かい冬の日で、ベンチにすわると雁のみか鴎も何十羽と舞っており、今更ながらに海の近さを感じた。腰を上げ、無縁坂を上り、神田明神、湯島天神と抜け、会議のあるお茶の水まで歩いた。鷗外の『雁』だ。

こんな話を名古屋市内の精神科クリニックで働いている元同僚の北村岳彦君にメールすると、すぐにエレファント・カシマシの『歴史』が送られてきた。なんと鷗外のことを歌っているのである。それを鷗外ファンの新潟の後藤雅博先生に伝えると、寡聞にして知らなかったが、宮本は『渋江抽斎』を高く評価しているようでなかなかだと返事があった。軽い御礼にとAKB48の『ユングやフロイトの場合』が紹介された。鷗外が『渋江抽斎』を東京日日新聞に連載したのは、大正五年、齢五四である。『なかじきり』の執筆は翌年、そして森林太郎として没するのが大正一一年と、中仕切り後はわずか五年であった。人の一生は短い。これでいこう、と思った。

その後も、いろいろエピソードがあるのだが、これだけは記しておきたい。二〇一三年三月四日9：08に石川元先生宛に以下のメールをした。「おはようございます。一つだけ教えてください。週末、サリヴァンのことを調べていましたら、中井久夫氏のエッセイのなかで井村教授の下記のようなエピソードが紹介されていました。（「アメリカにおけるサリヴァン追認」より）『ここから、話は日本に移る。コーエンらが比較文化的研究の可能性を打診するために日本の精神病院を視察したのは一九六二年のことであるが、日大の井村教授を訪問したところ、教授室に招じられて、ジャクソンとサリヴァンの肖像が並んでかかっていたのに驚愕した。尋ねると、この二人は私の神様ですという答えが返ってきた。』このジャクソンは、ジャクソニアン・シージャーのジャクソン（ジョン・ヒューリングス・ジャクソン）ですよね、とお訊きしたかったのです。家族研究者とはいえ、一九六二年にドン・D・ジャクソンの肖像画というのも、ちょっとと思いましたので。もちろん、そのような見方をされていたのだとすれば、私は驚愕ですが」

9：58には返信を頂く。「残念ながら、ボクも好きなドン・ジャクソンはそれほど日本では高名ではありません（当時も今も）。ジャクソンといえばあのジャクソンか、マイケル・ジャクソンです。井村恒郎元日大教授（田辺哲学の造詣が深かった）は、牧原浩さんの師匠ですが、コミュニケーション研究をやり出す前は、失語症の研究者です。そうなれば当然、イギリスの神経学者ジャクソンJ. H. Jacksonであり、先生が仰るとおり、てんかんでも有名でジャクソニアン・マーチの、あのジャクソンです。全然、背景の違う（井村教授の中では連続性あり）二人の写真が並んでいたので、頭の硬いコーエンさんが「驚愕」されたのでしょう。神経学と精神医学の移行期は面白いですね。先生に刺激され、父にむかし（家族療法学会を立ち上げた頃）、家族療法の話（システム論）をしたところ、そんなもんは柳田謙十郎の「一《いつ》と多」にもう書いてあることだよ」と一蹴されたのを思い出しました。京都での学生時代（予科）、田辺哲学に心酔した父は、ドイツ語講義でニーチェを教えていた、有名な高坂正顕に個人的にも師事し、田辺哲学（田邊元）に心酔。それでボクが元と名づけられました。京大卒の井村教授はそういう時代の精神科医です。古い話で恐縮です」

結局、その仕上がるはずの評伝を解題として、ジャクソンの論文を四本ほど翻訳する企画が高島徹也さんによって金剛出版の企画会議に載せられると、あろうことか、会議ではジャクソンの真価が完全に理解され、もっと重厚なしっかりした本にしてもらおうではないかということになった（と聞く）。軽薄短小、専門書の売れない時代に、もっと高い本を作れ、とはなんと稀有な申し出であろう。二つ返事でお受けした。そして、ジャクソン論文集第二巻の抄訳に「家族ホメオスターシスの問題」を補遺とする案を提示した。すると、今度は何と、第一巻からももっと盛り込みたいという返事である。しかも……。この後は、編者のウェンデルと出版社のジェフの多大なる寛容と協力の物語となる。愛知県立城山病院時代の同僚、臨床心理士の山田勝氏の協力を得て、翻訳書の完成となった。第四章から第七章までが彼の担当である。

この作成秘話に登場したすべての方々に御礼を申し上げたい。最後に、万が一にも未読の方は、ジャクソン臨床の次なる展開を記した姉妹書『解決が問題である』を是非お読み頂きたい。そのために装丁も合わせてもらったのだから。

二〇一四年五月五日　名古屋市にて

小森康永

原書目次

——（　）内は本邦訳選集対応章

訳者

小森 康永（こもり・やすなが）

1960 年：岐阜県生まれ。1985 年：岐阜大学医学部卒業。同大学小児科に在籍。1990 年：Mental Research Institute 留学。1995 年：名古屋大学医学部精神科へ転入後，愛知県立城山病院に勤務。現在：愛知県がんセンター中央病院緩和ケアセンター長。
著書：「ディグニティセラピーのすすめ」（HM チョチノフとの共著，金剛出版，2011），「終末期と言葉」（高橋規子との共著，金剛出版，2012），「ナラティヴ・オンコロジー」（岸本寛史との共著，遠見書房，2014），「バイオサイコソーシャルアプローチ」（渡辺俊之との共著，金剛出版，2014），訳書：ヘルとウィークランド「老人と家族のカウンセリング」（金剛出版，1996），レイほか編「解決が問題である」（監訳, 金剛出版, 2011）ほか。

山田 勝（やまだ・まさる）

1962 年：愛知県生まれ。1988 年：愛知教育大学大学院修士課程修了。名古屋大学医学部精神医学教室入局。1991 年：愛知県立城山病院に勤務。現在に至る。臨床心理士。
著書：「仕事としての心理療法」（共著，人文書院，1999），「臨床心理学にとっての精神科臨床」（共著, 人文書院, 2007), 訳書：マクダニエルほか編「治療に生きる病いの経験」（共訳，創元社，2003），ホワイト「セラピストの人生という物語」（共訳，金子書房，2004），ホワイト「ナラティヴ・プラクティスとエキゾチックな人生」（共訳，金剛出版，2007），レイほか編「解決が問題である」（共訳，金剛出版，2011）。

家族《かぞく》相互《そうご》作用《さよう》

ドン・D・ジャクソン臨床選集《りんしょうせんしゅう》

2015 年 4 月 10 日 印刷
2015 年 4 月 20 日 発行

著者　ドン・D・ジャクソン
編者　ウェンデル・A・レイ
訳者　小森康永／山田　勝

発行者 立石正信
発行所 株式会社 金剛出版
112-0005 東京都文京区水道 1 丁目 5 番 16 号
電話 03-3815-6661　振替 00120-6-34848
印刷・製本　音羽印刷
ISBN978-4-7724-1413-5 C3011

解決が問題である
MRIブリーフセラピー・センターセレクション

◆編―リチャード・フィッシュ他　◆監訳―小森康永

セラピーに革命をもたらしたその非規範的な実践に、臨床人類学者ジョン・ウィークランドの文献を中心にせまるMRIベストセレクション。

●四六判上製　●３５２頁　●定価４８００円［＋税］
ISBN978-4-7724-1226-1 C3011

変化の技法
MRI短期集中療法

◆著―リチャード・フィッシュ他　◆監修―鈴木浩二　鈴木和子

数多くの世界的な精神療法家・家族療法家を排出したMRIが、精神療法を越える画期的な理論の精髄と技法の詳細を明らかにする。

●A５判上製　●３７０頁　●定価５８００円［＋税］
ISBN978-4-7724-0250-7 C3011

みんなのベイトソン
学習するってどういうこと？

◆著―野村直樹

グレゴリー・ベイトソンが遺した人類史上に燦然と輝くモダンクラシックス『精神の生態学』を精読しながら、学習論のアクチュアリティを探る野心的快作。

●四六判並製　●２５０頁　●定価２３００円［＋税］
ISBN978-4-7724-1248-3 C3011

家族療法テキストブック

◆編―日本家族研究・家族療法学会

家族療法が日本に本格導入さて以来三〇年の理論と実践を集大成した、本邦の家族療法家たちによる初の家族療法の教科書。

●B５判上製　●３６８頁　●定価５６００円［＋税］
ISBN978-4-7724-1317-6 C3011

ミルトン・エリクソンの　二月の男
彼女は、なぜ水を怖がるようになったのか

◆著―ミルトン・エリクソン　アーネスト・ロッシ　◆訳―横井勝美

太平洋戦争のさなか、一九四五年に行われたデモンストレーションケース「二月の男」を逐語収録し、解説を加えたテクストの全訳。

●四六判上製　●４５０頁　●定価５４００円［＋税］
ISBN978-4-7724-1295-7 C3011